现代临床专科疾病护理

主编 杨伶俐 徐 莎 吴慧琴

吉林科学技术出版社

图书在版编目（ＣＩＰ）数据

现代临床专科疾病护理 / 杨伶俐，徐莎，吴慧琴主
编. -- 长春：吉林科学技术出版社，2021.9
ISBN 978-7-5578-8705-6

Ⅰ．①现… Ⅱ．①杨… ②徐… ③吴… Ⅲ．①护理学
Ⅳ．①R473

中国版本图书馆 CIP 数据核字(2021)第 174732 号

现代临床专科疾病护理

主　　编	杨伶俐　徐　莎　吴慧琴
出 版 人	宛　霞
责任编辑	张丽敏
制　　版	长春市阴阳鱼文化传媒有限责任公司
封面设计	长春市阴阳鱼文化传媒有限责任公司
幅面尺寸	210mm×297mm
字　　数	310 千字
印　　张	13.5
印　　数	1—1500 册
版　　次	2021 年 9 月第 1 版
印　　次	2022 年 5 月第 2 次印刷

出　　版　吉林科学技术出版社
发　　行　吉林科学技术出版社
地　　址　长春市净月区福祉大路 5788 号
邮　　编　130118
发行部电话/传真　0431-81629529 81629530 81629531
　　　　　　　　　81629532 81629533 81629534
储运部电话　0431-86059116
编辑部电话　0431-81629518
印　　刷　保定市铭泰达印刷有限公司

书　　号　ISBN 978-7-5578-8705-6
定　　价　60.00 元

编委会

主 编 杨伶俐（麻城市中医医院）

徐 莎（黄冈市中医医院）

吴慧琴（黄冈市浠水县中医院）

目　　录

第一章 护理管理

第一节 护理管理概述

护理管理是护理工作的重要内容之一,是将管理学的科学理论和方法在护理管理实践中应用的过程,其主要任务是研究护理管理的特点并找出规律性,对护理管理工作中涉及的诸多要素(如人、目标、任务、信息、技术)进行综合统筹,使护理系统实现最优运转,进一步提高护理工作效率。

一、护理管理思想的形成与发展

护理管理作为专业领域的管理,是随着护理学科的发展而形成和不断演变的,两者相互影响,互为因果。护理管理思想的形成与发展,不仅顺应了护理学科发展的需要,同时也不断将新的管理理论引入护理领域,进一步促进学科发展。

(一)国外护理管理思想的形成与发展

弗洛伦斯·南丁格尔被誉为近代护理学的创始人,也是护理管理学、护理教育学的奠基人。她首先提出医院管理需要采用系统化方式、创立护理行政制度、注重护士技术操作训练等。由于她的科学管理,护理质量得到极大提高,在1854—1856年的克里米亚战争期间,战伤死亡率从50%下降到2.2%,创造了护理发展史上的奇迹,极大地推动了护理学科及护理管理的发展。在她撰写的《医院札记》和《护理札记》中提出了"环境理论",即生物、社会性和精神对身体的影响,成为现代护理管理理论的基础。第二次世界大战后,随着先进的管理思想和管理方法的渗透和引入,护理管理逐渐由经验管理走上科学管理的轨道。进入20世纪以后,随着医学与管理学的进步,护理管理也得到迅速发展。各级护理管理组织逐渐完善,各项护理管理职能不断明确,护理管理的重要性日益得到重视。1946年美国波士顿大学护理系开始开设护理管理学课程,培养护士的行政管理能力。此后,美国医院护理管理及护理教育的成果,引起世界各国的重视,许多国家医学院、护理学院纷纷开设护理管理学课程,专门培养护理管理人才。1969年美国护理学会(ANA)规定,护理管理人员的任职条件最低为学士学位,进一步促进了护理管理学的发展。20世纪70年代后,在欧美等一些发达国家,各种现代化科学技术开始广泛渗透到护理领域,护理工作由手工操作逐步向机械化、电子化、自动化方向发展,促使临床护理管理工作逐步进入现代化管理发展阶段。医院的护理管理组织体系进一步完善,护理管理人员的分工越来越明确。现代管理学的许多先进理论、观点和方法在护理管理实践中得到更加广泛的应用,护理管理实践中一些好的经验,也通过各种护理专业期刊和护理管理著作得到推广应用。随着经济的迅速发展,欧美等一些国家对护理管理人员的知识结构也提出了更高的要求,要求护士长不仅要具有护理管理学知识,还必须具有工商管理、经济学及财务预算等方面的知识。

(二)国内护理管理思想的形成与发展

我国近代护理学的形成与发展在很大程度上受西方护理的影响。18世纪中叶(鸦片战争前后),随着西医和宗教的传入,许多外国教会开始在中国各地建立了教会医院,西方的一些护理管理经验逐渐传入我国。早期的护理管理是从制度管理开始的,管理人员将一些杂乱的事务或业务工作渐渐归纳成条文,并在实践中不断地修改、补充,使护士在工作时有章可循。20世纪20~30年代,随着医院发展和护理教育的兴起,一些医院形成了"护理部主任-护士长-护士"的管理模式,成立了护理部,护理部设护理部主任、护理秘书及助理员,对护士长在业务上进行领导,护士长则接受科主任及护理部主任的双重领导。

新中国成立后,随着卫生事业的发展,我国护理工作进入了一个新的时期。随着护理组织的日趋健全,逐渐形成了比较全面、系统的管理制度,如明确护士的职责、建立护理工作的三级护理制度、三查七对制度、查房制度、换药制度、消毒制度、病房管理制度、医疗护理文书制度等,这些管理制度成为护理管理的重要依据,检查和督促规章制度的有效贯彻执行成为护理管理者工作的重要内容。20世纪60年代形成医疗护理技术操作常规及医院护理技术管理规范,使得制度管理与技术管理有机结合。20世纪70年代末,护理管理组织体系进一步完善,各医院相继恢复了护理部,根据床位数量,形成了"护理部主任-科护士长-护士长"的三级管理和"总护士长-护士长"两级管理的医院护理管理体系。20世纪80年代,原卫生部明确规定护理部的职权范围是负责全院护理工作,承担全院护士的培训、调配、考核、奖惩、晋升等职权,护理部成为独立的医院职能部门。同时,我国护理高等教育恢复并进一步发展,在高等护理教育课程中开设了"护理管理学",护理管理者也在借鉴国外先进的护理理论、管理方法的基础上积极探索适合我国国情的临床护理工作模式以及相应的护理管理模式,护理管理组织体系逐步完善,形成了初步的护理管理理论体系,护理管理逐渐从经验管理转向标准化管理。20世纪90年代国家出台了护士工作条例,使护理管理进入法制化渠道。

随着现代管理学的发展与进步,护理学与现代管理学不断交叉、融合,护理管理学也得到迅速发展,护理管理者对如何有效地管理各种护理组织资源及服务群体,做了大量实证研究并发表护理管理研究学术论文,出版了许多护理管理专著,有效地促进了我国护理管理学科的建设与发展,护理管理学也逐渐形成了自己的学科体系,护理管理工作逐渐朝现代化、科学化、标准化、制度化和法制化的方向发展。

二、护理管理的概念及内容

(一)护理管理的相关概念

1.护理管理的概念

护理管理是指以提高护理质量和工作效率为主要目的的活动过程。世界卫生组织

(WHO)对护理管理的定义是:护理管理是为了提高人们的健康水平,系统地利用护士的潜在能力和其他相关人员、设备、环境和社会活动的过程。美国护理学专家吉利斯认为护理管理过程应包括:资料收集、规划、组织、人事管理、领导与控制的功能。归纳起来,护理管理就是对护理工作的诸多要素(如人员、时间、信息、技术、设备等)进行科学的计划、组织、领导、协调、控制,从而使护理系统有效地运转,实现组织目标,并使护士的能力及素质得到全面发展的活动过程。

护理管理的特点是:①广泛性:主要体现在管理范围广泛、参与管理的人员众多;②综合性:护理管理是对管理理论和护理实践加以综合应用的过程;③实践性:护理管理的目的是运用科学的管理方法来解决实际的临床护理问题;④专业性:要适应护理工作科学性、技术性、安全性的特点。

2.护理管理学的概念

护理管理学是管理科学在护理管理工作中的具体应用,是在结合护理工作特点的基础上研究护理管理活动的普遍规律、基本原理与方法的一门科学。它既属于专业领域管理学,是卫生事业管理中的分支学科,又是现代护理学科的一个分支。

3.护理管理者的概念

护理管理者是从事护理管理活动的人或人群的总称,具体是指那些为实现组织目标而负责对护理资源进行计划、组织、领导和控制的护士,其在提升护士素质、质量监控和管理、协调工作、人才培养等方面发挥着重要作用。

护理管理者的基本要求包括:①具有临床和管理经验,能全面履行管理者角色所固有的责任;②掌握护理管理实践领域的知识和技能,如管理知识体系和管理程序、护理实践标准、护理工作相关法律法规等。

(二)护理管理的内容

1.护理管理的任务

我国护理管理目前主要承担的任务是借鉴国内外先进的管理理论、模式和方法,结合我国医疗改革和护理学科发展现状,建立适用于我国的护理管理体系,对护理工作中的人员、技术、设备及信息等进行科学管理,以最终提高护理工作的效率和效果。具体内容包括:研究护理管理的客观规律、原理原则和方法;应用科学化的、有效的管理过程;构建和实践临床护理服务内容体系;建立护理服务评估体系;实施护理项目成本核算,实现护理成本管理标准化、系统化、规范化;持续改进临床护理质量,提供高品质的护理服务。根据工作内容不同,护理管理任务可分为护理行政管理、护理业务管理、护理教育管理、护理科研管理。

(1)护理行政管理:是指遵循国家的方针政策和医院有关的规章制度,对护理工作进行组织管理、物资管理、人力管理和经济管理等,有效提高组织和部门的绩效。

(2)护理业务管理:是指对各项护理业务工作进行协调控制,提高护士的专业服务能力,以保证护理工作质量,提高工作效率,满足社会健康服务需求。

(3)护理教育管理:是指为了培养高水平的护理人才,提高护理队伍整体素质而进行的管理活动,护理教育管理应适应现代护理教育社会化、综合化、多样化、终身化的发展趋势。完整的临床护理教育体系应包括中专、大专、本科、研究生的教育、护士规范化培训、毕业后护士继续教育、专科护士培训、护理进修人员培训等内容。

（4）护理科研管理：是指运用现代管理的科学原理、原则和方法，结合护理科研规律和特点，对护理科研工作进行领导、协调、规划和控制过程。护理科研管理的主要工作内容包括规范科研管理流程，健全科研管理制度，指导科研开展方向，保证科研流程的可持续发展。

此外，随着信息成为组织中的重要资源，对信息的管理也成了现代护理管理的一个突出特点。无论是护理行政、业务、教育还是科研管理，在很大程度上都是对护理相关信息的管理。例如护理行政管理中，护士长可利用计算机进行排班、考核护士工作质量；护理业务管理中，护士长通过信息系统制定护理计划、了解患者护理信息及医嘱执行情况；在护理科研管理中，护士可以利用数据库收集特殊病例、科研数据，护士长也可以通过计算机管理护士的科技档案，如学习经历、论文发表情况等。

2.护理管理的研究内容

护理管理研究的目的是寻找护理管理活动的基本规律和一般方法，运用科学管理的方法提高护理工作的效率和质量，进而推动整个护理学科的发展。护理管理的主要研究内容包括：

（1）护理管理模式研究：传统的护理管理注重硬性命令和规定，强调对事的管理和控制，而现代护理管理则强调以人为中心，以信息技术为手段，注重人与事相宜。建立人性化、信息化的现代护理管理模式，尊重个人的价值和能力，通过激励来充分调动员工的工作积极性，并运用科学化的信息管理手段以达到人、事、职能效益的最大化。

（2）护理质量管理研究：护理质量是衡量医院护理服务水平的重要标志，也是护理管理的核心。随着社会发展、医学模式转变和人们生活水平的提高，护理质量被赋予更深层次的内涵，从传统的仅针对临床护理技术的质量管理扩展为对患者、护士、工作系统、经济效益等全方位的质量管理。护理质量管理研究着重于探讨各种护理质量评价指标或体系的构建、质量管理方法的选择和应用等，以保证优质高效的护理服务。此外，明确护士在质量管理中的作用、注重团队合作、注重过程管理和系统方法、强调持续改进等也是护理质量管理研究的重点。

（3）护理人力资源管理研究：护理人力资源的合理配置与优化是护理管理研究的重要内容之一。护理人力资源管理要从身份管理逐渐向护理岗位管理转变，建立符合护理职业生涯发展规律的人力资源管理长效机制。随着护理人力资源管理精细化和专业化的发展趋势，探索护理教育三阶段培训体系，尤其是护士继续教育培训体系，深化专科护士培训并评价其效果也是护理管理研究的重点内容。

（4）护理经济管理研究：随着全球经济一体化的发展，护理经济管理的研究成为护理领域一个新的课题，护理成本、市场需求及护理相关经济政策方面的研究逐渐受到关注。护理管理者要有成本管理的意识，通过成本效益分析合理使用护理资源，解决护理资源浪费和不足的问题。

（5）护理信息管理研究：现代管理在很大程度上是对信息的利用和管理，尤其是随着大数据和精准医疗概念的提出，对护理相关信息进行研究成为必然趋势。管理者要提高信息管理意识，获取系统、科学的数据信息并寻找途径对其进行专业化处理，进一步开展移动护理的应用研究，从而做出更精准、更科学的临床护理决策，进一步优化流程，改善服务质量。

（6）护理文化建设研究：.经济与文化"一体化"是医院发展趋势中的重要内容，医疗组织中的文化建设在凝聚员工力量、引导和塑造员工行为、提高组织效率等方面起到重要作用。积极探索现代医院护理文化的概念与内涵，建立既有鲜明护理行业特色，又充满竞争、创新意识的护理文化是促进护理行业发展的巨大推动力。

（7）护理管理环境研究：当今护理工作面临许多新的变化和挑战，护理管理者要及时关注国内外护理管理的发展动态，获取最新信息，并善于吸取先进的管理理念，以更好地应对内外环境变化所带来的一系列挑战，有效地解决不同环境中出现的多种问题。护理管理的研究内容之一就是探讨如何创建最佳的护理工作环境，并探索出适当的方式来驾驭环境中发生的变化，在进一步提升工作效率和质量的同时，尽可能降低环境变化对护理工作造成的不利影响。

（三）影响护理管理发展的因素

作为一项活动过程，护理管理在发展过程中必然受到来自内外环境的多种因素的影响，主要包括组织工作宗旨和目标、护理管理环境以及组织自身结构等。

1.组织宗旨和目标

明确组织的工作宗旨和目标是有效进行护理管理的基本前提，因为其决定着各项管理活动的内容、管理方法的选择以及管理结构和层次等。护理管理者明确组织宗旨和目标，实行目标责任制管理，不仅有助于明确管理方向，更好地统一、协调各部门成员的思想和行动，同时还促进个人需要与组织目标的有机结合，激励组织成员在实现组织目标的同时发挥个人潜能，以获得更好的职业发展。此外，明确工作宗旨和目标还有助于对管理活动的效果进行科学性评价，而评价结果又可以帮助管理者明确下一步的行动方向，以更好地实现组织目标。

2.护理管理环境组织

在开展管理活动过程中，必然受到组织所处环境的影响。护理管理活动主要受组织外部宏观环境、组织外部微观环境和组织内部环境的影响。

（1）组织外部宏观环境：主要是指政治、经济、技术、社会等因素，会直接或间接地影响医院运转以及利益分配。例如我国医疗卫生体制改革政策在很大程度上决定着医疗卫生服务的经营活动和服务方向，也明确了护理管理的重点和方向；科学技术的快速发展也促使管理者更加关注创新和科技在护理工作中的重要性。

（2）组织外部微观环境：又称为任务环境，主要是指医疗护理服务对象、公众及其他利益相关者。医疗卫生组织要面对众多的服务对象，如患者、家属、社区健康人群等，而不同的教育背景、经济水平和生活方式等使人们对医疗卫生组织的服务有不同的需求和要求，而管理的目的就在于及时调整服务方向和战略发展决策来满足服务对象的需求。

（3）组织内部环境：主要指组织内的人力资源、设备设施、后勤保障、管理者素质、组织文化等。拥有一支高素质的护理人才队伍对护理工作的顺利开展，实现护理管理目标有十分重要的意义。管理者的工作重点在于激发护士的工作积极性，提高工作效率，做到人尽其才，才尽其用。同时也要关注护理团队中员工多样性的特点，根据护士能力的不同进行岗位职责的匹配，树立"以人为本"的管理理念，并以开放的心态和沟通技巧来创建一个能级合理、智能互补、长短相济、团结协作的护理队伍。此外，管理者自身素质也是影响管理效率的重要内部环境因素。优秀的护理管理者应该学会充分运用管理艺术来保证护理管理活动的高效率，要具有敏捷的思维和准确的判断能力，能够及时发现问题并做出正确决策。

3.医院护理管理组织结构

医院护理管理组织结构直接影响护理管理工作模式及工作效率。根据国家卫生和计划生育委员会(卫生计生委)的规定,县及县以上医院都要设立护理部,实行院长领导下的护理部主任负责制。护理部是医院护理管理中的职能部门,在院长或主管护理的副院长领导下,负责组织和管理医院的护理工作。它与医院行政、教学、科研、后勤管理等职能部门并列,相互配合共同完成医院的各项工作。护理部在护理垂直管理中的管理职能,对加强护理管理,提高管理效能有重要意义。

三、护理管理者的角色

管理者角色是指管理者按照人们的预期在实践中展示的具体行为或表现。根据管理者的工作任务和特点,管理专家对管理者的角色模式作了不同的探讨和分析,这也为我们更好地认识护理管理者角色提供了依据。

(一)明茨伯格的管理角色模式

20 世纪 70 年代,亨利·明茨伯格提出了著名的管理者角色理论,他将管理者在管理过程中需要履行的特定职责归纳为 10 种角色,并将这 10 种角色划分为 3 种类型,即人际关系型、信息型和决策型。

1.人际关系型角色

(1)代言者:作为护理管理的权威,管理者必须履行有关法律、社会、专业和礼仪等方面的责任。如需要代表所属单位举行各种护理行政和护理业务会议,或者接待来访者,签署法定文件,履行许多法律和社会性的义务等。它们对组织能否顺利运转十分重要,不能被管理者忽视。

(2)领导者:作为领导者角色,护理管理者要通过自身的影响力和创造力营造一个和谐的组织环境,运用引导、选拔、培育、激励等技能,充分发挥护士的潜能并促进其不断成长。对于21 世纪的护理管理者而言,在发挥领导者角色时面临着新的挑战。一是明确自己的权力来源,是源于所处的职位、自己所具备的专家技能还是其他,这将有助于管理活动中的角色定位;二是创建下属对管理者的信任;三是对员工进行适当授权,增强基层护士参与工作的积极性;四是进行弹性领导,根据具体情境和社会发展不断调整管理风格。

(3)联络者:护理管理者在工作中需要不断地与护士、上级护理管理者、医师、其他医技人员、患者及家属、后勤等人员进行有效沟通,营造一个良好的工作氛围和利于患者治疗和康复的环境。护理管理者必须对重要的组织问题有敏锐的洞察力,建立广泛的学习合作关系,力求在组织内外建立有效的关系和网络。

2.信息型角色

(1)监察者/监督者:作为监察者/监督者,管理者要持续关注组织内外环境的变化,以获取对组织发展有利的信息。尤其是内部业务、外部事件、分析报告、各种压力所致的意见和态度倾向等,管理者通过掌握分析这些信息,可以有效地控制组织各种资源,识别组织的潜在机会和威胁。因此,作为护理管理者,应该主动收集各种信息,监督并审核各项护理活动与资料,从不同角度评估护士的工作,保证各项工作顺利进行。

（2）传播者：管理者因其获取信息的特殊地位，可以控制和发布信息。作为传播者，护理管理者往往起到上传下达的作用，一方面将上层管理者或外部人员发布的信息，如文件、命令、政策、规章制度等传达给下级护士，另一方面还要收集护理工作中的各种信息，并对其进行整理分析，汇报给上层管理者或相关部门、人员。护理管理者要掌握熟练的公关和沟通技巧，保证信息传递的准确性、及时性和有效性。

（3）发言人：管理者可运用信息提升组织的影响力，把信息传递给单位或组织以外的个人，向外界、公众、护理对象、同行及媒体等发布组织的相关信息，以使组织内外部的人都对组织产生积极反应。例如向社会推广医院新推出的护理服务项目，代表护士向医院领导提出职业发展和薪酬待遇的建议等。

3.决策型角色

（1）创业者：管理者的角色功能体现在需要适应不断变化的环境，能敏锐地抓住机遇，在观念、思想、方法等方面进行创新与改革，如提供新服务、发明新技术、开发新产品等，以谋划和改进组织的现状与未来。

（2）协调者：在日常护理工作中，或多或少总会发生一些非预期的问题或变化，例如护士之间或护患之间的冲突、护理资源损失、突发的危重患者抢救等。护理管理者的任务就是及时有效地处理非预期问题，维持正常的工作秩序，创建和谐的工作氛围。这就要求护理管理者善于观察环境中的变化，对工作中可能出现的危机进行预期，对护理工作矛盾或突发的护理事件及时采取有效的应对措施。

（3）资源分配者：护理管理者负责并监督护理组织资源的分配系统，结合组织的整体目标及决策，有效利用资金、时间、材料、设备、人力及信息等资源，例如根据不同护理单元所承担的工作量及工作难度，评估和制定其所需的人力资源和其他资源，从而保证各项护理工作顺利进行。

（4）谈判者：护理管理者常代表组织和其他管理者与组织内外成员进行正式、非正式的协商和谈判，如向上级申请调整护士、增添医疗仪器设备、与护理院校商谈临床教学合作方式及法律责任等。护理管理者还需要平衡组织内部资源分配的要求，尽力使各方达成共识。

事实上，不同层级的管理者对各种角色的强调程度也有差别。一般而言，较高层的护理管理者更强调代言人、联络者、传播者、发言人和谈判者的角色，而对于病房护士长等基层护理管理者而言，领导者的角色更为重要。

（二）霍尔的"成功管理者"角色模式

霍尔和布兰兹勒提出关于护理管理者"成功管理者"角色的模式。认为护理管理者角色具有以下几个方面的内涵：即专业的照顾提供者、组织者、人事管理者、照顾患者的专业管理者、员工的教育者、小组的策划者、人际关系的专家、护士的拥护者、变革者、行政主管和领导者。这些英文单词的首字母组成了单词 competence，即胜任的意思，是一名成功的护理管理者所承担的角色范畴。

（三）其他有关角色

1.护理业务带头人

护理管理者除承担管理的责任外，还应该承担护理业务发展提高的任务。护理管理者在现代护理理论的学习、推广、运用，新业务、新技术的引进研发，疑难问题的解决，组织指导抢救,计算机现代管理技术应用等方面均应作为带头人,推动护理事业向前发展。

2.教育者

护理管理者承担着教育者的角色。作为护理业务技术的带头人,不仅要对下属的护士、进修护士、护士学生进行指导、教育、业务训练和培训,不断提高护士的专业素质,还要对护士的专业精神、护理价值观进行培育。另外,病房是健康教育最直接的场所,护理管理者可利用巡视病房、召开患者会议等机会,向患者及家属进行康复指导和健康教育。

四、护理管理者的基本素质

护理管理者的素质一般可以分为身体素质、思想素质、知识素质、能力素质和心理素质五个方面。

1.身体素质

身体素质是个人最基本的素质。没有健全的体魄和良好的身体素质,护理管理者就失去了事业成功的最起码的条件。身体素质包括以下几个方面:体质、体力、体能、体型和精力。

2.思想素质

思想素质是指个人从事社会政治活动所必需的基本条件和基本品质,它是个人政治思想、政治方向、政治立场、政治观点、政治态度、政治信仰的综合表现。护理管理者的思想政治素质与其在社会生活中的位置、政治生活经历有密切关系,它是随着个人的成长,在长期社会生活实践中逐步形成、发展和成熟起来的。

3.知识素质

知识素质是指个人做好本职工作所必须具备的基础知识与专业知识。基础知识是护理管理者知识结构的基础。通过公共科目的考试,测试应试者对护理管理者应具备的基本理论、基本知识和基本方法的掌握程度,特别是运用这些理论、知识和方法解决护理管理工作中实际问题的能力。

专业知识是护理管理者知识结构的核心,也是区别于其他专业领域人才知识结构的主要标志。护理管理者要具备一定的专业知识,主要是指要熟悉本部门、本单位的技术知识和专业知识,受过专门的教育训练,掌握护理管理工作的基本原理和基本方法。

4.能力素质

护理管理者的能力从广义上来说,是人们认识、改造客观世界和主观世界的本领。从狭义上来说,是指胜任某种工作的主观条件。是护理管理者从事管理活动必须具备的并直接和活动效率有关的基本心理特征。它是胜任护理管理工作、行使其权力、承担责任的主观条件。护理管理者的能力素质是一个综合的概念,它是技术能力、决策能力和交往协调能力等各种能力的有机结合。它包括科学决策能力、组织能力、交往协调能力以及识人用人的能力等。就能力的主体而言,不同的护理管理岗位需要的能力素质不一样,高层的护理管理者主要需要科学决策能力,中层的护理管理者主要需要较强的交往协调能力,而基层的护理管理者则偏重于技术方面的能力。

5.心理素质

所谓人的心理素质,是指人在感知、想象、思维、观念、情感、意志、兴趣等多方面心理品质上的修养。它是一个内容非常广泛的概念,涉及人的性格、兴趣、动机、意志、情感等多方面的内容。心理素质是管理者素质的一个重要组成部分,从某种意义上说,它制约和影响着护理管理者的素质。良好的心理素质即指心理健康或具备健康的心理。护理管理者的心理素质包括:事业心、责任感、创新意识、权变意识、心理承受能力、心理健康状况、气质类型和护理管理风格等。

第二节　护理信息管理

一、概述

护理信息管理是医院信息管理的重要组成部分,建立一套完整的护理信息系统,有助于提高护理工作效率,减少医疗差错,让护士有更多的时间投入到对患者的直接护理中。

(一)概念

1.护理信息

是指在护理活动中产生的各种情报、消息、数据、指令、报告等,是护理管理中最活跃的因素。

2.护理信息管理

是为了有效地开发和利用信息资源,以现代信息技术为手段,对医疗及护理信息资源的利用进行计划、组织、领导、控制和管理的实践活动。简单地说,护理信息管理就是对护理信息资源和信息活动的管理。

3.护理信息系统(NIS)

是指一个由护士和计算机组成,能对护理管理和临床业务技术信息进行收集、存储和处理的系统,是医院信息系统的重要组成部分。

(二)护理信息的特点

护理信息来源于临床护理实践,因此,除具有信息的一般特点外,还有其专业本身的特点。

1.生物医学属性

护理信息主要是与人的健康和疾病相关,因此具有生物医学属性的特点。在人体这个复杂的系统中,由于健康和疾病处于动态变化状态下,护理信息又具有动态性和连续性。如脉搏就汇集着大量的信息,既反映人体心脏的功能,血管的弹性,还反映血液的血容量等信息。

2.相关性

护理信息就其使用来讲,大多是若干单个含义的信息相互关联,互为参照来表征一种状态。如外科术后患者术后引流管的血性引流液多不能完全说明患者是术后出血,只有同时观察患者的临床表现,并参考血常规检查等信息,才能较为全面、真实地反映患者目前是否为术后出血。这种多个信息相互关联、共同表征一种状态的特点就是相关性。

3.不完备性

不完备性是指使用中所需信息的不完整、不全面。护理信息来自于患者,受获取信息的手段和时间限制,医护人员不可能像拆机器一样,将患者"打开"查看病情。另外病情不容延缓,特别是危重患者的抢救更要争分夺秒,不可能等所有的病情资料齐全后再进行治疗护理。了解这一特点,就要求护士不仅要准确地观察和判断患者的病情,同时要充分认识疾病的复杂性,在思考和判断时要留有余地,事先预计到可能出现的多种情况,以避免给患者造成不可挽回的损失。

4.准确性

护理信息中的一部分可以用客观数据来表达,如患者出入院人数、护士出勤率、患者的血压及脉搏的变化、患者的平均住院日等,但另一部分则来自护士的主观判断,如患者的神志和意识情况、心理状态等。它们直读性差,需要护士能准确地观察、敏锐地判断和综合地分析信息。否则,在患者病情危重,病情突变危及生命时,信息判断和处理失误,会造成不可挽回的损失。

5.复杂性

护理信息涉及面广,信息量大,种类繁多,有来自临床的护理信息,来自护理管理的信息,来自医生医疗文件的信息;有数据信息、图像信息、声音信息、有形和无形信息等;同时护理信息的收集和传递需要许多部门和人员的配合,使信息的呈现变得复杂。对这些信息正确的判断和处理,直接关系到护理工作的质量和管理效率的提高。

(三)护理信息的分类

医院的护理信息种类繁多,主要分为护理业务信息、护理科技信息、护理教育信息和护理管理信息。

1.护理科技信息

包括国内外护理新进展、新技术、护理科研成果、论文、著作、译文、学术活动情报、护理专业考察报告、护理专利、新仪器、新设备、各种疾病的护理常规、卫生宣教资料等。同时还包括院内护理科研计划、成果、论文、著作、译文、学术活动、护士的技术档案资料、护理技术资料、开展新业务新技术情况等。

2.护理业务信息

主要是来源于护理临床业务活动中的一些信息,这些信息与护理服务对象直接相关,如入院信息、转科信息、出院信息、患者一般信息、医嘱信息、护理文件书写资料信息等。

3.护理教育信息

主要包括教学计划、实习安排、教学会议记录、进修生管理资料、继续教育计划、培训内容、业务学习资料、历次各级护士考试成绩及标准卷等。

4.护理管理信息

护理管理信息是指在护理行政管理中产生的一些信息,这些信息往往与护士直接相关,如护士基本情况、护士配备情况、排班情况、出勤情况、考核评价情况、奖惩情况、护理管理制度、护理工作计划、护理会议记录、护理质量检验结果等。

（四）护理信息收集和处理的基本方法

1.人工处理

人工处理是指信息的收集、加工、传递、存贮都是以人工书写、口头传递等方法进行。

（1）口头方式：抢救患者时的口头医嘱和早晨交班等都是以口头方式传递信息，是较常用的护理信息传递方式。它的特点是简单易行。口头传递信息虽然快，但容易发生错误，且错误的责任有时难以追查。

（2）文书传递：文书传递是护理信息最常用的传递方式。如交班报告、护理记录、规章制度等，这是比较传统的方式。优点是保留时间长，有据可查；缺点是信息的保存和查阅有诸多不便，资料重复收集和资料浪费现象普遍。

（3）简单的计算工具：利用计算器作为护理信息中数据的处理，常用作统计工作量、计算质量评价成绩等。其局限在于无法将结果进行科学的分析，因此它已滞后于现代护理管理的发展。

2.计算机处理

利用计算机处理信息，运算速度快，计算精确度高，且有大容量记忆功能和逻辑判断能力，已逐渐成为护理信息管理的主要方式。利用计算机进行信息管理可显著地节省护士人力并减轻护理工作负荷，改变以往护士手工抄写、处理文书的繁琐方法，使工作效率和护理工作质量有显著的提高。随着护理信息系统的广泛应用，使护理工作中每一个上传到网络的数据都将被自动记录。当数据的积累量足够大的时候，也就是大数据到来时，信息系统将从简单的数据交流和信息传递上升到基于海量数据的整合分析。大数据通过海量数据进行整合分析，得出非因果关系的相关性，反馈到护士，从中提取大数据的反馈结果，进而将其运用到临床护理中。

二、护理信息系统

（一）护理信息系统的内容

护理信息系统是医院信息系统应用最广泛的部分，可分为临床护理信息系统和护理管理信息系统。

1.临床护理信息系统

该系统覆盖了护士日常工作中所涉及的所有信息处理的内容，可进行医嘱处理、收集护理观察记录、制定护理计划、实施患者监控等。国内的护理信息系统智能化程度仍较低，护士如何执行还是凭自己的知识和经验，缺乏完整的知识库支持，且对执行过程中存在的问题也缺乏有效的纠错与提醒功能。

（1）住院患者信息管理系统：该系统主要功能是患者基本信息和出入院信息管理。住院患者管理是医院管理的重要组成部分，耗用医院大量的人、财、物资源。应用该系统患者办理住院手续后，患者信息在护士工作站电脑终端显示，有利于及时准备床单位，患者到病区后即可休息；同时患者信息卡刷卡后可打印患者一览表卡、床头卡等相关信息，医嘱录入后，随着医嘱自动更改护理级别、饮食等，替代以前手写的床头卡，并与药房、收费处、病案室、统计室等相应部门共享，既强化了患者的动态管理，又节约了护士的间接护理工作时间。

（2）住院患者医嘱处理系统：医嘱系统（CPOE）是医院应用较早，普及程度较高的临床信息系统。该系统由医生在电脑终端录入医嘱，护士通过工作站核实医生下达的医嘱，无疑问后确认即可产生各种执行积累单及当日医嘱变更单、医嘱明细表等；确认领取当日、明日药后，病区药房、总药房自动产生请领总表及单个患者明细表；药费自动划价后与收费处联网入账；住院费及部分治疗项目按医嘱自动收费。该系统由医生录入医嘱，充分体现出医嘱的严肃性及法律效应性。

（3）住院患者药物管理系统：本系统在病区电脑终端设有借药及退药功能，在患者转科、出院、死亡及医嘱更改时可及时退药，并根据患者用药情况设有退药控制程序，避免人为因素造成误退药、滥退药现象。

（4）住院患者费用管理系统：医嘱及其执行既是临床诊疗的依据，也是医疗收费的依据。该系统根据录入的医嘱、诊疗、手术情况，在患者住院的整个过程中可以随时统计患者、病区费用的管理信息，如患者的费用使用情况，科室在某一时间段的入、出院情况，各项收入比例，有利于调整费用的结构，达到科学管理。

（5）手术患者信息管理系统：该系统利用信息集成共享和广谱设备集成共享作为两大支撑平台。它覆盖了从患者入院、术前、术中和术后的手术过程，直至患者出院。通过与床边监护设备的集成、数据自动采集，对手术麻醉全过程进行动态跟踪，达到麻醉信息电子化，使手术患者管理模式更具科学性，并能与全院信息系统的医疗信息数据共享。

护理信息系统在计算机人员和护理人员的共同努力下，将不断开发新的护理信息处理系统软件，使护士在护理信息处理中更方便，更科学，更完善。

2.护理管理信息系统

包括护理人力资源管理系统、护理质量管理系统及护理成本管理系统等。

（1）护理人力资源管理系统：护理人力资源管理系统主要应用于护理人力资源配置、护士培训与考核、护士岗位管理及护士科研管理等方面。例如通过该系统，护理部、护士长可实时了解护士的上岗情况，根据不同护理单元的实际工作量进行电脑设置，实现全院护士网上排班，及时进行人员调配与补充，统筹安排护士的轮值与休假。同时可通过统计护理工作量、工作质量、岗位风险程度、患者满意度及教学科研情况等综合指标进行护士的绩效考核，实现护理人力资源的科学管理。

（2）护理质量管理系统：护理质量管理系统主要包括护理单元质量管理、护理风险动态评估、护理不良事件管理、护理文书书写质量监控、护理接近失误管理、患者满意度调查等部分。各医院结合实际情况将护理质量的关键要素制定出护理质量考核与评价标准，建立数据库，护理部、护士长、质控组长等将检查结果及时、准确录入计算机，由计算机完成对这些信息的存储、分析和评价。由于信息反馈快，管理者可及时得知各护理单元的护理质量状况，从而很快发现和纠正问题，突出了环节质量控制，将终末质量管理变为环节质量控制，减少护理差错事故的发生率，有效改进护理工作质量。此外，应用该系统可量化考评信息，减少人为主观性，使考评结果更具客观性。

（3）护理成本核算系统：随着医院成本化意识的不断增强，越来越多的管理者认识到护理是基本的成本中心。如何降低护理成本，实现护理资源的优化配置，成为管理者关注的课题。

护理成本核算系统是将过去手工统计工作量的方法改为利用计算机输入数据。例如使用 NIS 系统测定和录入患者生命体征,不仅节省人力成本的费用,降低劳动强度,还可大大提高统计工作的质量和速度,消除人为因素,减少管理成本。

(二)护理信息系统的应用

1.护理电子病历

护理电子病历是将计算机信息技术应用于临床护理记录,并以此建立的以提高效率、改进质量为目的的信息系统,是电子病历的重要组成部分,是能够协助护士对患者进行病情观察和实施护理措施的原始记载。护理电子病历包括体温单、生命体征记录单、出入量记录单、入院评估单、日常评估、护理评估、护理措施、护理记录、护理健康宣教表、病区护理交班记录等项目,能够根据相应记录生成各类图表。可与 HIS、各监护仪器无缝链接,使用掌上电脑、无线移动推车、蓝牙技术等进行信息的自动读取和传输。

护理电子病历属于护理文书,具有举证作用,故严格权限与安全控制尤其重要。除采用用户名和密码登录外,护士只能修改自己的记录;护士长、护理组长可以修改所管辖护士的护理记录;护理电子病历软件对电子病历的书写时限、书写质量进行事前提醒、事中监督、事后评价的全过程实时监控,为护理病历质量控制提供方便、快捷、安全、有效的管理途径。

2.条码与射频识别技术

条形码是一种可供电子仪器自动识别的标准符号,由一组黑白相间、粗细不同的条、空符号按一定编码规则排列组成的标记。它能够表示一定的信息。条形码技术已深入到医院的各部门中,主要用于物资管理、临床化验室、放射科、病案管理、财务管理等方面。护理信息系统主要集中在配液系统(输液贴)、消毒物品跟踪管理系统(消毒物品条码)、病区内医用耗材管理系统(耗材条码)。无线射频识别技术(RFID)是一种非接触式自动识别技术。在医院的应用主要集中在医院血液管理、供应室 RFID 管理、母婴 RFID 管理、医院移动资产管理、病床消毒 RFID 管理和医疗垃圾 RFID 管理等方面。

3.移动护士工作站

移动护士工作站是以医院信息系统为支撑平台,采用无线网络、移动计算、条码及自动识别等技术,充分利用 HIS 的数据资源,将临床护理信息系统从固定的护士工作站延伸至患者床旁。移动护士工作站具有护理计划综合浏览、综合患者腕带标识、患者体征床旁采集、医嘱执行管理、检验标本采集校对及给药管理等功能。常用的移动设备包括移动电脑(笔记本电脑、平板电脑或移动推车电脑等)、终端掌控电脑(PDA)和智能手机。借助这些设备,访问患者的检查、检验报告、采集与上传护理数据、查看与执行医嘱,将过去基于纸质和电脑的病历通过移动端查询和传递。移动护士工作站改变了护士的工作模式,在确保患者能够得到及时恰当处理的同时,有效降低了医疗事故率,对于提升患者医疗安全,推动医院信息数字化建设起到了重要的作用。

4.重症监护护理管理系统

该系统采用计算机通信技术,利用计算机自动采集方式实现对监护仪、呼吸机、输液泵等设备输出数据的自动采集,并根据采集结果,综合患者其他数据,自动生成重症监护单、护理记录和治疗措施等各种医疗文书。该系统主要是为医院重症监护病房(ICU/CCU)的临床护士设计,覆盖了重症监护相关的各个临床工作环节,能够将 ICU/CCU 的日常工作标准化、流程化和自动化,极大地降低了医护人员的工作负担,提高了整个工作流程的效率。

5.智能护理呼叫系统

智能护理呼叫系统是患者请求医护人员进行紧急处理或咨询的工具,可将患者的请求快速传送给值班医生或护士,并在监控中心计算机上留下准确完整的记录。其基本功能是通过一种简便的途径使患者与医护人员迅速达成沟通。该系统已实现与其他物联网设备进行数据交换,实现感知和数据传输,如坠床、输液泵数据采集与传输、心电监护设备数据采集与传输等。此外还可收集患者对医院服务的评价,为医院服务改进提供辅助数据。

6.预约挂号及辅诊系统

该系统具有为初诊患者进行分诊和专科预约、接受手机 APP 和微信平台的预约挂号、对候诊患者进行常见检查检验的辅助指导等功能。借助该系统可提高患者就诊效率,缩短就医等待时间,同时有利于降低护理人力资源配置。

(三)护理信息系统的发展趋势

1.推动护理信息标准化进程

大数据时代的带来,在所有医疗场所,采用标准的护理信息表达方式、标准的护理病历格式是当前护理电子病历和护理决策支持系统开发中亟需解决的问题,也是护理信息共享的保障。护理信息标准化包括护理术语标准化、护理工作流程标准化、护理数据标准化等。其中术语标准化是学科发展的基础,它对标准化工作的开展具有至关重要的作用。护理术语标准化的过程就是指尽可能将护士对患者的描述和临床观察用标准表达方式表示。

国际护理学会(ICN)发展的国际护理实践分类系统(ICNP)是目前表达全面,应用范围广,适用性强,研究最多的一种国际通用的护理实践术语系统。国内尚缺乏与国际接轨的统一的标准化临床护理语言来反映临床护理实践,限制了与其他国家或地区的护理交流,影响了我国护理信息与护理专业的发展。因此,加紧对 ICNP 的相关研究,建立适合我国国情的标准化护理信息系统已迫在眉睫。

2.拓宽远程护理发展空间

"互联网"医疗健康服务模式加快了远程医疗的发展。作为远程医疗的重要组成部分,远程护理是指护士通过可穿戴设备或移动工具,随时监控慢性病、普通术后、心血管疾病、精神病等患者的指标,借助电话、电子邮件、视频等电子通讯方式对患者进行护理保健并指导护理实践。信息通讯技术的迅猛发展,远程护理的应用除慢病管理外,还将在个体化健康管理、老年人群智能照护等方面发挥积极作用,必将拓宽护理工作领域,让患者获得更加方便、快捷的医疗服务。

3.推进循证护理实践深入发展

循证护理实践强调护理活动应以客观的科学研究结果作为决策依据,寻找最佳证据是循证护理实践的重要步骤之一,但大量繁重的临床工作使护士缺少时间和精力去广泛检索和阅读大量文献。信息网络技术的迅猛发展以及物联网的广泛应用,护理工作流程中产生的大量数据,被护理信息系统收集和存储,方便护士及时获取最佳证据。大数据时代的到来,以及不间断采集医疗数据的可穿戴设备出现,样本数据的稀缺等问题将逐渐消失;伴随大数据出现的云计算将提高证据分析与处理的效率;自动整理大数据的数据融合技术以及自动提取证据并建立决策模型的深度学习技术,将大大提高证据提取及护理方案决策分析的效率。这些都为循证护理的快速发展提供坚实的数据基础,为循证护理实践的深入开展创造有利条件。

4.促进决策支持系统广泛应用

在护理领域已利用临床决策支持系统协助护士制定护理计划、辅助护士进行护理诊断及评价护理决策质量。系统还能将数据转化为知识,辅助护士进行科学决策,从而有效减少决策失误、控制医疗费用不合理增长、合理配置医疗资源及提高医疗服务质量。例如护士通过系统菜单选择压疮位置、深度、性质及颜色等,系统即会根据预设标准进行评估,准确进行压疮分期,提高压疮分期评估的准确性。此外,在辅助护士制定护理计划、判断护理措施合理性并给予警示等方面 CDSS 也发挥出积极作用。人工智能、数据挖掘及知识管理等技术的成熟,系统也逐步走向智能化和集成化。新型的护理信息系统将为临床护理提供更多决策支持,解决护理实践问题,真正提高临床护理实践质量。

5.实现临床护理路径信息化

临床路径作为新的医疗服务工作模式,已在全国各地医院迅速推广实施。但目前国内许多医院的临床路径管理还处于手工化、纸质化阶段。利用信息化手段,将临床路径管理贯通入医院实际工作流程中,实现临床信息共享、医护患之间的互通及治疗护理流程的电子化支持,是医院信息管理的必然趋势。临床护理路径作为临床路径在护理中的应用,不仅能减少护理工作差错、保障患者安全,同时能节约医疗资源,降低就医成本,提高护理质量。随着护理信息系统建设的深入,将临床路径管理嵌入电子病历系统,与临床护理工作相结合,实现临床护理路径信息化。

第三节　管理沟通

一、概述

(一)沟通的概念

沟通是指人与人之间的信息传递、交流、理解,以期获得反应效果的过程。沟通包括几点内涵:信息的双向传递、有来有往、所传递的信息需要被人理解、理解信息的人要做出相应的行为反应。

有效沟通指信息发出者发出的信息与接收者得到的信息在意义上是相互一致的。未来竞争是管理的竞争,竞争的焦点在于每个社会组织内部成员之间及其外部组织的有效沟通。

(二)管理沟通的要素

管理沟通包括 7 个要素:信息、信息源、编码、沟通渠道、解码、接收者、反馈,这 7 个要素共同作用构成一个完整的过程。完整的管理沟通过程首先是信息的发出者(信息源)产生管理沟通的意图或想法,这个意图或想法在这里称之为信息,对这个信息进行编码,然后将信息通过沟通渠道,即传递信息的媒介物传递给接收者。接收者接收信息后,对信息进行转译(解码),将信息变为可以理解的内容,并对信息做出反应,反馈给信息发出者,使其了解沟通是否准确。其中,信息的编码、解码和沟通渠道是管理沟通过程取得成效的关键环节。

(三)管理沟通的特征

管理沟通除具备一般沟通的特性外,还具有一些其他特征。主要表现在:

1.过程与范围的一致性

沟通的行为和过程发生在管理的过程和职能范围内,与管理的过程和范围基本相同或相似。

2.目的与目标的一致性

管理沟通是特殊的沟通形式,其沟通的目的或目标是为了达到特定的管理目的或目标。

3.职能与任务的一致性

管理职能的实施,有赖于沟通的有效进行。管理沟通是为了执行管理功能、职能而进行的,其职能与具体任务,与管理的职能与具体任务相同或相似。

4.内容与层次的相对一致性

管理沟通的内容根据重要性可划分为日常沟通、团队沟通、部门沟通、决策沟通等。这与沟通基本发生在个人之间、团队之间、部门之间、组织内部以及组织外部等不同层次相似。

二、管理沟通的目的和作用

(一)管理沟通的目的

1.收集资料

通过与组织内部、外部的信息沟通,获得内部环境与外部环境变化的信息,如了解卫生政策的变化、护理专业的发展状况、掌握患者对护理工作的满意度、护士的需要、工作的士气、各部门的关系、管理效能等,为制定决策提供依据。

2.分享信息

组织必须保证每名员工都能够理解组织的使命和目标,并转化和落实到日常工作中,保证组织内部的所有行动和活动与组织的使命和目标保持一致。员工对组织目标了解得越清楚,就越能够采取正确的行动,这离不开组织内外畅通的沟通和信息分享。

3.改变行为

当组织需要推行一种政策或开展某项工作时,管理者将知识、经验、意见等信息传递给员工,影响员工的知觉、思想及态度,进而改变其行为。例如护士长将护理部关于护理质量的标准及本病房护理质量总结传达给全体护士,提高护士对护理质量重要性的认识,促进护士采取行为改善护理质量。

(二)管理沟通的作用

1.促进正确决策

管理者需要根据汇总的信息做出决策,良好的沟通能够帮助管理者及时、有效、全面、真实地获取信息来做出正确决策。因此,成功的沟通是管理者进行正确决策的前提和基础。

2.改善人际关系

沟通可以使个人思想和情感得以表达,增进彼此之间的了解,减少人与人之间的冲突,从而建立良好的组织工作气氛,还可满足组织成员的社会心理需求。

3.激发工作积极性

一个管理者必须通过沟通将自己的意图和要求告诉下属,并通过沟通了解下属的想法和需求,从而采取有效的策略进行指导、协调和激励。畅通无阻的上下沟通,有助于激发员工的工作积极性、提高工作效率。

三、管理沟通的原则

1.准确性原则

准确性原则指信息沟通所用的语言和传递方式能被接收者准确理解,是管理沟通的基本原则。准确性原则要求信息发出者应有较强的语言表达能力,语言文字准确;了解信息接收者的教育程度和语言习惯,使用其所能接受的语言,减少沟通障碍;所传递的信息要尽量言简意赅,避免含混不清。

2.及时性原则

任何管理沟通都有时间期限。例如一个组织的年度考核目标必须在年初甚至前一年年末传达至各相关部门,否则将可能影响组织目标的实现。及时的沟通可使下属更好地理解组织的意图,支持组织工作,同时也可帮助上级及时掌握其下属的动态,加强管理。但是在特殊情况下,如精减人员时,应对信息传递时间予以控制,给予下属足够的时间做好心理准备。

3.完整性原则

完整性原则强调的是沟通过程的完整无缺。组织在设计管理沟通模式时必须保证使每一个沟通行为过程要素齐全,既要有明确的信息发送者和接收者,还要有具体的沟通渠道和方式,尤其是不能缺少必要的反馈过程。管理沟通过程不完整,就会使原本设想好的管理沟通受阻,不利于组织的管理。

4.灵活性原则

组织内的沟通形式应该是灵活多变的,有些沟通可以是非正式的。事实上,在实际工作中大量的沟通是非正式的,因为有些信息并不适合用正式渠道来传递,例如护士长的任职消息在未正式发文之前不宜用正式渠道传递。管理者要结合使用正式和非正式的沟通渠道,才会产生最佳的沟通效果。

5.互动性原则

管理沟通是双向的交流过程,沟通双方处于平等交流地位。不是一方强迫另一方接收自己的信息,或人为地拒绝接收对方的信息,而是双方均应对沟通给予适当、及时、同步的反应,互相理解,充分把握对方所传递信息的意义,这样才能保证沟通顺利完成。

6.连续性原则

大多数管理沟通行为过程,尤其是例行的日常管理沟通活动,并非一次沟通就能完成沟通任务,而是要通过反复多次的沟通,才能较好地履行和完成沟通工作。因此,在管理沟通过程中要注意保持沟通时间、沟通模式、沟通内容上的连续性。

四、管理沟通的类型

管理沟通可按方式、方向或组织系统等不同而分成不同的类型。

(一)按沟通的方式分类

按沟通的方式分类管理沟通可以分为口头沟通、书面沟通、非语言沟通和电子媒介沟通。

1.口头沟通

口头沟通是指借助于口头语言实现的信息交流,是日常生活中最常采用的沟通方式,主要包括面对面交谈、口头汇报、会谈、讲座、演讲、讨论、电话等。口头沟通的优点是迅速,信息发出者能立即得到反馈,了解所发出的信息是否被正确理解,这是一种双向沟通;缺点是缺乏书面沟通的准确性与清晰性,存在较大的失真可能性。

2.书面沟通

书面沟通是通过图表、文字的表达形式进行沟通,包括文件、报告、信件、书面合同等。此沟通方式的优点是具有清晰性和准确性,信息不容易在传递过程中被歪曲,接收者可根据自己的时间和速度详细阅读,理解信息,可长期保存并作为法律依据等;缺点是信息发出者不能及时得到信息接收者的反馈。

3.非语言沟通

非语言沟通是指通过身体动作、体态、语气语调、空间距离等方式交流信息、进行沟通的过程。非语言沟通容易被人忽略,但其往往能够反映人的真实思想感情。研究表明,人们的沟通至少有 2/3 是非语言沟通。

4.电子媒介沟通

电子媒介沟通是借助现代电子通信技术进行的沟通,目前已成为现代组织进行管理沟通的重要方式。先进的通信技术在工作中扮演着重要角色,它可以远距离、快速、大容量地传递信息,且可同时传递多人。目前常用的电子媒介沟通方式有:电子邮件、手机短信、即时电视会议和电话会议等。其中电子邮件是发展最快的电子媒介沟通方式。

(二)按沟通的方向分类

按沟通的方向分类可以分为上行沟通、下行沟通、平行沟通和斜向沟通四类。

1.上行沟通

上行沟通是指下级向上级进行的信息传递,如下级向上级请示工作、汇报进展、反映意见等。上行沟通是领导了解实际工作情况的重要途径,但下级因地位、职务的不同,在进行上行沟通时往往存在一定的心理障碍,不愿反映真实情况。因此,领导应鼓励上行沟通,例如护理部主任可以每月设立一个接待日鼓励护士进行上行沟通。

2.下行沟通

下行沟通是指上级向下级进行的信息传递,如护理部将工作计划、规章制度等向护士长传达。下行沟通是组织中最重要的沟通形式,通常是为了达到控制、指导、激励和评价等目的。下行沟通的主要弊端在于:信息在从上到下的传递过程中可能被层层过滤,从而影响信息的准确性,可通过健全组织的反馈系统进行弥补。

3.平行沟通

平行沟通是指组织结构中同一层次的人员或部门之间所进行的信息传递和交流,包括群体内部同事之间进行的沟通,如同病房责任护士之间的沟通;与其他群体(或部门)同等职位的人员进行沟通,如病房护士长之间的沟通。平行沟通在规模较大、层次较多的组织中尤为重要,有利于及时协调各部门之间的工作,减少矛盾,提高工作效率。

4.斜向沟通

斜向沟通是指组织内部既不属于同一隶属关系,又不属于同一层级之间的信息沟通,如大学护理学院教师与附属医院病房护士长之间的沟通,或护士长与总务部门就购物、维修等进行的沟通。斜向沟通的目的类似于平行沟通,是为了促进相互之间必要的通报、支持和合作。这种沟通往往具有协商性和主动性。

(三)按沟通的组织系统分类

按照沟通的组织系统分类可以分为正式沟通与非正式沟通。

1.正式沟通

正式沟通是一种通过正式的组织程序和组织所规定的正式渠道进行的沟通,是组织沟通的一种主要形式,如组织内的文件传达、定期召开的会议、上下级之间的定期汇报以及组织间的公函来往等。正式沟通的优点是:沟通效果好,沟通信息具有权威性,约束力强。重要的消息和文件,组织的决策等一般都采取这种方式进行传递。然而,正式沟通需要依靠组织程序层层传递,沟通速度慢,也存在着信息失真或扭曲的可能。

在正式沟通的渠道中存在5种典型的沟通网络,即链式、轮式、Y式、圆周式和全通道式,这些沟通网络对组织效率有不同的影响,适用于不同的情况。每种沟通网络均有优缺点,护理管理者应根据组织结构及各种沟通网络的特点,均衡利弊,选择或综合使用各种沟通网络。

(1)链式沟通:是一种单一途径的垂直沟通,反映了组织内管理层次职权的从属关系。链式沟通中,每个成员的沟通面较窄,彼此沟通内容较分散,尤其是网络两端的人难以沟通,难以形成共同的群体意见。这种沟通形式适用于组织系统庞大,需要分层授权的管理机构。

(2)轮式沟通:又称星式沟通,是一位主管与其他多人之间的沟通,沟通方向通常是垂直沟通。其最大的特点是有中心人物,其他成员都给这一中心人物提供信息,以便其了解、汇总全局情况,并能迅速地把自己的意见和决定反馈出去。轮式沟通是加强组织控制的有效方法,在组织接受了紧急任务,且需要严格控制时,轮式沟通效果较好。

(3)Y式沟通:也属于垂直沟通的网络,有一名成员位于沟通网络的中心,充当沟通的媒介。这一网络大体相当于组织领导到秘书班子再到下级主管人员或一般成员之间的纵向关系,此时,秘书班子充当了沟通媒介。Y式沟通适用于领导的工作任务繁重,需要有人对信息进行过滤选择,提供决策依据,但又要对组织实行有效控制的情况。

(4)圆周式沟通:又称环式沟通,其沟通的形式与链式沟通相似,只是首尾相连。在这个沟通网络中,成员之间地位平等,不能明确谁是主管,组织集中化程度低,且沟通渠道少,信息传递较慢。但该沟通网络中的成员间有较高的满意度和工作热情,适用于需要通过激发员工热情来实现组织目标的情况。

(5)全通道式沟通:指全体成员之间穷尽所有沟通渠道的全方位沟通。这是一种不具层次结构的开放式沟通模式,民主气氛浓,群体成员满意度高,士气足,能高效地完成复杂任务。但是,由于网络渠道多,容易造成沟通混乱,尤其在任务简单时,沟通时间较长,影响组织工作效率。

2.非正式沟通

非正式沟通是在正式沟通渠道之外进行的信息交流和传达方式。非正式沟通是基于组织成员的感情和动机上的需要而形成的。与正式沟通不同,非正式沟通的沟通对象、时间及内容等各方面,都是未经计划和不确定的。非正式沟通形式灵活,直接明了,速度快,省略许多繁琐的程序,容易及时了解到正式沟通难以提供的内幕消息,但其传递的信息容易失真、不确切、难以控制,并有可能形成小集团和小圈子,影响员工关系的稳定和组织的凝聚力。非正式沟通是客观存在的,管理人员在充分利用其传递信息优势的同时,还应采取措施避免或减少不必要的负面影响。

五、管理沟通的影响因素

在沟通过程中,任何一个环节出问题都可能造成信息的扭曲、偏差、失误,使沟通达不到预期目的,甚至会带来不良后果。一般来说,影响沟通的因素有:语言、信息、时机、渠道、情绪等。

1.语言因素

由于年龄、教育程度、文化背景、自然和社会环境的差异,加上语言表达和含义多样化,不同的人对同一种语言,同一信息的理解会存在差异。此外,信息发出者措辞不当,如使用晦涩难懂或信息接收者不熟悉的语言,或信息含义不明确的文字等也可造成接收者错误的解码,导致信息沟通无效。在护理工作中,应注意沟通对象的教育或文化背景,如护士在与文化程度低的患者交流时,应尽量使用通俗易懂的语言,避免因使用专业术语造成沟通障碍,为患者编写的健康教育材料也要避免过多地使用医学术语。

2.信息过滤

是指信息发出者为达到某种目的,有意、无意增删、选择或丢弃信息,造成信息歪曲。如向上级反映情况时报喜不报忧,只汇报领导想要听到的情况。沟通中的过滤器包括语言文化、智力水平、重视程度、记忆损耗等。组织的纵向层次越多,信息被过滤的机会就越多,信息失真的可能性和程度也就越大。

3.选择性知觉

是指人们在某一具体时刻只以对象的部分特征作为知觉的内容,即人们知觉反映的不是客观事物的全部,而是经过选择的部分内容。信息接收者也会根据自己的需要、动机、经验、背景及其他个人因素有选择地看、听信息。例如开会时,大家对自己感兴趣的、与自己利益相关的信息,如调整工资、晋升等相关内容听得很仔细,给予特别的关注,而容易忽略其他内容。选择性知觉会影响信息接收者对信息的接收和处理。

4.信息传递不适时

信息发出者忽视了信息沟通中时间的作用,信息传递过早或过晚,均会影响沟通效果。如会议时间通知过早,容易忘记;安排护士加班或调班的通知过晚,会使护士缺乏准备而使工作难以进行。

5.沟通渠道因素

包括：①信息发出者选择的沟通媒介不合适。例如有些重要的事情用口头传达,导致口头传达的内容与文件不符,造成沟通不良。②沟通渠道过长,中间环节多,信息在传递过程中减损甚至改变。③沟通组织系统的影响。正式沟通渠道可以保证信息的准确性和权威性,但沟通速度慢,也存在着信息失真或扭曲的可能;而非正式沟通渠道则在组织各部门之间建立了一个开放的信息交流平台,交流的形式和深度可以自由掌控,程序简便,但其传递的信息容易失真、不确切、难以控制。

6.情绪因素

交流包括信息和情感的交流,情绪本身也是信息的重要组成部分。在信息传递中,情绪往往会影响信息发出者及接收者对信息内容的编码和解码。同一个人在不同情绪状态下,对同样一条信息的理解并不相同,从而引发不同的反应和处理方式。极端的情绪,如狂喜或抑郁,可以使人判断出现偏差,影响沟通的准确性。因此管理者最好避免在情绪波动的时候做决策。

7.其他因素

其他如个人因素、环境因素等均可影响信息沟通的准确性。如护士对护士长的业务水平、管理能力等不信服,就会用怀疑的态度理解护士长传递的信息;而环境是沟通发生的背景,会对有效沟通产生重大影响,如病房陪伴人员多,环境嘈杂,会影响护士与患者之间的信息沟通。

六、护理管理中的沟通方法与技巧

在护理管理中,每天有大量的沟通活动,如发布指令、各种会议、护理交班、护理查房、护士长与护士个别谈话,也包括交班记录、护理记录等护理文件书写等。在沟通过程中,护理管理者应注意沟通方法的使用及技巧。

(一)发布指令

护理管理者在指导下属工作时,发布指令是最重要的、最有效的领导方式。指令内容应与实现护理工作目标密切关联。指令带有强制性,隐含有自上而下的管理层次关系,要求下属在一定环境下执行或停止某项任务。指令可有一般或具体,书面或口头,正式和非正式等类型。

1.指令发布前的技巧

为确保指令执行的效果,在指令发布前必须明确以下几个方面:①在发布指令前应广泛听取各方面的意见,避免指令不恰当。②指令必须简洁、清晰、明了,便于下属理解。③确定发布对象。由于每个人的特征、能力不同,能够承担的工作也有所不同,因此应明确指令发布的合适对象。例如,完成科研任务的指令要发布给学历高、科研能力强的护士完成。④如果是新的指令,应考虑是否需要培训,以切实落实指令。

2.确保指令有效传达的技巧

指令发布后必须确认指令是否有效传达,可通过:①让下属复述指令,确定下属理解指令。②如果有需要,在发布指令时向下属做出示范。例如,病区护士长想规范某护理操作流程,可先在病区做示范以便护士们了解掌握。③把握指令传达的关键环节,经常检查是否有遗漏和误解,使管理工作处在一个最佳状态。

3.下属对指令的不同态度的应对技巧

指令发布后,由于对指令的理解和看法不同,下属可能表现出不同的态度,管理者应采取不同的方式进行有效应对:①认同:当下属认同指令时,可以适当授权,激励其工作积极性。②不关心:当下属对指令持无所谓态度时,不要责备,了解下属关注的利益重心,引导下属将个人的利益和组织的目标相结合。③反对:当下属反对指令时,应积极沟通或对其进行训导,若无法改变其反对态度,可以考虑将工作分配给他人。护理管理者要尽量避免重新分派工作的情况出现,否则日后的指令可能会失去作用,管理者的地位和权威将难以维持。

(二)组织会议

在护理管理中,组织会议是进行组织沟通的一种重要方法,也是与会者在组织中的身份、影响和地位的表现。护理工作中的重大决策离不开会议这种沟通形式,通过会议可传递信息、集思广益、达成共识。组织者在召开会议之前,与会者在出席会议之前都要充分准备,以免流于形式。根据交流目的不同,会议可分为自上而下指导性的会议、汇报性质的会议和以商讨为主的会议。会议组织者应根据会议性质的不同选择沟通的具体策略。

1.会议前准备的技巧

为使会议顺利进行并取得成效,会前应该做好充分的准备:①明确会议目的、时间、地点、主持人、参会人员、讨论内容、议程、预测可能出现的问题及对策等。②提前通知参会人员会议的主要议题或将相关资料分发给参会人员,使其做好充分的参会准备。③会议组织方应提前准备好会议讨论稿或相关材料,以便参会人员开会时能进行高效讨论。④准备好必要的仪器设备,如电脑、投影仪等,并做好与本次会议相关的信息收集等。

2.组织会议的技巧

①主持人应使用参与型领导方式,创造民主的气氛,调动参会者的积极性,鼓励大家发表意见,允许有不同意见的人表达自己的想法。②连续性的讨论会议应回顾上次会议情况,保持会议连贯性。③控制会议中出现的干扰因素,应围绕会议主题,集中解决主要问题,避免会议讨论偏离主题。例如,讨论如何激励护士的会议会偏离主题讨论到护士地位、护患冲突等问题,组织者应及时将讨论拉回到主题。④会议结束时,应尽量达成结论性的意见。对不能立即做出结论的问题,应明确再次讨论的时间和拟解决的办法。⑤会议应做好记录并妥善保存,以便后期查阅。

(三)个别谈话

个别谈话是指护理管理者通过正式或非正式的方式在组织内同下属或同级交谈,是管理沟通中的一个主要形式。护理管理工作中的许多具体问题,都适宜通过个人谈话加以解决。这种交流形式大都建立在相互信任的基础上,双方表露真实的思想,提出不便在其他公开场合提出的问题,有利于增进双方的信任感和亲切感,有利于统一思想、认清目标、体会各自的责任和义务。个别谈话的类型包括指示性、汇报性、讨论性、请示性等。

1.个别谈话前准备的技巧

①选择适宜的谈话环境。个别谈话应选择安静不被打扰的场所,例如护士长办公室,创造对谈话有利、适宜、易于敞开心扉的气氛。②选择合适的谈话方式。谈话方式多种多样,应根

据具体情境进行选择。如可以专门约好时间谈话,也可以在工作间隙交谈;可以开门见山地谈,也可以无的放矢地谈。③选择适当的谈话时机。个别谈话要根据谈话的目的、问题性质、迫切程度、谈话对象的心理素质、思想觉悟等选择适当的时机。如某护士在工作中出现差错,应及时与之谈话,防止其再次发生同样的错误;但是对于护士间矛盾等问题,则应该进行冷处理,待双方情绪稳定后,再进行教育帮助。

2.个别谈话的技巧

个别谈话具有很强的感情色彩,需要讲究艺术性,在谈话过程中应注意做到:①积极倾听。在陈述自己的观点和说服对方之前,先让对方畅所欲言并认真聆听是解决问题的前提。②激发谈话愿望。管理者需要注意谈话的态度、语气,给予对方信任和尊重,耐心听取谈话内容,鼓励对方交谈并表达真实想法。③抓住主要问题。礼节性地谈话之后,应逐渐转入正题,要注意把谈话中的公事与私事分开,不谈私事或将私事限制在最小限度内。④适时反馈。谈话中管理者可用表情、姿势、插语等对谈话内容表示感兴趣,通过及时、积极、适当的反馈,使谈话更融洽、深入。⑤善于把握沉默。谈话中的沉默传递着很多有用的信息,如反对、忧虑、犹豫、好奇等,要了解沉默的原因和性质,并妥善应对。如果对方是一时紧张出现思考盲点,不必立刻打破僵局,稍加耐心等待即可;如果对方有所顾虑或对某些问题一时不愿回答,应注意耐心引导和鼓励;如果对方出现明显地对抗性沉默,则应尝试继续沟通的可能性,如无可能,则暂时友好地结束沟通。⑥保持良好、冷静的情绪。谈话过程中,管理者应学会克制自己的情绪,冷静、清醒地听取对方的讲话,并本着实事求是的原则,谨慎地表达个人意见。例如,某护士向护士长反映近期大家对护理管理工作的不满情绪,护士长须保持冷静客观的心态,不要急于发表意见,妥善解决问题。

(四)护理查房

护理查房是临床护理工作中为了提高护理质量及临床教学水平而采取的一种管理沟通方式,是病房开展业务学习、沟通患者病情和检查护理质量的主要方式。通过护理查房,可以提高护士的理论及技能水平,同时也可以发现护理工作中存在的问题。

1.护理查房前准备的技巧

①明确本次查房的目的、时间、地点、参加人员、主讲人、患者、记录人员、查房程序等。②应选择合适的患者,并得到患者的允许和配合,必要时请家属参加。③查房前主讲人做好充分的准备(病历、相关疾病及护理知识),并为参加查房者推荐有关参考资料。

2.护理查房的技巧

①查房内容应以患者为中心。②床边查房时间不宜过长,要避免在床前对患者进行过多的评论及不必要的检查。③需要对患者回避的内容,应选择合适的地点进行。④参加查房人员不宜过多,人员多少应根据查房目的决定,可以灵活掌握。⑤查房过程中,主讲人进行护理报告,主持人应引导讨论方向,调动参加者参与讨论的积极性,并在查房结束时做出总结与评价。⑥护理查房应做记录并妥善保存。

其他如书面报告、报表、口头或书面调查、访问等方法也均可应用于护理沟通中,有利于领导了解下属工作情况及其对现行制度、政策的意见。

第二章　消毒供应

第一节　个人职业防护

一、防护用品

根据工作岗位的不同需要,应配备相应的个人防护用品,包括圆帽、口罩、隔离衣或防水围裙、手套、专用鞋、护目镜、面罩等,去污区应配置洗眼装置。

(一)帽子

1.作用

(1)预防医务人员受到感染性物质的污染。

(2)预防微生物经头发上的灰尘、头皮屑等途径污染环境和物体表面。

2.应用指征

(1)进入污染区或清洁区。

(2)进行无菌操作时。

3.注意事项

(1)带帽子应遮住全部头发。女性应把头发束好,以免头发散落滑出帽子外。

(2)布制帽子应保持清洁,定期更换和清洗。

(3)如被污染应立即更换。

(4)一次性帽子不得重复使用。

(二)护目镜、面罩

1.用法与作用

选择合适的护目镜、面罩,佩带时应遮住双眼与面部紧贴,从而保护双眼以及两侧,可有效防止患者的血液、体液等污染物溅入医务人员的眼睛、面部皮肤。

2.注意事项

(1)在佩戴护目镜或面罩时应检查有无破损,佩戴装置有无松懈。

(2)护目镜或面罩使用后应及时清洁与消毒。

(三)口罩

1.作用

选择的口罩应符合我国医药行业标准医用外科口罩(YY 0469—2011)的要求。标准医用外科口罩分为 3 层,外层有阻水作用;中层有过滤作用,可阻隔空气中大于 90% 的 5μm 颗粒;近口鼻的内层有吸湿作用。

2.使用方法

(1)口罩有颜色的一面朝外,或按口罩包装上的佩戴方法进行佩戴。

(2)如果口鼻罩上有小铁条,将小铁条朝外并压向鼻梁,使口鼻罩的边缘与面部紧贴密封,然后将口鼻罩调整到舒适的位置。如果没有小铁条,戴上后要调整使其能盖住口和鼻。

(3)拉下口鼻罩下部遮盖住口鼻和下巴。

3.注意事项

(1)口鼻罩变得潮湿、难呼吸和有破损时要更换。

(2)接触或摘下口鼻罩前要先洗手。将用过的口罩丢弃在医用垃圾桶内。

(3)口罩应为一次性使用。

(四)手套

1.作用

(1)减少病原体迁移到手上或从手上迁移出来的最好方法。

(2)如果规范地戴手套及更换,成本效果好。

(3)降低病原体双向传播的危险。

(4)明显减少被针头刺破皮肤的概率,保护不受血液性传染病的感染。

2.指征

接触带患者的血液和体液、黏膜、破损的皮肤,处理和清洁带血液或体液的物品和表面时。

3.注意事项

(1)手套被撕裂或刺破时要立即更换。

(2)接触带血液、体液污染的物品或器械后要立即更换新手套。

(3)脱手套后应洗手。

4.类型与用途

根据操作目的不同,可将手套分为清洁手套和无菌手套。去污区可选用清洁手套,进行无菌操作时可使用无菌手套,在包装高水平消毒物品时应选用灭菌手套。选择手套时应符合 GB 10213—2006《一次性使用医用橡胶检查手套》和 GB 7543—2006《一次性使用灭菌橡胶外科手套》的标准。

(五)隔离衣或防水围裙

应根据诊疗工作的需要穿隔离衣。隔离衣开口向后,经清洗、消毒后可重复使用。隔离衣或防水围裙应具有良好的防水性、抗静电性、过滤效率和皮肤无刺激性等特点,穿脱方便。

1.作用

防止器械上的血液、体液、分泌物及其他污染物浸湿、污染工作服。

2.应用指征

(1)清洗复用医疗器械时。

(2)当可能被含有污染的血液、体液及其他污染物喷溅时。

3.注意事项

(1)一次性防水围裙、隔离衣应一次性使用,受到明显污染时应及时更换。

（2）重复使用的围裙和隔离衣应及时清洗和消毒。

（3）如有破损或渗透应及时更换。

（六）洗眼装置

1.使用方法

（1）取下防尘罩、打开阀门,示指及中指将眼睑翻开并固定,将头向前,按压手柄让清水冲洗眼睛。

（2）使用后清洁、干燥备用。

2.日常维护

定期擦拭,去除表面污物及灰尘;每日检查装置功能,使装置处于备用状态。

二、标准预防

（一）定义

接触患者的血液、体液、分泌物、排泄物等时均应视其具有传染性,须进行隔离,不论是否有明显的血迹污染或是否接触非完整的皮肤与黏膜,接触上述物质者,必须采取标准水平的消毒、隔离等防护措施。

（二）安全操作

（1）加强工作人员的培训和教育,培训防护用品的使用范围及方法。

（2）利器盒应以方便丢弃为原则。禁止将锐利器具直接传递给他人,禁止回套使用过的注射器针头,禁止折毁锐利器具等。

（3）处理接触过患者的血液、体液、分泌物、排泄物等器械时须戴手套;可能有喷溅者应戴防护眼镜或防护面罩,穿隔离衣或防水围裙。

（4）接触性传染的防护:了解洗手指征,掌握洗手的规范方法。

（5）对空气污染的自身防护:戴好口罩,须注意的是正确使用和保存口罩。

（6）长时间在紫外线照射的环境下工作,需要注意保护眼睛,避免对人体直接照射,必要时带护目镜及穿防护服进行保护。

（7）液体化学消毒时,应防止过敏及对皮肤、黏膜的损伤。

（8）进入去污区按规范着装:进行污染器械的分类、核对、装载时必须戴圆帽、口罩,穿隔离衣或防水围裙,穿专用鞋,戴手套,手工清洗器械或用具时必须戴防护面罩或护目镜。

（9）加强免疫预防接种:每年进行体检。乙肝免疫检测列入医务人员常规健康体检项目;对于抗体阴性人员,免疫接种乙肝疫苗。

（10）注意饮食结构,保持乐观情绪,加强锻炼,增强自身免疫力。

三、手卫生

（一）概述

医务人员手是医院感染相关病原体的重要传播媒介,通过采取包括手卫生在内的多模式干预策略可以有效减少医院感染的发生。目前手卫生已经成为最重要的医院感染预防与控制措施之一。基本概念如下。

1.手卫生

它为医务人员洗手、卫生手消毒和外科手消毒的总称。

2.洗手

它是指医务人员用皂液和流动水洗手、去除手部皮肤污垢、碎屑和部分致病菌的过程。

3.卫生手消毒

它是指医务人员用速干手消毒剂揉搓双手,以减少手部暂居菌的过程。

4.外科手消毒

它是指外科手术前医务人员用肥皂(皂液)和流动水洗手,再用外科手消毒剂清除或者杀灭手部暂居菌和减少常居菌的过程。使用的外科手消毒剂具有持续抗菌活性。

(二)基本原则

1.医务人员手的基本要求

(1)手部指甲长度不应超过指尖。

(2)手部不应戴戒指等装饰物。

(3)手部不应戴人工指甲、涂抹指甲油等指甲装饰物。

2.选择洗手、卫生手消毒应遵循的原则

(1)手部有可见污染时,应洗手。

(2)手部证实或怀疑被可能形成孢子的微生物污染时,如艰难梭菌、炭疽杆菌等,应洗手。

(3)如厕之后,应洗手。

(4)其他情况应首选卫生手消毒。

(5)洗手和卫生手消毒不宜同时使用,避免对手的皮肤造成伤害,破坏皮肤屏障。

3.外科手消毒应遵循的原则

(1)先洗手,后外科手消毒。

(2)不同患者之间、手套破损或手被污染时,应重新外科手消毒。

4.对水的基本要求

(1)应使用流动水,不可使用非流动水。

(2)水质应符合《GB5749 生活饮用水卫生标准》的规定,即微生物指标要求未检出总大肠菌群、耐热大肠菌群、大肠埃希菌,菌落总数<100cfu/mL。

(3)水温以 20℃左右为宜,水温太高会加快皮肤水分的流失,增加发生皮炎的风险。

(三)洗手方法

(1)**打湿**:在流动水下,使双手充分淋湿。

(2)**涂抹**:取不少于 3mL 或可打湿双手所有表面的足量洗手液,均匀涂抹至整个手掌、手背、手指和指缝。

(3)**揉搓**:认真揉搓双手至少 15 秒,应注意清洗双手所有皮肤,包括指背、指尖和指缝。整个揉搓步骤可以归纳为"六步洗手法",具体如下。①内:掌心相对,手指并拢,相互揉搓。②外:手心对手背沿指缝相互揉搓,交换进行。③夹:掌心相对,双手交叉指缝相互揉搓。④弓:弯曲手指使关节在另一手掌心旋转揉搓,交换进行。⑤大:右手握住左手拇指旋转揉搓,交换进行。⑥立:将五个手指尖并拢放在另一手掌心旋转揉搓,交换进行。

必要时增加对手腕的清洗。

(4)冲洗:在流动水下彻底冲净双手。

(5)干燥:使用一次性干手纸巾或其他方法干燥双手。

(6)关水:如为手接触式水龙头,应避免用手直接关闭水龙头,可用避污纸或擦手后的一次性干手纸巾关闭水龙头。

(7)必要时使用护手液护肤。

(四)卫生手消毒方法

1.取液

取不少于3mL或可打湿双手所有表面的足量速干手消毒剂于掌心。

2.揉搓

步骤同"六步洗手法"。

3.干燥

揉搓时确保速干消毒剂完全覆盖双手所有皮肤表面,直至彻底干燥。

(五)外科手消毒方法

1.第一步:洗手

(1)准备:洗手之前应先摘除手部饰物,并修剪指甲,长度应不超过指尖。

(2)打湿:在流动水下,使双手充分淋湿。

(3)揉搓:取不少于6mL或可打湿双手、前臂和上臂下1/3的足量洗手液,并认真揉搓。不应常规使用手刷刷洗双手和手臂,但清洁双手时,可用手刷轻轻刷洗指甲下和手部皮肤皱褶处的污垢。

(4)冲洗:流动水冲洗双手、前臂和上臂下1/3。

(5)擦干:使用干手物品彻底擦干双手、前臂和上臂下1/3。

2.第二步:消毒

方法一:冲洗手消毒方法。

(1)取液:取不少于6mL或可打湿双手每个部位、前臂和上臂下1/3的足量外科手消毒剂。

(2)揉搓:认真揉搓,直至彻底干燥,一般揉搓时间为2~6分钟。

(3)冲洗:用流动水冲净双手、前臂和上臂下1/3。

(4)擦干:用无菌巾彻底擦干。

(5)特殊情况水质达不到《GB5749生活饮用水卫生标准》的规定要求时,手术医师在戴手套前,应用醇类手消毒剂再消毒双手后戴手套。

方法二:免冲洗手消毒方法。

(1)取液:取不少于6mL或可打湿双手的每个部位、前臂和上臂下1/3的足量免冲洗外科手消毒剂。

(2)揉搓:认真揉搓直至消毒剂干燥,一般揉搓时间为2~6分钟。

（六）五个重要时刻

五个重要时刻是世界卫生组织（WHO）根据循证医学证据,对洗手或卫生手消毒指征的高度概括,极大简化了医务人员对洗手或卫生手消毒指征的判断或记忆,从而有效地提高了医务人员洗手或卫生手消毒的依从性。五个重要时刻可以归类为:二前三后。

1.二前

（1）接触患者前:如握手,搀扶患者,皮肤护理,测脉搏,量血压,胸部听诊,腹部触诊。

（2）清洁/无菌操作前:如口腔/牙齿护理,吸痰,皮肤伤口护理,接触伤口敷料,皮下注射,插管,打开血管通路系统,准备食物、药品和衣被。

2.三后

（1）体液暴露风险后:如口腔/牙齿护理,吸痰,皮肤伤口护理,接触伤口敷料,皮下注射,抽吸和操作任何体液,打开引流系统,气管插管和拔管,清理小便、大便、呕吐物,处理废弃物（绷带、尿布、大小便失禁患者的护理垫）,清理污染的或有明显污染的物品或区域（卫生间、医疗设备）。

（2）接触患者后:如握手,搀扶患者,皮肤护理,测脉搏,量血压,胸部听诊,腹部触诊。

（3）接触患者周围环境后:如更换床单,调整输液速度,接触监护仪,握床栏杆,清理床旁桌。

需注意的是:戴手套不能取代手卫生。若符合上述五个重要时刻且需戴手套时,则戴手套前或脱下手套后,仍须执行手卫生。

（七）洗手及卫生手消毒设施

1.洗手池

（1）应专用,不宜与其他用途的水池共用。

（2）应设置在方便医护人员进行手卫生的区域内。

（3）数量应足够,一般建议1个水池/10张病床。

2.水龙头

（1）重点部门应采用非手触式水龙头,如脚踏式、膝碰式、肘式或感应式。

（2）有条件的医疗机构在诊疗区域均宜采用非手触式水龙头。

3.洗手液

（1）宜含有护肤成分,以免对手造成伤害,破坏皮肤屏障。

（2）出液器应采用非手接触式、使用方便、定量出液,宜使用一次性包装。重复使用的出液器不应中途添加,应每次用完清洁、消毒。出现混浊或变色时,应立即更换,并清洁、消毒。

（3）应直接使用原液,不得添加其他成分稀释以后使用。

（4）肥皂不易保持清洁与干燥,容易孳生微生物,对手造成二次污染,不宜选用。若使用肥皂,存放容器应出水顺畅,保持肥皂清洁、干燥。

4.干手方法

（1）目前最常使用的干手方法有纸巾、毛巾和烘手机。

（2）纸巾是首选干手方法,应由医院指定的部门统一进购。

（3）烘手机干手慢,会影响干手的依从性,且可产生水源性病原体气溶胶,不宜选用。

（4）选用毛巾干手应每人一用，用后清洁、消毒。

（5）使用纸巾或毛巾干手时，宜轻拍而不要擦拭，以免损伤皮肤。

（6）纸巾或毛巾的取用方式应可避免污染。

（7）纸巾或毛巾的分配器及存放位置应避免溅湿或污染。

（8）分配器宜一次性使用，重复使用的分配器应每次用完清洁、消毒。

5.速干手消毒剂

（1）不得使用非医院指定部门采购供应的速干手消毒剂。

（2）宜含有护肤成分，无异味、无刺激性等，医务人员有良好的接受性。

（3）出液器应采用非手接触式，宜使用一次性包装。重复使用的出液器不应中途添加消毒剂，应每次用完清洁、消毒。

（4）乙醇类消毒剂的出液器应具有防燃性能。

（5）出液器应使用方便、定量出液。

（6）应放置在医务人员对患者进行诊疗操作且伸手可及的地方。

（八）外科手消毒设施

1.洗手池

（1）应专用，不得与其他用途的水池共用。

（2）应设置在手术间附近，水池大小、高矮适宜，防喷溅，池面光滑无死角，每日清洁、消毒。

（3）洗手池的数量应根据手术间的数量设置。

（4）洗手池上方应悬挂外科手消毒流程，以指导正确进行外科手消毒。

（5）洗手池上方应配备计时器，以确保外科手消毒前洗手及消毒的最短时间。

2.水龙头

（1）应为感应式、脚踏式或膝碰式。

（2）水龙头数量应不少于手术间数。

（3）水龙头间距应避免洗手时手臂相互触碰。

3.洗手液

（1）宜含有护肤成分，以免对手造成伤害，破坏皮肤屏障。

（2）出液器应采用非手接触式、使用方便、定量出液，宜使用一次性包装。重复使用的出液器不应中途添加，应每次用完清洁、消毒。出现混浊或变色时，应立即更换，并清洁、消毒。

（3）应直接使用原液，不得添加其他成分稀释以后使用。

（4）肥皂不易保持清洁与干燥，容易孳生微生物，对手造成二次污染，不应选用。

4.干手方法

（1）目前最常使用的干手方法有纸巾、毛巾和烘手机。

（2）纸巾是首选干手方法，应由医院指定的部门统一进购。

（3）烘手机干手慢，会影响干手的依从性，且可产生水源性病原体气溶胶，不宜选用。

（4）选用毛巾干手应每人一用，用后清洁、灭菌。

（5）使用纸巾或毛巾干手时，宜轻拍而不要擦拭，以免损伤皮肤。

（6）纸巾或毛巾的取用方式应可避免污染。

(7)纸巾或毛巾的分配器及存放位置应避免溅湿或污染。

(8)分配器宜一次性使用,重复使用的分配器应每次用完清洁、灭菌。

5.外科手消毒剂

(1)不得使用非医院指定部门采购供应的外科手消毒剂。

(2)宜含有护肤成分,无异味、无刺激性等,医务人员应有良好的接受性。

(3)出液器应采用非手接触式,宜使用一次性包装。重复使用的出液器不应中途添加消毒剂,应每次用完清洁、消毒。

(4)乙醇类消毒剂的出液器应具有防燃性能。

(5)出液器应使用方便、定量出液。

6.其他用品

(1)清洁指甲用品应指定容器存放,每日清洁与消毒。

(2)揉搓用品如海绵、手刷等,应由医院指定的部门统一采购;应柔软,并定期检查,及时剔除不宜继续使用的用品;应指定容器存放,一人一用一灭菌或一次性无菌使用。

四、职业暴露防护

(一)概述

(1)职业暴露是指医务人员在从事医疗、护理及科学实验等活动过程中,通过眼、鼻及其他黏膜或破损皮肤接触含有血源性病原体的血液或其他潜在传染性物质状态。

(2)职业暴露常发生的类型为针刺伤、皮肤或黏膜暴露。处理职业暴露应遵循及时处理原则、报告原则、保密原则和知情同意原则。

(3)职业暴露防护适用对象:适用于可能接触各类感染性患者以及各种感染性物质的所有人员,包括临床医生、护士、技师、药师等科室工作人员,以及在进修学习的学员和保洁员等。

(二)预防控制原则

坚持标准预防和安全操作是避免职业暴露医院感染的基本保证,诊疗操作前明确自身免疫状况和暴露源感染情况,并有针对性地采取及时、有效的防护措施,是避免职业暴露和锐器损伤的主要基础,防护重点是避免与患者或携带者的血液、体液等直接接触。

(三)职业暴露后处理

职业暴露发生后,当事人应立即对暴露伤口进行局部处理。

1.锐器伤

(1)依靠重力作用尽可能使损伤处的血液流出,禁止进行伤口处的局部挤压。

(2)用肥皂水和流动水进行冲洗。

(3)用消毒液,如75%的乙醇或者0.5%碘伏进行消毒。

2.黏膜暴露

用生理盐水反复冲洗污染的黏膜,直至冲洗干净。

3.发生职业暴露的处理程序

(1)报告:紧急局部处理完成后,当事人应立即报告科室主任。填写"医务人员锐器伤登记表",部门负责人签字后送交预防保健科。

(2)评估与预防:预防保健科接到报告后应尽快评估职业暴露情况,并在 24 小时内采取预防措施。车、专线运送职业暴露者。正确选择、合理使用清洁设备。

①根据暴露情况,结合医务人员和患者的检验报告结果给发生职业暴露的医务人员选择开具 HBsAg、抗-HBs、ALT、抗-HCV、抗-HIV、TPHA 检查单。

②若患者 HBsAg、抗-HCV、抗-HIV、TPHA 检测结果未知。主管医生应立即给患者开具这些项目的检查单。

③患者 HbsAg(+):a.医务人员抗-HBs<10U/L 或抗-HBs 水平不详,应立即注射乙型肝炎免疫球蛋白(HBIg)200~400U,并同时在不同部位接种一针乙型肝炎疫苗(20μg),于 1 个月和 6 个月后分别接种第二针和第三针乙型肝炎疫苗(各 20μg);b.医务人员抗-HBs≥10U/L者,可不进行特殊处理;c.暴露后 3、6 个月应检查 HBsAg、抗-HBs、ALT。

④患者抗-HCV(+):发生职业暴露的医务人员抗-HCV(-),暴露后 3、6 个月应检查抗-HCV、ALT,并根据复查结果进行相应抗病毒治疗。

⑤患者抗-HIV(+):应立即向分管院长及当地疾病预防控制中心报告。由公共卫生中心专业医师实施评估,决定预防程序,根据暴露级别和暴露源病毒载量水平决定是否实施预防性用药方案。根据专家意见实施预防性用药方案,4 小时内实施,不超过 24 小时。暴露后 1、2、3、6 个月应检查抗-HIV 随访和咨询。评估暴露级别:一级暴露且暴露源病毒载量水平为轻度,可不使用预防性用药;一级暴露且暴露源病毒载量水平为重度,或二级暴露且病毒载量水平为轻度,使用基本用药程序;二级暴露且暴露源病毒载量水平为重度,或三级暴露不论暴露源水平为轻度或重度,强化用药程序。

⑥患者 TPHA(+):a.推荐方案为苄星青霉素 24 万 U,单次肌内注射;b.青霉素过敏者,予多西环素(强力霉素)100mg,2 次/天,连用 14 天;或四环素 500mg,4 次/天,口服,连用 14天;或头孢曲松,最佳剂量和疗程尚未确定,推荐 1 克/天,肌内注射,连用 8~10 天;或阿奇霉素 2g,单次口服,但已有耐药报道。

4.随访和咨询

(1)预防保健科负责督促职业暴露当事人按时进行疫苗接种和检验,并负责追踪确认检验结果和服用药物,配合医生进行定期监测随访。

(2)在处理过程中,应为职业暴露当事人提供咨询,必要时请心理医生帮助减轻其紧张恐慌心理,稳定情绪。

(3)医院和有关知情人应为职业暴露当事人严格保密,不得向无关人员泄露职业暴露当事人的情况。

(4)所有发生利器伤和职业暴露的医务人员,都要对其进行跟踪、随访。

(5)HIV 暴露者应暂时脱离工作岗位。对暴露者提供的各项应急处理措施应征得暴露者的同意。

(6)锐器伤处理过程中,医院感染管理科为职业暴露当事人提供咨询,减轻其紧张恐慌心理,稳定情绪。

(7)暴露事故发生单位应及时查找事故原因,制定改进措施。

5.职业暴露防护处置等相关费用管理规定

(1)医务人员在工作期间严格遵守职业暴露基本预防控制措施,导致的职业暴露防护处置等相关费用由医院承担。

(2)医务人员在工作期间违反诊疗技术操作常规和职业暴露基本预防控制措施,导致的职业暴露防护处置等相关费用由职业暴露当事人承担20%、医院承担80%。

第二节　物品清洗方法

清洗是用物理或化学方法使无生命物体上污染的有害微生物达到安全水平以便安全地操作,是医疗用品再处理的一个必要的过程。器械物品在灭菌前必须首先清洗,彻底清洗是保证消毒灭菌成功的关键。

一、清洗的作用

(1)清洗的过程最显而易见的是去除可见的污染和污渍。

(2)清洗可以大大降低手术器械上的生物负荷,尤其是对内镜等结构复杂、精细且带有细、长管腔的器械。

(3)清洗可以清除细菌、内毒素。

(4)提高了灭菌成功率,确保灭菌时达到无菌保障水平(SAL)10^{-6}。

二、清洗的原则

(1)通常情况下应遵循先清洗后消毒的处理程序。被朊病毒、气性坏疽及突发不明原因的病原体污染的诊疗器械、器具和物品应先按照《医疗机构消毒技术规范》(WS/T367—2012)中具体规定进行处理。

(2)手术器械清洗前应根据器械物品材质、精密程度等进行分类处理,尤其应将精细尖锐的器械放在专门的防刺容器内并注意保护,防止器械受损或刺伤工作人员。

(3)使用后的手术器械应尽快清洗,防止污物(尤其是血液等有机物)变干。如不能及时清洗,应浸泡在清洁水中或含酶清洁剂中。浸泡可防止污物变干和软化或去除污物;对于有大量有机物污染或污染物已干的手术器械可先用含酶洗液浸泡2分钟以上。

(4)无论采用手工清洗还是机械清洗,应先用冷水漂洗。由于自来水很难去除有机污物,冷水漂洗后必须用含酶清洗剂进行酶洗,以分解和去除有机物。

(5)打开并清洗手术器械卡锁部位,复杂的器械能拆开的部件必须拆开进行清洗。

机械清洗不能代替手工清洗,如结构复杂、精细带管腔的器械。

三、清洗、消毒用品

(一)水

在医院消毒供应中心,水是非常重要的。在物品的清洗、消毒和灭菌环节中都会使用水,包括自来水、软水、纯化水和蒸馏水,且在不同的使用环节中用水的标准也会有所不同。在消毒供应中心的去污区,清洗是消毒灭菌的基础,没有良好的清洗就不可能实现有效的消毒和灭菌。因此,水是影响器械清洗质量的重要因素之一。

根据 WS310.1-2016 医院消毒供应中心管理规范,应有自来水、热水、软水、经纯化的水供应。自来水水质应符合 GB5749 的规定;终末漂洗用水的电导率≤$15×10^{-4}$S/m(15μS/cm)(25℃)。

1.定义

(1)自来水:指通过自来水处理厂净化、消毒后生产出来的符合相应标准的供人们生活、生产使用的水。使用范围:器械、器具和用品清洗的基本用水,器械清洗的预冲洗,手工清洗,以及制备软水和纯化水的来源。

(2)软水:指不含或含较少可溶性钙、镁化合物的水。使用范围:可用于手工或机械预清洗。软水是自来水经过离子交换树脂等方法软化处理而成的,已经去除了部分钙、镁离子,也降低了水的硬度,所以不会在器械表面出现污垢的现象。

(3)纯化水或蒸馏水:纯化水指经过离子交换法、反渗透法或其他适宜的方法,除去水中溶解的正、负离子的水。使用范围:器械的终末漂洗,精密器械的手工清洗,医疗器械、器具和物品的热力消毒。

2.作用

(1)作为清洁剂或其他化学制剂的稀释液。

(2)溶解水溶性污垢。

(3)冲洗清洁剂。

(4)将机械力和热量传递到被清洗器械、器具及物品表面。

(5)机器清洗消毒处理时的高温消毒。

新规范更加细化并增加了手工清洗、机械清洗和超声清洗,进一步规范了清洗的操作细节和管理要求。手工清洗应用于不能机械清洗的器械,如光学目镜、导光束等。所以要配置专业的清洗工具,如水枪、气枪、清洗刷、小型蒸汽清洗机等。手工清洗时一定要把器械拆卸到最小化,才能确保清洗的质量。超声清洗适用于精密的器械。超声清洗时要注意使用正确的频率,清洗的水要及时更换。机械清洗要选择合适的清洗架,还要根据器械和医用清洗剂来选择正确的清洗程序,确保器械的每个部位都能冲洗到,同时让清洗程序的温度和时间能达到最佳的清洗效果。

3.清洗流程

消毒供应中心去污区,经常面对含有血渍、污渍的器械,为了确保手术器械的清洗质量,应严格遵守规范操作流程。

（1）冲洗：使用流动水去除器械、器具和物品表面污物的过程。

（2）洗涤：使用含有化学清洗剂的清洗用水，去除器械、器具和物品污染物的过程。

（3）漂洗：用流动水冲洗洗涤后器械、器具和物品上残留物的过程。

（4）终末漂洗：用经纯化的水对漂洗后的器械、器具和物品进行最终的处理过程。

4.纯化制水

（1）来源：纯化制水设备是将原水通过活性炭交换器、石英砂交换器、阳离子树脂交换器的过滤，再经微孔过滤器、反渗透膜过滤器过滤后制成纯化水。反渗透处理机制：在半透膜的表面布满了许多极细的膜孔，膜的表面选择性地吸附了一层水分子，盐类溶质则被膜排斥，化合价态越高的粒子被排斥越远，膜孔周围的水分子在反渗透压力的推动下通过膜的毛细管作用流出而达到除盐目的。其所制纯化水可供器械清洗消毒机、压力真空灭菌器、呼吸机管道清洗消毒机、超声波振动清洗槽、蒸汽发生器等设备及手工清洗流程使用。

纯化制水设备可分离出原水中的溶解盐、制热质、细菌和有机物等元素。纯化水的水质是影响器械、器具、物品清洗消毒质量的重要因素。

（2）使用流程与注意事项

①每日由消毒供应中心去污区工作人员在运行消毒清洗机、超声波振动清洗槽、蒸汽发生器等设备前，打开纯化制水设备电源开关及输送泵开关，纯化制水设备开始运行，制出纯化水。同时要观察电压表、原水压力表数值。制水机在非工作状态的时候，电压应为220V，工作状态时电压为380V。

②每班每日要观察纯化制水设备盐桶内盐溶解情况，根据所制纯化水量的多少，加入适当的盐，建立专门的登记本，由专人在加盐操作后进行登记所加盐量和日期。

③每班每日观察石英砂、活性炭、阳离子树脂交换器的外观情况，若出现交换柱外层爆裂、变形、交换柱空瘪等问题（当突然停水或原水压力突然降低时，会出现此情况），应立即关闭制水机电源，并同时向科室领导汇报。

④纯化水质量每周检测1次，合格率应达到100%。每日查看设备上显示的电导率，根据国家卫生行业标准 WS 310.2-2016 医院消毒供应中心第2部分，湿热消毒应采用经纯化的水，电导率$\leqslant 15\times 10^{-4}$ S/m（15μS/cm）（25℃）。

⑤每3个月进行一次纯化水处理设备的滤芯更换，并由专人详细记录更换时间，以保证纯化水质量。

⑥每班每日对制水机表面进行清洁保养。工作结束观察纯化水储水箱内的储水量，应达到满箱，方可关闭制水机电源。若水量不足，待制水机达到所需水量时，再关闭制水机电源。

⑦储水箱安装后要先清洗，用500mg/L的有效氯消毒液消毒，再用纯化水冲洗干净后投入使用。储水箱在使用的过程中，每半年或1年清洁消毒一次。

（二）清洗剂

医疗器械在进行灭菌处理前，确保彻底清洁是保证灭菌效果的前提。因重复使用的手术器械经使用后会残留脓液、组织或血液等，有机物质附着表面后很难彻底清洗，容易形成生物膜，对消毒灭菌介质渗入造成影响。所以医疗器械清洗时需要将细菌与有机物消除，降低生物负载量，从而提高消毒灭菌质量。无论是采用手工清洗还是机械清洗，清洗前的预处理是不可缺少的过程。

1.作用

(1)去除所有可见的污物(包括组织、血迹)以及异物,降低生物负荷。

(2)预防器械的腐蚀。

(3)保证安全地接触器械与用品。

2.分类

清洗的目的是将污物带离物体表面,溶解(至少是悬浮)在清洗剂里,并通过漂洗彻底脱离复用器械。清洗是一个复杂的过程,清洗剂的选择也应该满足多方面的因素。清洗剂应该具有较强的去污能力,与清洗的器械和清洗机有良好的相容性,并且易于漂洗,减少残留。

(1)碱性清洗剂:pH≥7.5,对各种有机物有较好的去除作用,对金属器具腐蚀性小,不会加快返锈现象。

(2)中性清洗剂:pH 6.5~7.5,对金属无腐蚀。

(3)酸性清洗剂:pH≤6.5,对无机固体粒子有较好的溶解、去除作用,对金属物品腐蚀性小。

3.酶清洗剂

为含酶的清洗剂,有较强的去污能力,能快速分解蛋白质等多种有机污染物。

(1)概述

①酶是一种具有催化活性的蛋白质,少量、短时间内能分解大量的底物。特别对于管腔类器械,酶清洗剂可以进入管腔深部,渗透至腔的所有表面,并分解有机物,降低物体表面生物负荷3~5个对数级水平,从而提高清洗效果。另外,酶清洗剂还有去除内毒素和热原的作用。

②酶清洗剂应选择稳定、低泡,外观色泽清澈,无异味,无腐蚀性,可完全生物降解。酶清洗剂有单酶、多酶之分。剂型有固体和液体两类。

③酶对各种理化因素(温度、强酸、强碱等)敏感。低温时反应慢,耗时长;高温时蛋白质易变性而失活,耗时短,反应不彻底,分解不完全。酶稀释后2~3小时活性明显降低。多酶清洗剂要现配现用,否则会降低酶清洗剂活性。

(2)使用方法:洗涤溶液的浓度配比、温度控制和浸泡时间,要根据厂家提供的说明书执行。遵循现配先用、一清洗一更换的原则,清洗时注意在液面下操作,防止产生气溶胶。

(3)使用范围:广泛使用于各类自动清洗系统,如单腔清洗机、内镜清洗机、大型清洗机、超声清洗机及手工清洗,适用于各类手术器械、软式内镜、硬式内镜、口腔科器械、麻醉物品及其他医疗器械。

(4)注意事项

①可根据实际情况调整比例。重度污染可适当提高使用浓度及延长浸泡及清洗时间。

②软式内镜清洗流程请参考《软式内镜清洗消毒技术规范》,每清洗一条内镜,更换一次清洗剂。水温在30~40℃时,酶的活性最强,酶洗效果最佳。水温>45℃时,酶的蛋白质变性,虽然耗时短,但分解污染物不完全;水温<30℃时,酶的活性最弱,酶洗耗时长。

③建议储存温度4~30℃,干燥、阴凉、避光。

④避免喷洒及喷溅。

⑤远离儿童,避免直接接触皮肤,请勿吞服。

⑥操作人员应按照国家相关标准进行职业防护。

⑦使用前避免原液误稀释,以免使用清洗剂生物降解后失效。

⑧手工清洗每次使用后,应旋紧瓶盖,避免污染。

⑨在通风良好处操作,避免直接吸入。

⑩如不慎入眼,应立即用大量水冲洗,并尽快就诊。

(三)除锈剂

医疗器械生锈腐蚀是器械使用过程中常见的问题。器械生锈将不同程度地影响器械的光亮度及使用寿命,对灭菌效果也会有影响。因此,为了提高器械的清洗质量和洁净率,减少器械的损耗,保证灭菌效果,除锈剂在日常医疗器械清洗工作中尤为重要。

1.器械生锈的原因

(1)医用器械尤其是手术器械通常为磁性不锈钢,为了保证其硬度和锋利度,铬含量只有13%,即刚好达到不锈钢材料铬含量的要求,而铬为不锈钢获得耐腐蚀性的最基本元素,因此医用不锈钢的耐腐蚀性较弱。

(2)引起器械锈蚀的一部分原因是临床医务人员操作不当,使用后没有及时冲洗,血液中有机物氯离子和血红素对器械造成腐蚀,并且有机物干涸在器械表面还会增加清洗难度。器械经过高温、高压消毒过程,造成残留在器械上的有机污染物对器械的加速腐蚀,造成生锈。

(3)另一部分原因是临床科室使用后的器械预处理不当,造成对器械的腐蚀作用。

2.除锈剂使用方法及注意事项

(1)使用方法

①擦拭法:对于器械除锈首先是要选择适合医用的除锈产品,清洗工作需要戴防护手套,用布或棉絮蘸稀释液擦拭1~3分钟。除锈剂在外动力及机械力的作用下,除锈效果很好。刷洗的刷子一定是软毛的,不能使用金属清洁球和硬毛刷,这种摩擦会大大伤害不锈钢手术器械表面,造成不可挽回的刮伤,增加生锈的效率。

②浸泡法:将器械完全打开,放入除锈剂应用液中,根据器械的锈蚀程度,分类、分批处理。可以将待处理的器械放入器械托盘中,再放入应用液中。浸泡3~5分钟,锈蚀严重的器械可酌情延长浸泡时间,如15~30分钟。浸泡时,应认真观察,锈迹基本去除或松动即可,取出后立即用清水冲洗干净,用清洁布轻轻擦拭,去除残留污迹,即可达到光亮的程度。以免浸泡时间过长给器械造成不必要的损伤。

③超声法:超声频率在40kHz内,功率在500W,即能达到除锈效果,不会破坏器械的镀铬层。同时要注意除锈后的润滑,润滑保养可以隔绝干燥器械表面与空气中的其他有害化学物质接触,避免器械的迅速返锈。采用超声除锈,只要控制时间在5~10分钟即可。

④优化方法:一般的除锈剂操作在常温条件下进行即可,如果在50~80℃的除锈液中进行除锈则比常温的除锈时间短、效果好,特别是局部除锈的器械清洗合格率高于整体除锈,而且可以明显延长器械的使用寿命。

(2)注意事项

①各种手术刀片、针头、穿刺针,以及各类手术用钻头,不能除锈。因为它们均为高碳钢器

械,除锈后会变黑。

②非金属器械和金属的光学部分不能除锈。如内镜的镜头及橡胶部分。

③器械除锈剂与铝制金属材料会产生反应,不能除锈。

④除锈剂是具有轻微刺激性的无色液体,在除锈过程中或配制时,最好在通风处进行,操作人员要注意自身保护,戴口罩、护目镜、手套,避免与液体直接接触。一旦液体接触皮肤,立即用流动清水冲洗;溅到眼睛者,立即用流动水冲洗或用生理盐水多次反复冲洗。

合适的除锈剂和正确的除锈方法的运用,不仅可节省人力、物力,而且还可以提高器械除锈后清洗合格率及器械的再使用率。避免器械生锈的方法是尽快把有机污染物清除。

(四)润滑剂

常用的医疗器械多为铁制器械,表面镀有镍铬层。当镍铬层被破坏,不纯的铁(含碳)暴露于空气中,与氧气和水接触时就会发生氧化反应,从而发生锈蚀。导致镍铬层被破坏的因素主要有磨损、酸腐蚀、消毒剂腐蚀、生理盐水腐蚀、洗涤剂腐蚀、血污腐蚀和器械烘干不彻底等。因此,我国卫生行业标准要求使用润滑剂进行器械保养。

1.使用原则

(1)根据灭菌的方法选用器械润滑剂。非水溶性的润滑剂可阻碍灭菌蒸汽充分接触器械表面,因此不使用石蜡油等非水溶性的产品作为润滑剂,以免影响灭菌效果。

(2)根据器械的材质选用润滑剂。手术器械多为不锈钢的材质,在选择润滑剂时应该选择适用于不锈钢手术器械和灭菌处理方法兼容的水溶性润滑剂,每次使用稳定,保证灭菌有效穿透。不锈钢容器,如碗、盘、盆不需要使用润滑剂。对于特殊的器械要根据厂家说明书选择润滑剂,如手术电钻等一些电动器械。

2.水溶性润滑剂的优点

(1)提高了器械灭菌的成功率。它能溶于高温、高压的水蒸气,增加蒸汽的穿透力,减少了传统使用液状石蜡在器械表面形成难以去除的保护层现象,从而提高高温、高压对器械灭菌的成功率。

(2)减少了医疗器械的锈渍损耗数量。水溶性润滑剂采用浸泡式上油方法,能使器械各个部位尤其是轴关节、齿槽、咬合面等用擦拭上油很难达到的部位润滑彻底,在其表面形成一层可被高压蒸气穿透的保护膜,防止空气中的氧与不锈钢器械接触,对器械起到全方位的润滑保养作用。

3.使用方法及注意事项

润滑剂在使用前一定要仔细阅读产品说明书,遵循厂家建议的浓度稀释,按比例配制。稀释剂要使用纯水或蒸馏水。在使用润滑剂时,要选择清洁的容器装润滑剂,防止润滑剂的污染,并使用容器装载器械,做到自我防护。

(1)润滑方式

①手工润滑:对于精密器械、动力器械等常用手工方法进行润滑,针对器械关节、移动部位等进行保养。手工润滑采用喷涂和浸泡的操作方法。

a.手工喷涂方法:使用具有速干效果的专用气雾喷头润滑剂对器械的关节、移动部位等进行润滑。润滑后使用清洁的、低纤维絮擦布擦拭器械表面过多的液体,使其保持干燥。

b.浸泡方法:将清洗干净的器械关节充分打开后置于稀释液中浸泡1~2分钟;取出器械后进行干燥处理(注意不要用水冲洗或者擦拭润滑后的器械,否则会破坏表面的保护膜)。

②机器润滑:按照产品说明书的稀释比例配制润滑剂,设定润滑剂的用量,在清洗消毒的终末漂洗阶段由器械泵自动加入润滑剂,完成器械润滑的方法。整个程序为:预洗、洗涤、漂洗、终末漂洗、消毒、润滑、干燥。

(2)注意事项

①稀释液不用时要遮盖。建议每天更换一次稀释液。

②建议高温下润滑。高温有助于器械干燥、上油充分以及避免水垢。

③对器械进行个别润滑处理时,可使用原液。

(五)保湿剂

污染器械上的血液和体液等有机物变干可增加清洗的难度,易使常规的清洗方法变得无效。不仅如此,器械上附着这些污物,在运输过程中,这些污染物会溅漏到环境中,有害的微生物会在环境中大量繁殖,严重污染环境。环境中大量繁殖的微生物如果不能被及时有效地处理,它会对人体有很大的危害。另外,污染物中的成分也会第一时间腐蚀手术器械,造成手术器械锈蚀、不光泽、不灵活等,严重降低了手术器械的使用寿命。

预处理是指使用者在使用后及时去除诊疗器械、器具和物品上的明显污物,并根据实际需要做保湿处理,防止污物干涸,以便后期消毒供应中心的进一步处理,确保清洗消毒质量。

1.常用保湿方法的优缺点

(1)浸泡法:多酶浸泡法保湿效果确切,但是存在以下不足:多酶清洗液往往重复使用,溶液浓度变化会影响效果,可能造成交叉污染;浸泡保湿需要大量配置溶液和容器,成本相对较高;手术室无水处理设备,多酶清洗液稀释用水选用自来水,反复长时间浸泡,容易造成手术器械生锈腐蚀;浸泡运输容器搬运不便,运输中泼溅会污染环境;器械完全浸没在溶液中,不易辨识,锐利器械容易造成工作人员锐器伤。按规范要求做好职业防护的前提下,工作人员被溶液污染和被器械刺伤的职业伤害时有发生。

(2)喷洒法:喷洒法使用时配比方便、用量少、运送方便,对工作人员起到保护作用,省时省力。喷洒过程中由于器械的特殊性,需要注意操作过程中应关注器械的腔隙、管腔内部、关节和齿槽部分,应充分喷洒到位才能保证效果。建议最佳喷射距离为离目标0.5m左右。

(3)湿巾覆盖法:湿巾覆盖保湿应用法中,无论是否浸酶,布巾都容易变干,且无法覆盖全部器械的污染表面,因此保湿效果不确切。虽然此法可以防止器械上的污物迅速干枯,但在保湿过程中产生了大量被污染毛巾。

2.常用浸泡溶液

(1)多酶清洗液:酶能有效地分解有机物和蛋白质,特别对于管腔类器械,酶清洗剂可以进入管腔深部,渗透至管腔的所有表面,并分解有机物,降低物体表面生物负荷3~5个对数级水平,从而提高清洗效果。酶的腐蚀性非常低,属于无腐蚀级别,将其用于器械的保湿处理,可使污染器械上血液和体液在未干涸前快速有效分解。酶清洗剂是目前最佳的保湿剂。为防止保湿液污染和保湿效果下降,可使用多酶清洗液保湿,一用一换。

(2)蒸馏水:清水保湿仅能起到湿润作用,而不能有效地分解有机物。因其成本低,根据医院的实际情况也可以用于器械保湿,但必须相应延长清洗的时间和增加清洗剂的浓度,以保证清洗质量。

(3)碱性清洗剂:碱性清洗剂有强清洗能力,能快速软化干涸的污染物,去除非水溶性蛋白更有效,且可持续使用24小时以上,特别适用于夜间急诊器械的保湿。碱性清洗剂对金属有微腐蚀性,不适用于塑胶制品、软式内镜等高精微手术器械。

(4)含氯消毒剂:含氯消毒剂本身并不作为一种保湿剂,而且易损坏器械、污染环境,但对于特殊污染器械适用,大多采用先浸泡消毒后清洗的处理流程。

(5)喷洒法保湿剂:具有15小时长效保湿、有效抑制细菌繁殖、延长医疗器械使用寿命、能够深入特殊器械及管腔内部等特点。

3.注意事项

(1)请勿直接对人喷射。

(2)远离儿童,避免直接接触皮肤,请勿吞服。

(3)操作人员应按照国家相关标准进行职业防护。

(4)使用前避免原液误稀释,以免使清洗剂生物降解后失效。

(5)每次使用后要旋紧瓶盖,避免污染。

(6)在通风良好处操作,避免直接吸入。

四、清洗间工作程序

(一)回收

回收是指收集污染的可重复使用的诊疗器械、器具和物品的工作过程,包括器械用后的预处理、封闭后暂存、消毒供应中心进行收集运送等。

1.回收要求及用具

(1)回收物品分类放置要求:单设科室污染器械存放间,室内设冲洗池、回收容器放置架(台)。对需要使用不同回收容器装载的器械分开放置,室内有清楚的物品放置标识、器械初步冲洗分类放置的指引。

污染器械根据污染程度,回收后处理的方法不同。回收器械常分为轻度污染容器、过期物品、锐器、专科器械和其他污染器械等几大类。

①过期物品、清洁槽等未直接接触患者的物品,使用完毕后直接置于专用回收箱(盒)内,回收过程避免被其他器械污染。一旦此类物品受到血液、体液污染,应按照一般污染物品分类指引处理。

②锐器、专科小手术器械、特殊器械等使用后,经初步处理,可选择原器械包的内包布或密封袋、塑料袋包裹后放置在密闭容器中,也可以另用容器盒放置,以便于回收到消毒供应中心清点数量。其中一次性针头、刀片等锐器类,使用完毕后,使用者立即将其收集在锐器盒内。剪刀、穿刺针等锐器要防止刺伤回收人员,同时还要防止尖锐器刺破包装和损伤刀刃。专科器械、特殊器械数量名称,科室填写书面的器械回收清单,利于消毒供应中心回收后的器械数量复核,防止丢失。

③使用后的污染器械,器械上无肉眼可见的明显血迹、污物及污迹者,可直接放于密闭容器中。用后敷料及时清理,按医疗废物处理。器械上存在明显血块、污迹、分泌物等,要立即用流动清水冲洗或擦拭,冲洗后器械放入指定的容器密闭存放,防止污迹、血迹干涸。

④确诊的感染性疾病使用的复用器械,使用科室将其放在黄色医疗废物收集袋内密封,并标明具体感染性疾病名称,然后置于密闭容器中集中回收。

(2)回收容器:所有使用后的污染器械在保持密闭状态下存放,推荐使用密闭箱、密封袋、密封盒,通过回收车进行回收。回收容器由消毒供应中心统一清洗,清洗的方式可采用高压水后流动水冲洗,清洗后进行化学消毒剂擦拭。回收密闭箱每次清洁,回收车每天清洁,必要时擦拭消毒。每次回收时与科室洁污箱交换。一次性密封袋按医疗废物处理。回收车上备手消毒液、清洁手套、登记本。

2.回收方法

(1)回收时间:血液及体液污染的器械尽量在1~2小时内得到及时回收处理。普通科室每天回收2次。对器械使用量大、手术器械科室,消毒供应中心人员应实行弹性上班,保证物品及时回收处理。如门诊手术室、妇产科门诊人流室、产房等应根据工作规律调整回收时间和增加次数以增加回收频率,使污染器械得到及时回收处理。手术室术后器械用后立即回收。

(2)器械清点:除特殊专科器械外,整箱交换,密闭运输,不在病区清点污染物品。回收的各类污染物品在消毒供应中心接收区由双人核对所收科室物品的数量,登记并核对回收物品与科室请领物品是否相符,清点数量与完好情况;如有差异和数量不足,要及时与所收科室进行沟通,并做好登记。

(3)回收运载:回收运载时要避免对电梯、科室等周围环境的污染,做好手卫生,减少医院感染的因素,防止工作人员职业暴露的发生。根据医院的规模、病区的分布情况,实行分组进行对污染物品回收,减少回收时间。先回收未直接接触患者的医疗用品,再回收污染物品;搬运回收容器后,进行手消毒。回收时严格执行隔离技术,各类污染物品集中在供应中心的去污区内进行拆包、分类、检查。工作人员回收时采用清洁回收专用车,车内配备清洁回收箱(盒)、手消毒液,禁止工作人员裸手接触污染器械。回收人员不得戴污染手套接触清洁物品及公共设施。

(4)回收人员自我防护:戴工作帽、口罩,穿工作服,工作人员在每个科室回收器械后脱手套,手消毒后戴清洁手套,严防职业暴露的发生。

3.回收操作技能

(1)污染器械回收操作方法:用于消毒供应中心到各诊疗区、病区或手术室进行回收的操作。

①操作准备:a.人员准备,着装符合回收工作要求,戴圆帽(须遮盖全部头发)、戴手套;b.物品准备,污染回收车、(干)手消毒剂,根据回收品种、类别、数量选择与之匹配的密闭盒。

②操作步骤

a.回收:按照规定时间、路线和回收区域进行污染器械收集。回收前评估,包括:确认回收封闭箱所属科室;确认有无特殊回收器械标识(急用、易碎等);根据精密器械回收制度及要求,初步检查器械完好性、部件完整性,填写专项回收记录。

b.封闭运送:将回收物品放置妥善,包括密封箱等容器的盖子应盖紧封闭,污染袋开口处应扎紧封闭,车内的物品放置稳固,车门应保持关闭状态。污染物品回收后,按照规定入口送至消毒供应中心污染区集中清点、核查、记录。

③标识及表格应用:a.手术室器械应有配置清单,便于清点、核查和后续制作流程;b.诊疗区、病区器械使用回收物品清单,用于清点、统计回收物品名称及数量。

(2)操作注意事项:①精密贵重器械、易碎器械应放在回收车内明显宜拿取的位置,避免回收中的挤压、动荡;②回收人员应与去污区人员共同清点器械或交接回收器械情况,包括精密贵重器械、急用器械、易碎器械等。

4.手术污染器械及外来器械的回收操作

(1)操作准备

①人员准备:工作人员着装符合回收工作要求,戴圆帽(须遮盖全部头发)、戴手套。

②环境准备:消毒供应中心去污区环境整洁、光线充足。

③物品准备:操作台、转运车、器械清洗篮筐、清洗架等,标识等物品,电脑记录系统处于备用状态。专用污染电梯门口和外来器械接收入口处设置备用清洁手套。

(2)操作步骤

①器械通过污染专用入口送至消毒供应中心去污区,工作区人员及时接收污染器械并清点核查。

②操作评估:a.回收污染器械的回收车、箱、盒等专用用具处于封闭状态;b.回收器械有归属部门的标识、器械标识、器械配置单,表格填写清晰、项目完整;c.察看有无特殊标识,如感染、急用、易碎等;d.依照专项管理制度进行外来器械、移植物回收。

③清点器械数量,以组合器械包为单位,逐一清点、核查。

④按照技术规程检查回收器械完好性、部件完整性。

⑤填写器械清点核查记录。项目应填写完整,字迹清楚,操作人员签名。

(3)标识及表格应用

①手术室器械应有配置清单,便于清点、核查。

②使用手术器械回收记录。

③使用外来器械、植入物专项回收记录。

④根据需要使用精密贵重器械专项回收记录。

(4)操作注意事项

①及时接收并清点、核查回收的手术器械。

②发现器械缺失等问题要及时反馈,协调沟通。

③外来器械、植入物由专人负责进行回收,即刻当面清点、交接器械。

④回收器械物品标识明确,注明器械归属部门、物品名称或编号等信息,防止混乱。

5.回收用具清洗、消毒

(1)操作准备

①人员准备:工作人员着装符合工作要求,戴圆帽(须遮盖全部头发)、口罩、手套,穿隔离衣,穿去污区专用鞋或防水靴。

②环境准备:去污区洗车间整洁、地漏排水通畅、无杂物堆放,室内光线明亮。应设清洗水槽,用于回收箱(盒)等容器的清洗;配置洗车冲洗水枪或大型自动化清洗消毒器;有回收车(箱、盒)的储物架。

③物品准备:清洁擦布、清洗设备、清洗水枪、清洗水池、化学消毒剂等。

(2)具体操作步骤

①操作前评估:a.根据密闭盒、箱、车等用具品种、数量、材质类别,选择机械清洗或手工清洗;b.清洗消毒设备或酸性氧化电位水等已在备用状态;c.根据需要配置化学消毒剂并测试是否合格。

②手工处理清洗、消毒、干燥:a.运送车(无菌物品)箱等用具,采用擦拭或冲洗(洗车水枪)方法。b.污染回收车的清洗,从污染较轻的部位开始处理,再处理污染较重部位。顺序为车体外部(由上至下、车门扶手处重点清洗)-车轮-车内(由上至下)。消毒:用消毒剂擦拭消毒,再用流动水彻底冲洗或擦拭。干燥:清洁布擦拭柜内(由上至下)-擦拭车体外部(由上至下)-车轮沥干或擦拭。存放于清洁区域或洗车间。c.污染器械盒等容器清洗:在清洗槽中冲洗。消毒:浸泡于消毒液中或用消毒液进行擦拭,再用清水彻底冲洗。干燥:用清洁的布擦拭干燥,操作顺序由内向外。存放于清洁区域储物架上。

③自动清洗消毒器处理:a.清洗消毒器自动完成清洗、消毒与干燥过程。清洗前应打开封闭盒、箱的盖子,将箱、盖分别放在清洗架上;车应打开门并加以固定,防止冲洗时关闭。将回收用具推进清洗舱内清洗消毒。采用清洗消毒器进行机械清洗方法处理,其热力消毒90℃、1分钟,A₀值达到600。b.具体操作应遵循所用产品制造商指导手册和操作规程。

(3)操作注意事项

①回收运送车、箱等工具使用后要及时清洗或消毒。

②含有小量血液或体液等物质的溅污,可先清洁再进行消毒;对于大量的溅污,应先用吸湿材料去除可见的污染物,然后再清洁和消毒。

③一般选用含氯消毒剂消毒,有效氯500mg/L的消毒液浸泡大于10分钟,或选用中效以上的消毒剂。

(二)分类

分类指污染器械、器具及物品运送到消毒供应中心去污区,进行清洗前准备至清洗工作开始的操作过程。分类操作包括清点、核查和分类装载程序。

1.分类要求

分类装载操作是清洗前必要的准备工作。通过器械评估,根据器械材质、结构、污染等状况分类装载,便于选择适宜的清洗、消毒程序和方法,避免因清洗方法不当造成器械损伤或损坏。

(1)应在消毒供应中心去污区进行污染器械分类操作,包括清点、核查和清洗装载等。

(2)去污区环境需整洁、光线要充足,应备有器械分类操作台、器械清洗篮筐、U形架、清洗架等,有转运车、分类标识、记录表格等,有电子网络系统并处于备用状态;有污染敷料收集袋或容器、锐器收集容器、消毒剂等。

(3)需双人进行清点、核查操作,并填写各类统计记录,以满足质量追溯管理要求。发现问题及时处理或报告,与器械归属部门沟通、反馈。

(4)使用清洗篮筐、清洗架等用具进行分类。分类的器械应摆放有序,应充分打开关节;可拆卸的部分应按指导手册的规定拆卸,确保器械表面、管腔、缝隙和小孔等处能够充分地接触清洗介质(水和清洗剂)。

(5)准备采用机械清洗方法时,应验证器械盛载量和装载方法,避免清洗装载超量,影响清洗效果。

(6)酌情使用分类标识,以满足清洗质量追溯的管理要求,利于后续操作。

(7)严格执行手卫生消毒和职业防护要求。工作人员着装符合器械清点工作要求,戴圆帽(须遮盖全部头发)、戴口罩、戴手套、穿隔离衣、穿污染区专用鞋。严格遵循标准预防的原则,禁止裸手接触污染器械,防止发生职业暴露。分类结束后,对分类台及用具及时进行清洁,必要时进行消毒。

(8)操作人员应掌握发生职业暴露时的紧急处理方法。

2.分类用具

(1)U形架:等用于各类手术钳的整理,可在器械分类时选择使用,起到撑开器械关节、固定器械、防止扭结,避免器械损坏的作用。

(2)清洗篮筐:用于装载各类腔镜器械,是器械清洗、分类、无菌包装的主要用具。具有保护腔镜器械,利于清洗操作,便于腔镜器械组合等功能。使用时可将U形架串联的器械摆放在器械篮筐中,也可直接摆放在清洗篮筐中。器械宜充分打开90°。

(3)带盖、精密篮筐:用于装载较小的器械或零部件,防止在清洗等操作中的丢失。

(4)清洗架:是清洗消毒器的辅助部件。常用的清洗架有:①专用精密器械清洗架,设有管腔冲洗接头和固定夹,用于冲洗管腔类器械;②呼吸机管路清洗架;③换药碗清洗架;④换药盘清洗架。

(5)分类标识:用于区分器械的所属科室、拆开清洗的器械、成套器械分篮筐装放等情况,避免在操作程序中发生器械混乱,便于进行器械的组合。具体应用于以下情况:

①标明清洗方法标识放置在清洗篮筐中,标识对应清洗所用方法(手工清洗方法或清洗设备序号),便于清洗后的质量记录。

②标明组合分拆器械用于套装器械拆分。使用相同符号的标识,分别放置在分装器械清洗篮筐中,便于腔镜器械组装配套,提高操作效率,防止器械混乱。

③标明器械归属部门,用于不同使用部门使用相同器械的分类,满足临床器械使用及管理需求。

④标明需紧急或其他特殊需求的处理,便于优先处理,满足临床使用需求。

3.分类操作流程

分类程序包括操作前的分类评估,清点、核查器械,器械分类后清洗装载,设分类标识等操作步骤。

(1)分类评估:卸载后的腔镜器械,除去外包装及敷料,进行污染腔镜器械分类评估。

①操作可行性评估:回收腔镜器械符合器械管理要求,有可遵循的规章制度、技术操作规程、质量要求。

②感染风险评估：a.评估微生物感染风险，确认回收腔镜器械是否设置感染分类标识。被朊毒体、梭状芽胞杆菌或不明原因感染腔镜器械，应执行 WS 310.2 第 6 项操作程序；其他感染性疾病和(或)致病微生物污染的腔镜器械，应执行 WS 310.2 第 5 项操作程序；b.评估腔镜器械交叉污染的风险。消毒后直接使用与消毒后需要继续灭菌器械物品应分类，分别进行处理。

③器械材质结构评估：a.评估腔镜器械材质，选择清洗消毒方法。通常分为两大类，即耐湿热或不耐湿热器材。耐湿热器材主要包括不锈钢等金属类器械。这类器械按照机械清洗和热力消毒的方法及要求准备。不耐湿热的精密、有电源类器械(材)等，按照手工清洗方法及要求准备。b.评估精密、贵重器械程度，按照专项操作规程要求准备，例如硬式内镜、显微手术器械。

④污染状况评估：a.评估器械污染的性质(湿性或干性)，确认操作程序。湿性污染按照常规处理程序准备。污渍干涸时(干性)，应进行清洗预处理准备。即先采用人工清洗和(或)超声清洗等方法清洗，清除表面污染物后再进行常规程序处理。b.评估可见污染量。污染量少易于清除，按照常规处理程序准备；污染量较多时应进行预处理准备，方法同干涸污渍处理程序。

(2)清点、核查器械

①清查器械功能的基本完好性，有无变形及螺钉、附件缺失等情况。

②清查器械功能的基本完整性，器械数量准确，并记录。

(3)分类装载：分类后的器械即装载于清洗篮筐或清洗架上。篮筐装载时，器械应充分打开关节，摆放有序。器械可拆卸的部分应按照指导手册的规定拆开清洗。具体方法如下。

①分类

a.根据材质分类装载：金属材质和玻璃器皿不应放在同一个清洗篮筐中，避免清洗中损坏；软管道或电源线应单独使用清洗篮筐；精密器械宜单独使用清洗篮筐。

b.根据结构分类装载：需要拆卸后清洗的复杂器械，放置在同一个清洗篮筐中，利于器械配套组装的操作，避免器械装配时发生混乱；组合成套的手术器械量过多时，分开装载。

c.根据精密程度分类装载：按其专项操作方法和生产厂家提供的使用说明或指导手册分类、装载。可选用专用架或专用器械防滑垫，如硬式内镜等较小的附件应使用带盖的清洗网盒，避免清洗时失落。

d.根据临床使用需求分类装载：按其器械归属部门、使用需求的急缓程度归类。

e.根据污染情况进行分类装载：需进行预处理的器械应单独分类放置。

f.根据器械处理程序进行分类装载：使用不同清洗程序的器械应分开装载，例如消毒后置电的器械与灭菌后使用的器械分开装载；塑胶材质等管腔类器械不使用润滑剂，且难以干燥，因此应与金属器械分开装载。

②装载方法举例：a.钳、剪类装载，应打开器械呈 90°；b.管腔类器械装载应使用专用清洗架清洗，通过清洗架可以使管腔内、外得到水流冲洗；c.鼻钳类无锁扣闭合器械不打开清洗，可借助用品放置在器械颚部开启闭合处，使器械充分接触水流，保证清洗质量；d.各类容器的装载，如盆类、盘类、罐类、盒类容器，开口处朝下或倾斜摆放，避免容器内积水，可直接装载于清洗架上清洗。

（4）操作注意事项

①遵循产品说明书装载清洗腔镜器械。机械清洗的器械盛载量和装载方法应经过验证，符合 WS 310.3-2016 的有关规定。

②器械装载量不应超过清洗篮筐的高度，易摆放为一层。

③每次清洗架装载物品后测试清洗臂旋转状况。用手转动每一层架的清洗臂，观察清洗臂转动有无阻碍或发出碰撞器械的声音。

4.分类操作技能

（1）操作准备：在去污区清洗操作间进行准备工作。

①人员准备：着装符合器械清点工作要求，戴圆帽（须遮盖全部头发）、戴口罩、穿隔离衣、戴手套、穿去污区专用鞋。

②环境准备：消毒供应中心去污区的环境应整洁、光线要充足。

③物品准备：器械分类操作台，器械清洗篮筐、清洗架等，转运车，分类标识、分类记录表格等物品，电子网络系统，应处于备用状态；备齐污染敷料收集袋或容器、锐器收集容器等。

（2）操作步骤

①回收器械卸载，将回收器械按照器械包名称分类，逐一码放在分类操作台上并留有分类操作的空间。

②操作评估，评估方法见本节分类评估相关内容。

③器械清点、核查，包括：a.确认回收物品归属部门标识；b.确认使用部门回收物品记录单或手术器械配置单；c.根据器械回收次序分批清点、核查。确认特殊标识（急用、易碎等），标注急用的器械优先清点并处理。精密器械稳妥放置，单独核查器械完好性、完整性。

④记录。记录项目完整，字迹清晰。包括日期、科室、器械包名称、器械型号、数量等，清点人、核对人签名。

（3）操作注意事项

①临床回收器械清点，应经两人复核，并在记录单上签字。

②器械清点缺失等问题应记录，并及时反馈临床，协调沟通。

③灭菌和消毒器械分别清点，防止交叉污染。

④手术器械按照器械配置单进行清点。外来器械及植入物由专职人员清点，执行专项清点制度。

⑤清点器械后及时进行台面的整理，有血渍污染应及时进行擦拭消毒。

（4）标识及表格应用：根据清点器械种类可选择使用以下清点记录单：

①污染器械清点核查记录单。

②器械检查问题记录单。

③精密贵重器械回收记录单。

（三）装载

1.装载要求及用具

（1）装载要求

①按照设备的使用操作指南进行物品装载。

②待清洗物品、器械应该少量、正确地装入清洗消毒器。对各类容器,如瓶子及其他类似器皿需倒空;瓶子单独倒放。

③有关节与轴部的器械要充分打开,治疗碗、弯盘等不得重叠放置,以便于水能充分冲洗到物品的表面。

④管腔类、内镜、麻醉器械等放置于专用的清洗架,中空的器械装于喷嘴上,细小的器械置于带盖的筛筐内,防止散落。

⑤待清洗物品装载入设备后,做检查。

(2)用具:各类器械的清洗架、清洗网(篮筐)。

2.装载操作流程及注意事项

(1)手工清洗装载操作:需用手工清洗器械装载操作的有:不能采用机械清洗方法的精密器械类、电源器械类的清洗处理;黏附较多血液、体液和干涸污渍器械的清洗预处理;结构复杂如穿刺针、手术吸引头等器械的清洗预处理。

①操作准备

a.人员准备:操作人员个人防护符合 WS 310.2-2016 附录 A 要求。

b.环境准备:在消毒供应中心去污区,环境要整洁、光线要充足。

c.物品准备:器械分类操作台,器械清洗篮筐、清洗架等,转运车,分类标识分类记录表格等物品,电子网络系统处于备用状态;污染敷料收集袋或容器、锐器收集容器等。

②操作步骤

a.腔镜器械评估,包括:评估器械材质和结构;精密、贵重器械功能完好性和附件完整性评估。

b.分类装载,包括:将待清洗器械放入清洗篮筐中;精密贵重器械按类别或单套器械放入清洗篮筐中。

c.设标识,拆分的器械根据需要设置分类标识。

d.进入手工清洗流程。

③操作注意事项:装载操作结束,及时清洗、消毒回收用具,整理环境,需要及时对操作台面进行消毒擦拭。污染器械操作台有明显血液、体液污染时要及时擦拭消毒。

(2)超声波清洗器分类、装载(台式)

①操作准备

a.人员准备:操作人员个人防护符合 WS 310.2-2016 附录 A 要求。

b.环境准备:在消毒供应中心去污区,环境要整洁、光线要充足。

c.物品准备:超声波清洗设备、操作台,器械清洗篮筐、清洗架等,锐器收集盒、污染敷料收集用具等。清点、核查记录单等物品,电脑记录系统处于备用状态。

②操作步骤

a.器械评估,包括:评估污染性质和污染量,是否需要预清洗;进一步评估器械材质和结构,是否适宜超声清洗方法。

b.分类、装载,包括:根据综合评估的结果将器械放入清洗篮筐中;精密贵重器械按类别或单套放入清洗篮筐中;将盛器械的清洗篮筐置于超声波清洗器中。

c.按开启键,进入清洗程序。

③操作注意事项

a.污染量较多或有干涸污渍的器械,经手工清洗预处理后,再进行超声清洗装载操作。

b.拆开、分解的器械单独放置或设标识牌。

(3)自动清洗消毒器分类、装载

①操作前准备

a.人员准备:操作人员个人防护符合 WS 310.2-2016 附录 A 要求。

b.环境准备:在消毒供应中心去污区,环境要整洁、光线要充足。

c.物品准备:自动清洗消毒器、操作台、U 形架,器械清洗篮筐、清洗架等,锐器收集盒、污染敷料收集用具等。清点、核查记录单等物品,电脑记录系统处于备用状态。

②操作步骤

a.器械评估,包括:评估器械材质和结构,是否适宜自动清洗消毒器清洗方法;评估污染性质、污染量,污渍较多的器械经预清洗处理,再进行机械清洗的装载。

b.分类、装载,包括:根据综合评估结果进行清洗装载操作;分层摆放清洗篮筐,不能摆放篮筐;直接放在清洗架上的换药盘等容器,应按照规定的数量和方式摆放;管腔类器械应使用专用清洗架,并将管腔器械牢固插入冲洗口;贵重器械,如电钻、内镜等分类后,单件放置在清洗篮筐中。

③标识及表格应用:设标识,追溯器械清洗时所用的清洗设备、清洗程序等。

④操作注意事项

a.清洗装载充分考虑器械物品的材质、精密度,选用适宜的装载方法。

b.清洗架装载清洗篮筐后,应转动清洗臂,如发现清洗臂被器械阻碍旋转要及时调整。

(四)清洗

1.手工清洗

(1)手工清洗适用范围:手工清洗方法适用于器械的清洗预处理,能够针对性地去除器械上的湿性或干性血渍和污渍、锈迹、水垢、化学药剂残留、医用胶残留等情况;主要用于不能采用机械清洗方法的精密器械清洗,如一些软式内镜、电源类等器械;还用于运送车、转运箱、清洗篮筐、托盘等物品用具的清洗。

(2)用具

①清洗水槽:由不锈钢材质制成。用于手工清洗操作的为双水槽,适宜进行腔镜器械浸泡和冲洗的清洗操作。

②压力水枪:用于手工清洗管腔器械。压力水枪一端接水源管道,另一端通过压力水枪喷头连接于管腔器械上。压力水枪喷头可增强水流压力,利于清除管腔器械内壁上附着的污渍。使用时应选择与管腔器械内径适宜的喷水接头,保证腔内的水流压力。

③压力气枪:用于手工清洗管腔器械的处理。压力气枪一端接于压缩空气管道,管道气源压力 0.45~0.95MPa,压力气枪工作压力 0.1~0.3MPa;另一端通过压力气枪喷头连接于管腔器械上,在压力的气流作用下,清除管腔壁脱落的污染物或水。使用时应选择与管腔器械内径适宜的接头,保证腔内的气流压力。

④器械刷：有多种规格和型号，根据腔镜器械的种类、大小、形状选择适宜的毛刷，主要用于手工清洗操作。

⑤洗眼装置：职业防护必备的设施，用于操作人员眼部受到污染后进行冲洗处理。

⑥超声波清洗机：分为台式和落地式，设备功能有所不同，有的只具有单一的洗涤功能，多力单槽台式机；有的具有洗涤、漂洗、消毒功能，为单槽或双槽。由于这类设备需要人工完成漂洗、消毒的程序转换，因此又常称这类设备为半自动化设备。

a.台式超声洗涤设备，一般具有洗涤和湿热消毒功能。

b.使用范围：超声波清洗消毒机适用于金属、玻璃类材质器械的清洗，对形状复杂器械如深孔、盲孔、凹凸槽的器械清洗效果好。一些精密器械应根据产品的说明选择使用。

c.主要工作原理：超声波发生器所发出的高频振荡讯号，通过换能器转换成高频机械振荡而传播到介质——清洗溶液中，超声波在清洗液中疏密相间地向前辐射，使液体流动而产生数以万计的微小气泡，这些气泡在超声波纵向传播成的负压区形成、生长，而在正压区迅速闭合。在这种被称为"空化"效应的过程中，气泡闭合可形成超过 1000 个气压的瞬间高压；连续不断产生的高压就像一连串小"爆炸"不断地冲击物件表面，使物件表面及缝隙中的污垢迅速剥落，从而达到物件全面洁净的清洗效果。

d.定期维护、定期检测超声波气穴的活性。检查的频率依赖于使用清洗机的情况。建议每月检测一次。可采用玻璃滑片检测方法。为了保持测试之间的连贯性，必须确保测试条件的一致，即使用相同的溶液浓度、液量、除气时间等；如果运转情况不良，应首先按照故障排除法进行处理。超声清洗机的监测还可选用专用的测试产品，或选择使用设备厂商推荐的方法和产品。

(3)手工清洗操作流程及注意事项

①基本方法

a.冲洗操作方法：即使用水冲洗器械。一般用于洗涤前初步去污步骤或去除化学清洗剂的漂洗。用压力水枪、气枪进行管腔冲洗操作。

b.浸泡操作方法：将污染腔镜器械浸泡在水中或含有清洁剂的液体中，使黏附在器械上的干涸污渍软化、分解。浸泡时器械要完全浸没在水下；管腔器械从一端缓慢注入液体，使腔内充满清洗剂；器械上的阀门应打开。

c.擦拭操作方法：使用软巾浸于清洁剂液体内进行器械擦洗，或使用蘸有清洁剂的软布直接擦拭。操作时擦拭清洗的力度应柔和，使用的擦布宜采用低棉絮材质，避免毛絮脱落。擦拭法一般用于表面光滑器械、不能浸于水中清洗的不耐湿材质器械、带电源类器械的清洗。擦拭清洗时应在水面下进行，防止产生气溶胶；对不能浸于水中清洗的器械，可用蘸有清洁剂的软布直接擦拭去污，应使用具有活性、无蛋白质黏附能力的清洁剂。

d.刷洗操作方法：即使用专业清洁刷刷洗器械的方法。器械刷洗部位主要包括关节、齿缝。刷子的刷洗方向要与器械齿端纹路一致，避免产生清洗死角。选用适宜的刷子型号，确保刷子可以深入到空隙、管腔内。刷洗手术吸引器、各类穿刺针等管腔器械时，可交替使用压力水枪或气枪进行管腔内的清洗。

②清洗程序及操作

a.操作前准备:人员准备,操作人员个人防护符合 WS 310.2-2016 附录 A 要求;环境准备,在消毒供应中心去污区,环境整洁、光线充足;物品准备,操作台、转运车、器械清洗篮筐、清洗架等、清洗剂、刷子、标识等物品,电脑记录系统处于备用状态。

b.操作步骤:操作前评估污染分类,可遵循清洗技术操作规程选择清洗方法和操作程序,确认是否可水洗。冲洗(第一步),污染器械、器具和物品置于流动水下冲洗,初步去除污染物。手工清洗时水温宜为 15～30℃。洗涤(第二步),冲洗后,使用酶清洁剂或其他清洁剂浸泡,然后用刷子刷洗或用擦布擦洗。清洗动作柔和,不应使用钢丝球类用具和去污粉等物品,避免器械磨损。去除干涸的污渍可先用酶清洁剂浸泡,再进行刷洗或擦洗。漂洗(第三步),洗涤后,再用流动水冲洗或刷洗。终末漂洗(第四步),用流动水冲洗,根据器械材质需要选择清洗用水,如为动力器械、光学材质部件则使用软水或纯化水、蒸馏水冲洗,以提高器械清洗的质量。

c.注意事项:结构复杂的腔镜器械应拆卸后清洗;手工清洗后的器械应放置在专用的托盘、车等清洁处与污染器械分开放置,并及时传入清洁区,避免清洗、消毒后的二次污染;清洗池、清洗用具等应每天清洁与消毒。

d.表格使用:根据追溯管理需要,手工清洗精密器械、外来器械、贵重腔镜器械等应记录。记录清洗器械名称或编号、数量、清洗方法、消毒方法、操作人员等信息。

2.清洗机清洗

机械清洗是指利用清洗设备完成清洗去污的方法。机械清洗具有自动化、程序化、标准化和清洗效率高等优点,是医疗器械、器具和用品清洗采用的首选方法。机械清洗适用于耐高温、湿热材质的器械清洗。受设备本身自动化程度和功能影响,使用不同类型的清洗设备其操作方式和程序有较大区别,自动化程度高的设备完成预清洗、洗涤、漂洗、终末漂洗、消毒、干燥等处理时,完全是自动化(全自动)的一键式操作,不再需要人工辅助操作。而一些自动化程度较低(半自动)的设备则需要加入人工辅助操作。

(1)用具:针对器械种类的不同设定了不同的清洗架,如换药碗清洗架、湿化瓶清洗架、腔镜清洗架、手术器械清洗架等。

(2)清洗机清洗操作流程及注意事项

①喷淋式清洗消毒器

a.基本程序:预清洗,清洗舱内自动进软水,自动加热,水温控制在 20～35℃,喷淋预清洗时间 1～3 分钟,自动排污,除去物体表面污渍和可发泡的物质。洗涤,自动进软水,自动投入设定清洗剂,自动加热(根据清洁剂使用温度要求)。一般水温设定在 35～45℃,设定喷淋洗涤时间至少 5 分钟。自动排水。第 1 次漂洗,自动进软水,自动加热 35～45℃(也可用冷水),设定喷淋漂洗时间 1～2 分钟,自动排水。第 2 次漂洗,自动进软水或纯化水,自动加热 35～45℃(也可用冷水),设定喷淋漂洗时间 1～2 分钟,自动排水。终末漂洗、消毒,自动进纯化水,自动加热 90℃,根据需要设定消毒时间 1 分钟或 5 分钟以上时间。在设定的温度(一般为70℃)下自动投入润滑剂,自动排水。热风干燥,自动加热,自动控制设定的干燥温度一般为70～90℃,干燥时间 10～20 分钟。自动开启柜门,取出清洗器械。

b.操作前准备:人员准备,操作人员个人防护符合 WS 310.2-2016 附录 A 要求。环境准备,在消毒供应中心去污区,环境整洁、光线充足。物品准备,如操作台、器械清洗篮筐、清洗架等,清洗剂、刷子、标识等物品,电脑记录系统处于备用状态。查看水源、热源接通,接通电源,设备指示灯应开启,清洗设备处于备用状态。

c.操作步骤:操作前评估,评估污染分类,有可遵循的清洗操作规程;确认清洗器械与清洗方法的适宜性;器械装载方式和装载量符合操作规程。清洗器装载,开启清洗设备舱门,推进器械架,器械装载正确,插件牢固,装载适量;关闭舱门。清洗器运行,选择清洗程序并启动开关,运行指示灯开启。观察预清洗水温,一般不超过 45℃;设备舱门处没有水溢出现象;喷淋臂转速正常,转动无器械阻挡,器械可接触到水流。观察排水阶段,排水通畅,没有水溢出和滞留现象。自动加入清洁剂时,水温符合使用规定。漂洗阶段喷淋漂洗时间 1～2 分钟;漂洗循环 2 次。终末漂洗。消毒温度应≥90℃,消毒时间 1～5 分钟。热风干燥,70～90℃,干燥时间为 15～20 分钟。清洗结束,运行指示灯熄灭;观察打印的程序代码、消毒时间、温度,并记录。开启清洗设备舱门,取出器械架,放置 5 分钟后观察器械的干燥程度。观察无水迹为干燥。

d.设备使用注意事项:遵循生产厂家提供的使用说明或指导手册和制定的技术操作规程。不应随意改变清洗消毒器的程序和参数。消毒温度、时间应符合 WS 310.3-2016 的有关规定。确认并记录设备每一次运行的消毒温度、时间和清洗程序。按照制造商的指导,每天检查喷淋壁转动是否灵活,出水孔是否通畅。每天应进行清洗设备舱内的清洁。可使用清洁剂擦拭内壁、滤网以及擦拭清洗设备表面等。对维护的情况应予记录。设备检查所发现的任何问题都要提醒并由适当的责任人进行处理。定时观测和检查洗涤剂使用情况。检查注入清洗剂的泵是否正常运转,泵管有无松脱、有无老化等现象,确保清洗剂用量准确。

e.标识及表格应用:酌情使用标识,达到器械清洗的方法和清洗设备运行情况可追溯;进行清洗消毒流程记录。

②喷淋超声波式清洗消毒器

a.预清洗,清洗舱内自动进软水,自动加热,水温控制在 20～35℃,喷淋预清洗时间 1～3 分钟,自动排污,除去物体表面污渍和可发泡的物质。

b.超声喷淋洗涤,定自动进软水,自动投入设定清洗剂,自动加热(根据清洁剂使用温度要求),一般水温设在 35～45℃,设定超声洗涤时间 5～10 分钟,自动排水。

c.漂洗,自动进软水,自动加热 35～45℃(也可用冷水),设定喷淋漂洗时间 1～2 分钟,自动排水。此过程也可根据需要使用中和剂或酸性清洗剂,防止沉淀物污染器械(不是必需步骤)。

d.终末漂洗、消毒,自动进纯化水,自动加热 90℃,根据需要设定消毒时间 1 分钟或 5 分钟以上时间。在设定的温度下(一般为 70℃)自动投入润滑剂,自动排水。

e.热风干燥,自动加热,自动控制设定的干燥温度(一般为 70～90℃),干燥时间 10～20 分钟。自动开启柜门,取出器械架。

f.设备使用注意事项:遵循生产厂家提供的使用说明或指导手册和制定的技术操作规程。不应随意改变清洗消毒器的程序和参数。消毒温度、时间应符合 WS 310.3-2016 的有关规定。确认并记录设备每一次运行的消毒温度、时间和清洗程序。按照制造商的指导,每天检查喷淋壁转动是否灵活,出水孔是否通畅。每天应进行设备舱内的清洁。可使用清洁剂擦拭内壁、滤网设备表面等,对维护的情况应予记录。设备检查所发现的任何问题都要提醒并由适当的责任人进行处理。定时观测和检查洗涤剂使用情况。检查注入清洗剂的泵是否正常运转,泵管有无松脱、有无老化等现象。确保清洗剂用量准确。

(五)消毒

常用消毒方法为物理消毒和化学消毒。物理消毒是利用物理因子杀灭或清除病原微生物的方法。消毒供应中心采用的物理消毒为湿热消毒法。湿热消毒是利用较高温度的热水（≥90℃）或蒸汽为消毒介质,在维持相应温度和时间的条件下可使菌体蛋白质变性或凝固。蛋白质的变性和凝固,需有水分子的存在,而湿热处理时是在热水或热蒸汽的环境下,且湿度越高蛋白质的变性和凝固越快,对微生物的杀灭效果亦越好。细菌繁殖体、病毒和真菌等对湿热均较敏感。WS 310.2-2016 中 4.4 条款规定耐湿、耐热的器械、器具和物品,应首选物理消毒方法。化学消毒方法是根据杀菌作用,消毒剂可分为高效消毒剂、中效消毒剂和低效消毒剂。由于化学消毒对器械具有一定的腐蚀性,因此器械消毒时需要谨慎选用。

1.湿热消毒法

(1)煮沸消毒:利用煮沸消毒器进行湿热消毒的方法。

①使用范围:可用于耐高温、耐高湿材质的腔镜器械和物品消毒,包括不锈钢等金属类、玻璃类、一些耐高温的塑胶类材质的器械。

②工作原理:常用设备为电热消毒煮沸器。使用时煮沸槽中加入纯化水(或蒸馏水),通过电加热待水温达到 90℃ 或沸腾达到 100℃ 后,将清洗后的器械浸泡于热水中。开始记录消毒时间,消毒时间 1～5 分钟,具有简单、方便、实用、经济、效果可靠等优点。

③使用注意事项:a.物品应先清洁后再煮沸消毒;b.煮沸物品需用蒸馏水或纯水煮沸,避免物品上有水碱黏附;c.中途加入物品时,应按照最后放入的器械时间,重新记录消毒时间;d.煮沸器的盖应严密关闭,以保持沸水温度;e.煮沸消毒的物品应及时取出,以免生锈;f.玻璃类物品冷水时放入,橡皮类物品水沸后放入,以免橡胶变软;g.所有物品必须浸在水面以下;h.每次所放入物品的量不应超过消毒器容量的 3/4。

(2)自动清洗消毒器消毒:全自动清洗消毒器可以进行湿热消毒。利用热水进行喷淋冲洗,在保持一定温度和时间条件下实现器械消毒。使用方法参阅生产厂家的使用说明书或指导手册。

2.化学消毒法

化学消毒法适用于医院没有湿热消毒设施,需要选择使用化学消毒;不耐热的腔镜器械,通常采取浸泡或擦拭的方法消毒。

(1)酸性氧化电位水

①使用范围:适用于包装前腔镜器械的消毒。

②主要原理:氧化电位水生成机是利用有隔膜式电解槽将混有一定比例氯化钠和经软化处理的自来水电解,在阳极侧生成具有低浓度有效氯、高氧化还原电位的酸性水溶液,同时在阴极一侧生成负氧化还原电位的碱性水溶液的装置。由氧化电位水生成机生成的酸性氧化电位水是一种具有高氧化还原电位(ORP)、低 pH、含低浓度有效氯的无色透明液体。它的生成原理是将适量低浓度的氯化钠溶液加入到隔膜式电解槽内,通过电解,在阳极侧氯离子生成氯

气,氯气与水反应生成次氯酸和盐酸。另外,水在阳极电解,生成氧气和氢离子,使阳极一侧产生 pH 2.0～3.0 的液体,氧化还原电位≥1100mV,有效氯浓度为 50～70mg/L,残留氯离子＜1000mg/L。酸性氧化电位水具有较强的氧化能力,对各种微生物有较强的杀灭作用,且杀菌速度快、使用范围广、安全可靠、不留残毒、对环境无污染。但酸性氧化电位水对光敏感,稳定性不高,对铜、铝和碳钢有轻度腐蚀性,杀灭微生物作用受有机物影响较大。

③使用方法(腔镜器械消毒):手工清洗后,用酸性氧化电位水流动冲洗浸泡消毒 2 分钟,净水冲洗 30 秒,取出干燥后进行包装、灭菌等处理。具体方法应遵循 WS 310.2—2016 的相关规定。内镜的消毒遵循卫生部《内镜清洗、消毒技术规范》。物体和环境表面消毒、卫生手消毒、卫生洁具和织物的消毒遵循卫生部《医疗机构消毒技术规范》。

④注意事项

a.由于酸性氧化电位水生成器在电解过程中会释放少量的氯气和氢气,故应将生成器和蓄水容器放置在干燥、通风良好且没有阳光直射的场所。

b.酸性氧化电位水消毒时只能用原液,宜现用现制备,贮存时应选用避光、密闭、硬质聚乙烯材质制成的容器,贮存不超过 3 天。

c.每次使用前,应在酸性氧化电位水出水口处分别测定 pH、有效氯浓度、氧化还原电位值,达到 pH 2.0～3.0,有效氯浓度 50～70mg/L,氧化还原电位值≥1100mV。

d.对不锈钢以外的金属物品有一定的腐蚀作用,应慎用。

e.使用酸性氧化电位水消毒前,应先清洗器械,彻底清除有机物。

f.不得将酸性氧化电位水和其他药剂混合使用。

g.酸性氧化电位水为外用消毒产品,不可直接饮用;碱性还原电位水不慎入眼内应立即用水冲洗。

h.如仅排放酸性氧化电位水,长时间可造成排水管道腐蚀,故排放后应再排放少量碱性还原电位水或自来水。

i.每半年应清理一次电解质箱和盐箱。

⑤有效指标的检测

a.有效氯含量:应使用精密有效氯检测试纸,其有效氯范围与酸性氧化电位水的有效氯含量接近。具体使用方法见试纸使用说明书。

b.pH:应使用精密 pH 检测试纸,其 pH 范围与酸性氧化电位水的 pH 接近。

c.氧化还原电位:取样时开启酸性氧化电位水生成器,等到出水稳定后,用 100mL 小烧杯接取酸性氧化电位水,立即进行检测。氧化还原电位检测可采用铂电极小于等于在酸度计"mV"档上直接检测读数。具体使用方法见使用说明书。

d.残留氯离子:取样时开启酸性氧化电位水生成器,等到出水稳定后,用 250mL 磨口瓶取酸性氧化电位水至瓶满后,立即盖好瓶盖,送实验室进行检测。

(2)含氯消毒剂

①作用原理:含氯消毒剂是指在水中能产生具有杀菌活性的次氯酸的消毒剂,可分为无机化合物和有机化合物类。含氯消毒剂杀菌谱广,能有效杀灭多种微生物和原虫,但对金属有腐蚀作用,腔镜器械消毒时不宜选用。

②使用范围：a.对朊毒体或气性坏疽、突发原因不明的传染病病原体污染的诊疗器械和器具的消毒；b.对消毒供应中心物表和环境的消毒遵循卫生部《医疗机构消毒技术规范》。

③注意事项：a.粉剂应于阴凉处避光、防潮、密封保存；水剂应于阴凉处避光、密闭保存；b.所需溶液应现配现用；c.配置溶液时应戴口罩、手套。

（3）醇类（乙醇）

①作用原理与特性：乙醇能够吸收细菌蛋白的水分，使其脱水、变性、凝固，从而达到杀灭细菌的作用。75%的乙醇与细菌的渗透压相近，可以在细菌表面蛋白质未变性前逐渐地向菌体内部渗透，使细菌所有蛋白质脱水、变性、凝固，达到杀死细菌作用。乙醇为中效消毒剂，能杀灭细菌繁殖体、结核杆菌及大多数真菌和病毒，但不能杀灭细菌芽胞，短时间不能灭活乙肝病毒，且受有机物影响大；易挥发，易燃烧。

②适用范围：乙醇适用于皮肤、环境表面及医疗器械的消毒。可用于不耐湿热消毒器械的消毒处理。

③使用方法：用75%乙醇无絮低纤维棉布擦拭器械表面。

④注意事项：a.乙醇易燃，忌明火；b.盛装乙醇的容器，用后盖紧、密闭，置于阴凉处保存；c.对乙醇过敏者勿用。

3.器械消毒操作流程

（1）基本要求及程序

①人员要求：a.操作人员须经过岗位培训；b.操作时，符合去污区人员的职业防护要求。

②基本原则

a.消毒处理方法首选机械热力消毒，消毒设备主要有清洗消毒器、煮沸消毒槽等。

b.不耐湿热腔镜器械，可采用75%乙醇、酸性氧化电位水或取得卫生行政部门卫生许可批件的消毒药液进行消毒。

c.对于不能水洗或不耐受高温的腔镜器械，可采用75%乙醇擦拭消毒。

d.腔镜器械厂商特别说明的器械材质接触化学消毒剂或高温水会导致材质变性及功能受损者，这类器械在确保清洗质量的情况下，可直接进行检查、包装、灭菌。

e.应建立消毒质量记录表，湿热消毒记录温度、时间、A_0 值等参数，化学消毒记录消毒剂的名称、浓度、作用时间等参数。

③操作要点

a.有可遵循的技术操作规程，符合先清洗后消毒的原则。

b.评估器械材质与所采用消毒方法的兼容性，正确使用消毒方法，避免器械的损坏。

c.消毒时间、温度或浓度等指标符合要求。

d.填写消毒记录表，复核消毒指标，确保消毒质量。

（2）湿热（槽）消毒器操作

①操作前准备

a.人员准备：操作人员个人防护符合 WS 310.2—2016 附录 A 要求。

b.环境准备：在消毒供应中心去污区，环境整洁、光线充足。

c.物品准备：操作台、转运车、器械清洗篮筐、清洗架等，煮沸消毒槽、标识等物品，记录表或电脑记录系统处于备用状态。

②操作步骤

a.操作前评估,评估器械已完成清洗过程,有可遵循的消毒技术操作规程,评估器械属于耐湿热材质,可采用湿热消毒方法。

b.消毒槽注水,使用软水或纯化水进行湿热消毒,加水量不应超过最高水位线。

c.配置润滑剂,按照产品说明书进行。

d.开启设备,按照操作规程启动设备。

e.腔镜器械消毒,消毒的器械须放在清洗篮筐内,再浸入热水中;橡胶类材质器械物品水沸后放入,以免长时间浸泡于热水中使橡胶变软;玻璃类物品应冷水时放入。消毒的器械应全部浸没在水中;每次所放入量不应超过消毒器容量的3/4。

f.将消毒后的器械放在清洁的台面上,及时传送到清洁区进行干燥等处理。清洁处理台面指专用于清洗消毒后器械的车或操作台面。

③操作注意事项

a.正确选择消毒方式。

b.记录消毒方式及参数。

c.消毒人员取出消毒器械时,建议使用防护手套,避免烫伤。

(3)酸化水消毒操作

①操作前准备

a.人员准备:操作人员个人防护符合 WS 310.2—2016 附录 A 要求。

b.环境准备:在消毒供应中心去污区,环境整洁、光线充足。

c.物品准备:操作台、转运车,器械清洗篮筐、清洗架等,标识等物品,记录表或电脑记录系统处于备用状态。

②操作前评估

a.评估准备消毒的器械已经过清洗处理。

b.评估器械可使用酸化水消毒,有可遵循的技术操作规程。

c.评估酸性氧化电位水有效指标合格(pH、含氯浓度)。

③操作步骤

a.酸化水准备:开启酸化水阀门,并将酸化水接入消毒容器,容器放在清洗池中。

b.器械消毒:待水液量完全浸没器械后,开始器械消毒计时,始终保持酸化水阀门开启,使新鲜的酸化水不断加入容器。消毒的器械须放在清洗篮筐内,再浸入酸化水液中浸泡或直接冲洗消毒器械。消毒时间 2 分钟。

c.消毒结束,将消毒后的器械放在专用清洁处的台面上,即刻传送到清洁区进行干燥等处理。

d.酸化水用后处理:消毒结束后,关闭设备,倾倒容器内酸化水消毒液,用清水冲洗清洗水池,或打开酸化水碱性阀门,用碱性水冲洗。

④操作注意事项

a.彻底清除器械、器具、物品上的有机物,再进行消毒处理。

b.酸性氧化电位水对光敏感,有效氯浓度随时间延长而下降,消毒液宜现制备现用。

c.对铜、铝等非不锈钢的金属器械和物品有一定的腐蚀作用,应慎用。

d.酸性氧化电位水日常监测要求参阅化学消毒监测及操作的相关内容。

(4)化学消毒剂使用及操作

①操作前准备

a.人员准备:操作人员个人防护符合 WS 310.2—2016 附录 A 要求。

b.环境准备:在消毒供应中心去污区,环境整洁、光线充足。

c.物品准备:消毒剂,消毒剂配制使用容器、量杯,清洁擦布数块,操作台、转运车,器械清洗篮筐、标识等物品,记录表或电脑记录系统处于备用状态。

②操作步骤

a.操作前评估:评估器械已经过清洗过程。评估器械材质属于不耐湿热材质,符合消毒技术操作规程。确认消毒剂使用效期和配比浓度。含氯消毒剂对清洗后器械、物品消毒可采用 500mg/L 的消毒 10 分钟以上;直接对污染物进行消毒处理,用含有效氯 2000～5000mg/L 消毒 30 分钟以上。

b.配置消毒剂:容器或水槽上标注加水线,提示加水量。按照规定的消毒剂浓度和添加量,使用量杯配置。配置后,使用化学测试卡进行浓度测试,测试合格后方可使用。消毒剂配制量(放入器械后的水位)以在容器的 3/4 位置为宜;放入的器械量不超过容积的 3/4。

c.器械消毒:浸泡消毒将器械放在清洗篮筐中,然后浸泡于消毒剂中,消毒剂应浸没全部需消毒的器械,盖上消毒容器的盖子。达到消毒时间后,取出篮筐,不应直接用手拿取器械,避免损伤皮肤。浸泡消毒的器械使用清水漂洗或再用软水漂洗,以彻底去除消毒剂的残留。

d.消毒结束,将清洗后的器械放置于专用清洁台面,如转运车或操作台。

③注意事项

a.严格掌握化学消毒方法的适用范围。

b.准确配置消毒剂使用浓度和确定消毒时间。配置的含氯消毒剂应加盖保存,定时更换。

c.消毒后应彻底清洗,去除化学消毒剂残留。

d.记录消毒方式及参数。

(六)干燥

1.手工干燥

(1)适用范围及用具

①适用范围:适用于无干燥设备的及不耐热器械、器具和物品的干燥处理。

②用具:a.低纤维絮类擦布;b.压力气枪;c.95%乙醇。

(2)操作流程及注意事项

①操作前准备

a.人员准备:操作人员个人防护符合 WS 310.2—2016 附录 A 要求,洗手。

b.环境准备:在消毒供应中心清洁区,环境整洁、光线充足。

c.物品准备:清洁低棉絮擦布、压力气枪、操作台、转运车、器械清洗篮筐、标识等物品。

②操作步骤

a.操作前评估:有可遵循制定的技术操作规程;评估干燥方法是否适宜器械材质;评估腔镜器械清洗质量合格。

b.操作台准备:擦布擦拭器械,台面应留有适当的擦拭操作的空间和摆放干燥器械的空间。

c.干燥擦拭:擦拭动作柔和,宜单件处理。容器类物品的擦拭宜先擦拭外面而后擦拭内面。腔镜器械擦拭应首先擦拭器械表面的水迹,然后再擦拭关节、齿牙等局部的水迹。管腔器械可使用压力气枪清除腔内的水分,如穿刺针、妇科刮宫吸管、手术吸引管等的干燥。

d.干燥器械放置:将干燥后的器械分类、有序地摆放在台面上,避免再次接触水。

e.操作后处理:操作结束后,整理台面,物品归位。

③操作注意事项

a.保持擦布的清洁,擦布过湿影响干燥效果,应及时更换。

b.操作人员注意手卫生,在洗手或手消毒后进行腔镜器械的手工干燥操作。

2.机器干燥

(1)适用范围及用具

①适用范围:干燥设备具有工作效率高的特点,是器械干燥的首选方法,适用于耐热材质器械的干燥。使用机器干燥可以避免擦布脱屑以及擦布和人等因素可能造成的器械污染,保证器械消毒质量安全。

②工作原理:医用干燥箱以电阻丝、电热管为发热源,靠风机或水循环热量,采用机械触点控温,温度可设定在40～90℃。具有自动控制温度和时间,数字显示并提示电压、超电流保护指示灯的功能。并配置器械标准的不锈钢网筛和管腔干燥架。

③用具:干燥设备。

(2)操作流程及注意事项

①操作前准备

a.人员准备:操作人员个人防护符合 WS 310.2—2016 附录 A 要求。

b.环境准备:在消毒供应中心清洁区,保持环境整洁,光线充足。

c.物品准备:干燥柜、操作台、转运车,器械清洗篮筐、清洗架等,标识等物品。

②操作步骤

a.操作前评估:评估干燥方法是否适宜腔镜器械材质,有可遵循的技术操作规程;评估器械是否经过清洗;评估设备处于备用状态。

b.腔镜器械装载:使用篮筐装载器械。

c.程序选择:根据标准和材料的适宜性选择干燥温度、时间。

d.干燥结束:干燥后,卸载腔镜器械。

③操作注意事项

a.装载的器械不超出器械篮筐,以利于干燥彻底。

b.装载和卸载均要防止烫伤。

（七）保养

1.器械保养原则及用具

（1）器械保养原则

①装有铰链或移动元件的器械都必须在每次使用后进行保养。

②应使用医用润滑剂进行器械保养，可使器械的铰链和套接灵活，减少器械关节之间的金属摩擦，减少起斑，并帮助器械耐氧化。

③器械的润滑保养应在包装前进行。

（2）用具：润滑剂、装有润滑剂的设备、低纤维絮擦布。

2.操作流程及注意事项

（1）润滑剂及使用方法：润滑剂应选择适用于不锈钢手术器械的，并与灭菌处理兼容的水溶性润滑剂，不应使用石蜡油等非水溶性的产品作为润滑剂。因为非水溶性的润滑剂可阻碍灭菌蒸汽充分接触器械表面，从而影响灭菌效果。不是所有的器械润滑剂都适用于蒸汽、等离子气体和环氧乙烷（EO）灭菌。在使用前一定要仔细阅读产品标签说明，并遵循厂家建议的浓度稀释，在有效期内使用。可采用机械润滑或手工润滑的方法。

（2）保养方法

①机械润滑

a.方法及原则：机械润滑是通过清洗消毒器完成器械润滑的方法。清洗消毒器在终末漂洗阶段中，由机械泵自动加入润滑剂。机械润滑的方法效率高，可以降低器械在润滑操作中的污染。须按照产品说明书的稀释比例，设定润滑剂用量。

b.机械润滑步骤：清洗消毒器→预洗→洗涤→漂洗→终末漂洗→消毒→润滑→干燥。

c.注意事项：根据器械材质选用润滑剂，塑胶类（如呼吸管路、电源器械电线等）、玻璃类（吸引瓶、湿化罐等）器械、物品及不锈钢容器（盘、盆、碗等）不需要使用润滑剂润滑；特殊器械如牙钻等电动器械应遵循厂家建议的润滑方法并使用相应的润滑剂；对经过机械润滑的器械，器械的关节、铰链，根据功能检查时的状况，酌情再进行手工润滑。

②手工润滑

a.方法及原则：采用手工进行器械润滑，可针对性地进行器械关节、铰链、移动部件的保养，如牙钻、手术电钻等手术器械。手工润滑可选用浸泡或喷涂的操作方法。浸泡方法：清洗后的器械，使用有孔的容器装载浸泡于配制好的润滑剂中。浸泡时间根据润滑剂使用说明书的建议。应每天更换润滑剂。手工喷涂方法：针对器械关节、铰链和移动部件等进行润滑。宜使用专用的气雾喷涂润滑剂，具有速干的效果。器械经手工润滑保养后，如果器械表面有过多的液体，需手工擦拭干燥。干燥时应注意使用清洁的、低棉絮的擦布。

b.操作步骤：包括在器械清洗、消毒、干燥之后进行手工润滑。一般步骤为：手工清洗→消毒→机械干燥（或手工干燥）→手工润滑。

c.注意事项：应按照产品说明的稀释比例配置润滑剂，稀释剂应使用纯水或蒸馏水；盛装润滑剂的容器必须是清洁的，防止润滑剂的污染；容器装载器械，避免工作人员将手伸入溶液中摸索器械造成皮肤损伤。

（八）新购器械的处理

新器械使用前应进行清洗和钝化处理。

工厂生产中沉积的工业污渍较难去除,清洗的方法是在自来水中加入碱性清洗剂,注意水温应符合清洗液使用说明书的要求,温度一般为 60～85℃,根据不锈钢的级别选择器械浸泡时间,一般 10～20 分钟,之后用自来水漂洗干净。采用机械清洗时,漂洗时间为 2 分钟。

对新器械进行表面钝化处理可以保护器械,防止器械腐蚀、生锈。方法是在去离子水中加入除锈除垢剂,水温应符合清洗液使用说明书的要求,一般为 60～85℃,根据不锈钢的级别,浸泡 30 或 60 分钟,再经过 2 次去离子水漂洗,1 次 85℃水温的纯化水漂洗,每次漂洗时间为 2 分钟。最后进行器械干燥。

第三节　物理消毒灭菌方法

一、热力灭菌方法

热力消毒和灭菌方法是一种应用历史久、效果可靠、应用广泛、使用方便的方法。热力消毒法分为干热方法和湿热方法,干热方法包括普通干热和远红外干热及碘钨灯热源干热;湿热方法包括煮沸法、流通蒸汽法和压力蒸汽法。

热对微生物杀灭的机制主要是对蛋白质的凝固和氧化、对细胞膜和细胞壁的直接损伤、对细菌生命物质核酸的作用等。

（一）干热

干热是由热源通过空气传导、辐射对物体进行加热,是在有氧而无水条件下作用于微生物的灭菌方法。干热包括焚烧、烧灼和干烤,医疗物品消毒与灭菌通常用于烤的方法。

1.适用范围

适用于耐热、不耐湿、蒸汽或气体不能穿透物品的灭菌,如玻璃、金属等医疗用品和油类、粉剂等制品的灭菌。

2.灭菌方法

采用干热灭菌器进行灭菌,灭菌参数一般为:150℃,150 分钟;160℃,120 分钟;170℃,60 分钟;180℃,30 分钟。

3.注意事项

(1)灭菌过程中不要开干烤箱,防止玻璃器皿剧冷破裂;灭菌结束时,需要待灭菌箱内温度降至 40℃以下才可打开。

(2)灭菌包体积不应超过 10cm×10cm×20cm,粉剂和油脂类厚度不超过 0.6cm,凡士林油纱条厚度不超过 1.3cm,转载高度不应超过灭菌器内腔高度的 2/3,物品间应留有空隙。

(3)玻璃器皿切勿与箱壁、箱底接触,以防损坏。

(4)设置灭菌温度应充分考虑灭菌物品对温度的耐受力;灭菌有机物品或用纸质包装的物

品时,温度应≤170℃。

(二)湿热

医院所用煮沸消毒是指在专用的煮沸消毒器内,将水加热至100℃,在此温度下,能有效杀灭包括细菌芽孢在内的各种微生物。

1.适用范围

煮沸消毒适合于金属器械、玻璃器材、棉织品、陶瓷制品及餐具茶具等的消毒与灭菌。

2.灭菌方法

煮沸消毒方法是在煮沸消毒器内加蒸馏水,将消毒物品完全淹没其中,然后加热待水达到100℃时,沸腾后维持≥15分钟。

3.注意事项

(1)物品在消毒前应清洗干净,所消毒的物品应全部浸没于水中,可拆卸物品应拆开。

(2)待水沸腾时开始计消毒时间,中途加入物品应重新计时。

(3)高海拔地区,应适当延长煮沸时间。

(4)煮沸消毒用水宜使用软水。

(三)压力蒸汽灭菌

压力蒸汽杀菌的基本要素是作用时间、作用温度及蒸汽质量等。饱和蒸汽必须满足干燥(含湿气<10%)和纯净(含不可冷凝气体<3.5%)、不可过热。压力蒸汽之所以有强大的杀菌作用,主要是蒸汽处于一定压力之下和冷凝成水时体积缩小至原体积的1/1673,使其能迅速穿透到物品内部;另外,蒸汽冷凝成水时能释放潜伏热。常压下把1g水从0℃加热到100℃需消耗418.68J热能,而再把1g的100℃水继续加热成蒸汽则需要消耗2250J热能,这种用温度计测不出的热能称作潜伏热。这种潜伏热在蒸汽接触冷的物体时冷凝成水时就释放热量传递给物体,使物体温度迅速升高。其主要优点是无毒、无害、无污染,投资少,效果可靠;缺点是不适合不耐高温物品的灭菌。

1.压力蒸汽灭菌器的基础结构

灭菌器一般分为3个部分:材料部分、控制部分、电气和机械控制部分。

(1)材料部分:含压力容器、配套部件、配套管线。压力容器是指腔体、夹套、门构成的一个整体,一般由304不锈钢和316L不锈钢制成。使用316L的灭菌器,寿命更长,更耐腐蚀,不易生锈。配套管线一般应为304或316L不锈钢材质。腔体表面经过抛光处理,不残留污迹,防止有死角。

无夹套型灭菌器,一般为小型、简易的灭菌器;卧式灭菌器一般都有夹套,用以避免腔体内出现温度不均匀的情况。

最早的卧式灭菌器是采用内胆式夹套,但是由于焊接点多、进汽口少,会出现焊接点过多后的焊接变形、耐压性能下降、夹套加热不均匀等。腰带式夹套,是目前使用最多、最新式的设计。其特点是进汽点多,热分布均匀。

门是灭菌器上的重要部件。灭菌器出现爆炸事故,一般都是门最先被炸飞出来。其原因是,相比腔体,门是活动部件,需要经常打开和关闭,比如,在121℃时,每平方米承受的压力为10t;在134℃时,每平方米承受的压力为20t,而这些力量都由榫头来支撑,强度相对薄弱。

同时由于门的内侧属于腔体的一部分,所以门的内侧是很烫的,设计时门内侧应该一直朝内,避免操作人员触碰到,以防烫伤。

(2)控制器部分:包括主控制硬件、显示屏、软件等。

灭菌器的控制器应该为工业上的可编程逻辑控制器(PLC),能够实现对灭菌器的自动化控制。灭菌程序和控制方式更是不同灭菌器厂家的核心部分。不同厂家使用的软件控制原理和灭菌程序不尽相同,如不同的脉冲方式就各有优缺点。

(3)电气和机械控制部分:一般包含以下部件:

①水环式真空泵:利用机械原理,抽取腔体内的空气和蒸汽。需要使用软化水,同时水温尽量不大于15℃,水温越低,冷却效果越好,则真空度越高。

②热交换器:用于冷却夹套和腔体内排出的蒸汽。一是大幅缩短抽真空时间,也保护真空泵;二是让灭菌器排出的为水而不是直接排出蒸汽,这也是目前脉动预真空灭菌器安装不再受限制的原因。目前最先进的热交换器为板式热交换器,特点是体积小、换热快、寿命长,但是由于是波纹式换热,所以对水质要求高,至少应为软化水。

③温度传感器:用来控制夹套温度、腔体温度。

④压力传感器:用来控制腔体压力。

⑤运行数据记录器:用来记录运行数据。这个记录器的压力传感器和温度传感器应该是采用独立的传感器,不能使用控制系统的压力和温度传感器。

⑥电磁阀:控制器直接用来自动控制注入蒸汽。但是由于电磁阀的口径小、易发热、易被杂质造成泄漏,故灭菌器一般是使用电磁阀来控制气动阀,以间接控制蒸汽。

⑦气动阀:由电磁阀自动控制压缩空气,再由压缩空气控制气动阀,其内部为气动活塞执行机构。由于为机械结构,所以其耐热好、口径大、密封性好、灵敏度高、寿命长。

⑧疏水器:负责蒸汽进灭菌器前、夹套蒸汽的冷凝水的排放。

⑨无菌空气过滤器:在压力平衡阶段,空气必须经过无菌级空气过滤器才能进入腔体,以保证灭菌有效性。其对直径 $0.3\mu m$ 以上颗粒的滤除效率应不低于99.5%。

⑩快开门的压力连锁装置:保证压力容器的安全。

⑪门关闭保护装置:防止门关闭时,遇到人员或者物品时,即能停止,防止夹伤。

⑫蒸汽发生器:必要时,会有蒸汽发生器,用来给灭菌器提供蒸汽。为了保证蒸汽品质,蒸汽发生器、关联管路、关联阀门都为316L不锈钢材质。同时需要保证蒸汽供应量与灭菌器耗汽量相匹配。

⑬其他:有门驱动的马达或者活塞汽缸、压力表、安全阀、各类行程开关等。

2.压力灭菌器灭菌适用对象

从广义上讲,压力蒸汽灭菌器中处理物品必须在灭菌后不会改变其化学和物理特性,同时不影响其安全性和功能性。

压力蒸汽灭菌器广泛适用于医疗卫生事业、科研、食品等单位,对医疗器械、敷料、玻璃器皿、溶液培养基等进行灭菌。

对于医疗领域,压力蒸汽灭菌器可以处理固体的、复用的耐热器材,如不锈钢手术器械、其他适合的医疗器械、耐热塑料制品、棉布敷料等;水基液体,如开口的、闭口的液体药品或者培养基。

处理固定和液体物品时,注意选择合适的灭菌温度和对应的灭菌程序。

3.压力蒸汽灭菌器的种类

(1)按照排除空气的方式区分:根据冷空气排放方式的不同,压力蒸汽灭菌器分为下排气式压力蒸汽灭菌器和预真空压力蒸汽灭菌器两大类。

①下排气式压力蒸汽灭菌器:也称为重力置换式压力蒸汽灭菌器,其灭菌是利用重力置换的原理,使热蒸汽在灭菌器中从上而下,将冷空气由下排气孔排出,排出的冷空气由饱和蒸汽取代,利用蒸汽释放的潜热使物品达到灭菌。

②预真空压力蒸汽灭菌器:其灭菌原理是利用机械抽真空的方法,使灭菌柜室内形成负压,蒸汽得以迅速穿透到物品内部进行灭菌。抽真空方式最早为射流阀,后由于耗水量大、效率低,逐渐被水环式机械真空泵替代。

根据抽真空次数的多少,分为预真空和脉动预真空两种。a.预真空,是指先抽真空,然后注入蒸汽,再开始灭菌。b.脉动预真空,是指先抽真空,注入蒸汽,然后重复上述过程3次或多次。脉动预真空好处就在于通过这样反复抽真空、反复注入蒸汽的过程,使残余空气和蒸汽反复混合,逐渐增加真空度,一般真空度达到99.9%,从而使灭菌器内的残留空气最少化,从而充分保证灭菌效果。

目前使用最广泛、最主流的压力蒸汽灭菌器为脉动预真空蒸汽灭菌器,其结构也最为复杂。

(2)按照腔体体积区分

1个灭菌单元为300mm×300mm×600mm,容积为60L。

①小型灭菌器:是指灭菌器腔体容积<60L,装载量不大于1个灭菌单元。

②大型灭菌器:是指灭菌器腔体容积≥60L,能装载1个或者多个灭菌单元。

(3)按照控制方式区分:采用手动方式设定与调节灭菌参数变量以及进行灭菌周期的运行,以实现灭菌的灭菌器,为手动控制型灭菌器,包括纯手动控制型、半自动控制型。带有自动控制器,根据预设定的参数,按照程序自动运行的灭菌器,为自动控制型灭菌器。

(4)按照外形区分:分为台式、立式和卧式。

(5)按照门的特点区分

①根据门的数量,分为单门式、双门式。传统的压力蒸汽灭菌器为单门。随着对无菌操作的要求越来越严,双侧开门的压力蒸汽灭菌器越来越多。医院、药厂的一些灭菌物品在生产过程中也常使用双门压力蒸汽灭菌器。

②根据门的开门方向,分为上开门、侧开门、垂直升降门、侧移门。考虑到安全因素、避免烫伤工作人员,欧洲普遍采用的原则是:1m³ 以下灭菌器采用垂直升降门,再大型的灭菌器采用侧移门。

③根据门的固定方式,分为合页式和榫头式。

④根据门的开启方式,分为手轮式和自动式。

(6)按照移动性区分:分为手提式、固定式。

(7)按照灭菌物品区分:分为固体灭菌、液体灭菌。

①固定物品灭菌:根据物品的气动流程速度限制,控制空气排除、蒸汽注入的速率。如用纸塑袋包装灭菌,如果空气排除速度太快,会造成纸塑袋的封口处破裂;如用过滤器灭菌,如果空气排除、蒸汽注入时不考虑过滤器的特点,会造成过滤器被击穿。

②液体灭菌:有专门的程序和硬件支持,同时还分为开口容器液体灭菌和闭口容器液体灭菌,即使用不同的灭菌程序。液体容器需要耐温和耐压。液体灭菌时,必须将专门的负载温度传感器放置在液体内,而且应该放在最大的容器内。温度传感器温感部分应该摆放在液体的冷点,即近底部或者中心,不能触碰到容器壁。

(8)按照蒸汽供应方式区分:分为外供蒸汽型、自带电加热蒸汽发生器型、自带工业蒸汽换清洁蒸汽发生器型。

外供蒸汽型,即由外部提供蒸汽。按照最新国家标准,医院内、实验室内灭菌器需要提供清洁蒸汽。药厂内,部分特定要求时,需要供应纯蒸汽。

(9)按照夹套特点区分:分为无夹套型、内胆式夹套型、腰带式夹套型。

(10)按照腔体形状区分:分为圆形腔体、椭圆形腔体、方形腔体。方形腔体由于装载时利用率高,故为主流产品。

(11)按照物品的用途区别:分为无菌物品生产用、垃圾物品用。

无菌物品生产,是指灭菌完的物品需要再次使用。垃圾物品灭菌,是指保护环境的需要,一些特殊医疗垃圾,在抛弃前,需要做灭菌的无害化处理。

(12)按照装载式腔体的高低区分:部分腔体大于$1m^3$的灭菌器,由于腔体太大,如果地面有条件做下沉处理,考虑到装载的便捷性,会有地坑安装式,即灭菌器腔体跟装载区和卸载区的水平一致,这样操作人员可以将装载车直接推进腔体,避免了二次搬运。

直接安装在地面上,腔体最低端比装载区高的,为地面安装式。

(13)按照灭菌程序的特点区分:分为普通下排气、下排气正压脉冲、负压脉冲、跨压脉冲、正负压脉冲。随着对灭菌有效性的重视,正负压脉冲正成为主流。

4.压力蒸汽灭菌器操作方法

(1)检查冷水阀(软化水),确保打开,正常压力在300kPa以上,水温尽量低。如果自带蒸汽发生器,应检查纯水阀门,确保打开,正常压力在300kPa以上。

(2)检查压缩空气压力,正常压力范围为600～800kPa。

(3)打开电源箱上开关,并且把灭菌器的电源开关由"0"旋至"1"的位置。

将待灭菌的物品装进灭菌器腔内,关上前门。等关门指示灯亮后,按 ◇ 键,即自动运行。

(4)前处理:含有多次预真空和多次正脉冲,反复排出空气(包括腔体、包裹间隙、器械腔孔),多次注入蒸汽,保证空气排除充分,同时充分加热、加湿物品。加热阶段,蒸汽持续缓慢进入,蒸汽冷凝成水,释放热量,温度上升到灭菌温度。要保证腔体内蒸汽冷凝水排出通畅。

(5)灭菌:注意观察压力、温度,需要同时维持在合理范围内。对于134℃,灭菌时间保持4分钟以上;对于121℃,灭菌时间保持16分钟以上。具体灭菌器温度和时间取决于物品的产品说明书。

(6)选择程序时,一定要跟物品对应,既要保证灭菌效果,又要防止温度太高,损坏物品。

(7)干燥处理:缓慢抽真空,排空蒸汽,腔体内水挥发成蒸汽排出,使物品干燥。

对于不同物品,为了保证良好的干燥效果,可以选择延长干燥时间、增加特定的蒸汽干燥脉冲或者特定的空气干燥脉冲。

(8)程序完成后,后门会自动打开,应立即卸载无菌物品,并关上后门(无菌区)。由于灭菌器夹套持续高温,所以应避免无菌物品长时间摆放在灭菌器腔体内,以防止无菌物品的高温氧化和物品温度升高后的二次吸湿。

5.压力蒸汽灭菌注意事项

(1)每天使用前需对灭菌设备进行安全检查及清洁记录,检查内容包括:①灭菌器压力表处在"零"位;②记录打印装置处于备用状态;③灭菌器柜门密封圈平整无损坏,灭菌器柜门安全锁扣灵活,安全有效;④灭菌器冷凝水排出口通畅;⑤柜内壁清洁;⑥压缩空气符合设备运行要求。

(2)早晨缓慢打开蒸汽总阀门,再手动打开排冷凝水阀门,尽量排除冷凝水。每天早上第一锅做 B-D 测试,定期更换门封圈和无菌空气过滤器,定期校验压力表和安全阀,每年校准一次压力传感器和温度传感器;液体灭菌,必须有专门的程序。

(3)在操作前认真阅读使用手册,并接受正规的使用培训。必需持有上岗证方可进行操作。

(4)根据灭菌器的产品说明书熟知它有哪些禁忌证。脉动真空压力蒸汽灭菌器正常灭菌程序,只针对固体、耐温、非密闭物品;所有粉状、膏状、油状东西不能在此灭菌。

(5)在维修前,请认真阅读维修手册,同时需要接受维修培训,经过授权的人员才能维修灭菌器。

(6)使用或维修时,注意相关的安全事项,如电气安全、介质安全、机械安全、感染防护、操作安全等。

(7)灭菌器新安装、移位和大修后的监测应进行物理监测、化学监测和生物监测。物理监测、化学监测通过后,生物监测应空载连续监测 3 次,合格后灭菌器方可使用。监测方法应符合 GB/T 20367 的有关要求。对于小型压力蒸汽灭菌器,生物监测应满载连续监测 3 次,合格后灭菌器方可使用。预真空(包括脉动真空)压力蒸汽灭菌器应进行 B-D 测试并重复 3 次,连续监测合格后,灭菌器方可使用。

(8)开口液体灭菌前,液体温度尽量为室温,或者说小于 40℃。所有过程中防止液体爆沸。液体灭菌,整个运行时间会很长,2~5 小时不等;必须使用液体专用程序。液体容器需要耐高温和耐压;建议为水基溶液。不能灭菌易燃和易挥发液体。开口液体只能使用开口液体程序,哪怕有盖子,亦应尽量打开多点,防止盖子粘连。

(9)闭口液体只能使用闭口液体程序,每锅次灭菌,应该尽量是同一类型的液体,同样体积、同样形状的容器。容器体积越小,整个运行时间越短;尽量使用更小容量的容器,液体量为容器容积一半。

(10)玻璃瓶比塑料瓶传导快;瓶子放在不锈钢装载架上比放在塑料托盘上升温快。液体灭菌时一定要放置 LOAD 温度传感器(负载传感器),且一定要放在液体内,应该放在最大的容器内,温感部分应该摆放在液体的冷点-底部或者中心,不能触碰到容器壁;日常工作注意保护探头。

(11)液体灭菌结束开门时,一定要站在门的侧面,防止蒸汽和水雾烫伤,同时防止液体沸腾、容器炸裂;出现问题,千万不能强制开门,只能等待冷却结束,或者隔天处理。任何情况下,需要开门时,一定要确认液体内部的腔体压力表、压力传感器和负载温度传感器在安全值之内。

(12)产品灭菌和垃圾灭菌,必须使用不同的灭菌器。

6.压力蒸汽灭菌器的常见故障与处理

(1)维修灭菌器须注意的原则

①首先要接受培训。

②遇到问题,先断电、关闭蒸汽总阀门、关闭压缩空气阀门、断水。

③灭菌器冷却后再维修,避免烫伤。

④不能随意修改参数。

⑤不要尝试强制开门。

⑥做维修工作前,应该了解和学习灭菌器的结构。

(2)压力蒸汽灭菌器常见故障处理

①漏蒸汽、漏水:断水、断电、断蒸汽,寻找泄漏点,紧固管线或者更换部件。

②泄漏测试不合格:寻找泄漏点,常见的是门封问题、管线松动、阀门泄漏。

③B-D 测试不合格:a.做泄漏测试,判断是否有泄漏;b.更换另外一个批次 B-D 包。

④灭菌器抽真空达不到设定值:管线漏气、热交换器泄漏、水压不足或者过热、真空泵故障、压力传感器不准。

⑤生物监测阳性:a.首先确认泄漏测试结果、B-D 测试结果;b.确认是否是假阳性;c.阅读器误判。

⑥湿包:a.包裹是否过大;b.器械是否使用了吸水巾;c.器械是否过多;d.是否为蒸汽含水量过大;e.是否为水倒灌。

⑦打印记录压力温度超出范围:a.主要检查压力传感器、温度传感器是否不准确;b.蒸汽质量不达标。

7.压力蒸汽灭菌器的日常维护

(1)每次程序结束,检查有无物品掉到腔体内,如有须及时取走。

(2)每周一次清洁灭菌器腔体内过滤器。

(3)每周一次移开导轨,清洁腔体内部,用不含氯的清洁剂,不能用铁丝刷。

(4)每周一次用不含腐蚀剂的不锈钢清洁剂或石蜡油清洁外部的不锈钢。

(5)每周一次对蒸汽发生器进行手动排污,为间歇打开,持续时间 1~2 分钟。

(6)每周一次检查门在关门时遇阻力后停止关门的功能。

(7)每周一次检查空气过滤器是否连接可靠。

(8)注意定期更换无菌空气过滤器。建议在 1 年内。

(9)定期润滑门封,必要时更换门封。建议在 1 年内。

(10)注意定期校验和维修保养。

(11)注意压力容器、压力表、安全阀的报验。

(12)详细的维修及保养说明参阅说明书。

二、紫外线消毒法

紫外线属电磁辐射中的一种,为一种不可见光,所以又称紫外光。根据紫外线的波长,将其分为 3 个波段,即 A 波、B 波、C 波。在消毒领域主要使用 C 波段,紫外线消毒灯所采用的波长为 253.7nm。

(一)适用范围及条件

(1)紫外线可以杀灭各种微生物,包括细菌繁殖体、芽孢、分枝杆菌、病毒、真菌、立克次体和支原体等,凡被上述微生物污染的表面,水和空气均可采用紫外线消毒。

(2)紫外线辐照能量低,穿透力弱,除石英玻璃可以穿透 80% 之外,大多数物质不能透过或只能透过少量紫外线。因此消毒时必须使消毒部位充分暴露于紫外线。

(3)紫外线对不同介质中的微生物杀灭效果不同,对空气中微生物杀灭效果比较好。

(4)紫外线消毒的适宜温度范围是 20~40℃,温度过高过低均会影响消毒效果,可适当延长消毒时间,用于空气消毒时,消毒环境的相对湿度以低于 80% 为好,否则应适当延长照射时间。

(5)紫外线对物体表面进行消毒受很多因素的影响,首先是粗糙的表面不适宜用紫外线消毒;表面污染有血迹、痰迹、脓迹等严重污染用紫外线消毒效果亦不理想;形状复杂的表面亦不适合用紫外线消毒。

(二)使用方法

1.对物品表面的消毒

(1)照射方式:最好使用便携式紫外线消毒器近距离移动照射,也可采取紫外灯悬吊式照射。对小件物品可放紫外线消毒箱内照射。

(2)照射剂量和时间:不同种类的微生物对紫外线的敏感性不同,用紫外线消毒时必须使用照射剂量达到杀灭目标微生物所需的照射剂量。

杀灭一般细菌繁殖体时,应使照射剂量达到 $10000\mu W \cdot s/cm^2$;杀灭细菌芽孢时应达到 $100000\mu W \cdot s/cm^2$;病毒对紫外线的免疫力介于细菌繁殖体和芽孢之间;真菌孢子的免疫力比细菌芽孢更强,有时需要照射到 $600000\mu W \cdot s/cm^2$,但一般致病性真菌对紫外线的免疫力比细菌芽孢弱;在消毒的目标微生物不详时,照射剂量不应低于 $100000\mu W \cdot s/cm^2$。辐照剂量是所用紫外线灯在照射物品表面处的辐照强度和照射时间的乘积。因此,根据紫外线光源的辐照强度,可以计算出需要照射的时间。例如,用辐照强度为 $70\mu W/cm^2$ 的紫外线表面消毒器近距离照射物品表面,选择的辐照剂量是 $100000\mu W \cdot s/cm^2$,则需照射的时间是:$100000\mu W \cdot s/cm^2 \div 70\mu W/cm^2 = 1429s \div 60s \approx 24$ 分钟。

2.对室内空气的消毒

(1)间接照射法:首选高强度紫外线空气消毒器,不仅消毒效果可靠,而且可在室内有人活动时使用,一般开机消毒30分钟即可达到消毒合格。

(2)直接照射法:在室内无人条件下,可采取紫外线灯悬吊式或移动式直接照射。采用室内悬吊式紫外线消毒时,室内安装紫外线消毒灯(30W紫外灯,在1.0m处的强度$>70\mu W/cm^2$)的数量为不少于$1.5W/m^3$,照射时间不少于30分钟。

(3)对水和其他液体的消毒,采用水内照射法时,紫外光源应装有石英玻璃保护罩,无论采取何种方法,水层厚度均应小于2cm,根据紫外光源的强度确定水流速度。消毒后水必须达到国家规定标准。

(三)注意事项

(1)在使用过程中,应保持紫外线灯表面的清洁,每两周用酒精棉球擦拭一次,发现灯管表面有灰尘、油污时,应随时擦拭。

(2)用紫外线灯消毒室内空气时,房间内应保持清洁干燥,减少尘埃和水雾,温度低于20℃或高于40℃、相对湿度大于60%时,应适当延长照射时间。

(3)用紫外线消毒物品表面时,应使消毒物品表面充分暴露于紫外线。

(4)不得使紫外线光源直接照射到人,以免引起损伤。

(5)照射强度监测应每半年1次,生物监测必要时进行,经消毒后的物品或空气中的自然菌应减少90.90%。

(6)紫外线强度计至少1年标定1次。

(7)不应在易燃、易爆的场所使用。

(8)不应使紫外线光源直接照射到人。

三、低温等离子体消毒法

等离子体是一种高度电离的气体云,是气体在高温或者强烈的电磁场作用下达到一定的电离度(0.1%)而产生的。在这种状态下,物质发生一系列物理和化学变化,如电子交换、电子能量转换、分子碰撞、化学解离和重组等。这种变化使电离气体云产生出电子、离子和其他活性物质等组合成的带电状态云状物质。在等离子体系中,一方面是能量激发打开了气体分子键生成激发态原子、亚稳态原子、单原子分子并伴随辐射出紫外线、γ射线、β粒子等固体颗粒;另一方面可产生OH、H_2O_2等自由基及O_3等强氧化性分子。等离子体主要靠这些成分起到杀菌作用,如自由基、单态氧、紫外线等都具有很强的杀菌作用。

(一)适应范围

等离子体灭菌技术的突出特点是作用快速、杀菌效果可靠、作用温度低、清洁而无残留毒性。目前,等离子体灭菌技术已在许多国家得到应用,主要用于怕热医疗器材的消毒灭菌。其不适用于布类、纸类、水、油类、粉剂等材质的灭菌。

1.内镜灭菌

低温过氧化氢等离子体灭菌技术能在45~75分钟内达到对怕热内镜的灭菌要求,真正实现无毒、快速和灭菌彻底的要求。

2.不耐热器材灭菌

某些直接进入人体内的高分子材料对消毒方法要求极高,既怕湿,亦不可有毒,如心脏外科材料、一些人工器官及某些需植入到体内的医疗用品。这些器材都可以用低温等离子体进行灭菌处理。

3.各种金属器械、玻璃器械和陶瓷制品等的灭菌

现使用的 Sterrad 低温过氧化氢等离子体灭菌装置可用于各种外科器械的灭菌处理,某些玻璃和陶瓷器材也可以用等离子体进行灭菌。试验证明,外科使用的电线、电极、电池等特殊器材均可用低温等离子体灭菌处理。

(二)临床应用

1.过氧化氢等离子低温灭菌器

适用范围同上。特别对重复使用的精密器械、电子仪器和光子配件的损害性小,能延长其使用寿命,一般消毒灭菌过程为 55～75 分钟,较环氧乙烷灭菌时间短,无毒性,费用也较低。但吸收性材料纤维素、纸、布等能阻止其穿透,必须选择特定的包装材料;对灭菌物的长度和直径有所限制,灭菌细物品长度不超过 31cm,内径不能<6mm;不能用于处理尼龙和聚纤维制品;不能处理液体;不能使血清与盐污染的医疗用品达到灭菌状态。

2.微波等离子体灭菌器

用于各种特殊玻璃器皿,如输血输液瓶、药用及其他特殊玻璃器皿的灭菌和去热源。还可用于心血管科和呼吸科的一些塑料、硅橡胶等高分子材料制品的灭菌,如血液氧合器这样形状复杂的设备,人工瓣膜、人工肾、假关节、心脏起搏器等体内人工植入器材。用环氧乙烷或甲醛气体灭菌,可能在仪器表面残留毒性,但等离子体进行灭菌可弥补此缺陷。

(三)注意事项

(1)不能用于被血和氯化钠污染器械的灭菌,尤其是狭窄腔体,如内镜的灭菌,如需使用,应先将器械清洗干净。

(2)等离子体中 γ 射线、β 粒子、强紫外光子对人体是有害的,可引起生物体的损伤。操作时,应注意灭菌腔门内衬及垫圈的绝缘性,以防外泄。

(3)气体等离子体的毒性与气体的种类有关,如氯气、溴和碘蒸气会产生对人有毒的残留气体,使用时应充分注意。

四、微波消毒法

微波是一种频率高(300～3000000MHz)、波长短(1mm～1m)的电磁波。干燥和消毒采用 915MHz 和 2450MHz 两个专用频率。微波对不同性质的材料具有不同反应,对各种金属材料几乎全部反射,不吸收亦不穿透;对玻璃、陶瓷、塑料几乎全部穿透、较少吸收;对生物体、水及含水材料具有良好吸收性能并可产生热能转换。微波的这些特性在消毒灭菌方面具有重要作用。

(一)杀菌机制

微波按其波长可分为分米波、厘米波和毫米波。目前,消毒中常用的 2450MHz±50MHz

与915MHz±25MHz微波,其波长均属分米波段。其热效应多以被消毒物品分子内部激烈运动、相互碰撞、彼此摩擦而发热,故从而内外加热均匀,速度快,杀菌作用强。另外,杀菌作用除热效应外,还来自非热效应作用,所以消毒灭菌的所需温度亦较电热或红外线为低(100~120℃)。一般物品在5~10kW的微波炉中,持续3~15分钟即可达灭菌要求。

(二)影响因素

1.输出功率和照射时间

在其他条件固定不变的情况下,微波杀菌作用随输出功率加大或照射时间延长而显著增强,特别是在低功率区更为明显。输出功率由90W增加到320W,其杀菌速度可提高20倍。微波输出功率和照射时间直接反映了微波杀菌的剂量强度,并且在两者之间存在着确定的交互作用关系,输出功率不变而延长时间或时间不变增加输出功率都可以提高杀菌速度,增强杀菌效果。

2.包装方法

灭菌物品的包装材料不仅需要能无阻留地透过微波和防止微生物的透入,而且需要防止热量扩散。研究证明,棉布包表层污染的细菌要比包中心部位污染菌难以杀灭,杀菌速度相差4倍。若用不透气的塑料膜把棉布包再进行密封包装,可完全消除内层和表层的差别,达到内外消毒效果一致。这种现象可能是密封隔热包装可防止热扩散,充分发挥热效应的缘故,其明显改善包内外灭菌的均匀性。

3.材料含湿率

水是微波最好的吸收材料,吸收微波是微波杀菌的必要条件,所以灭菌物品含水率对消毒效果影响明显。不含水分的材料难以用微波灭菌已被大量研究证实。含湿率可因微波输出功率大小和照射时间长短而最佳范围不同,微波快速灭菌器在650W功率下照射时间<10分钟,以200g吸湿载体为例其含湿率可为30%~50%。在其他条件不变的情况下,含湿率过大亦即负载率过大,使得能量分布密度降低,从而使微波杀菌效果降低。

4.场强均匀性

用微波炉消毒物品时存在冷点位置,在这个位置上的消毒物品不能接受像其余位置的微波辐射。因此,在使用微波炉时应注意避开微波炉中的冷区域,放在其电热转动器上,使其受到充分的微波照射。

(三)临床应用

1.应急性器械的快速灭菌

根据微波特性,微波对金属器材的消毒只能借助于吸收微波的材料包裹进行灭菌处理。由于微波作用快速,特别适合于应急性器材的灭菌。Cardoso VH等报道,用1000W微波消毒30秒可显著抑制多种细菌生长。还有些研究发现,用2450MHz±50MHz微波炉对医用插管、导管照射5~7分钟即可达到灭菌。可用WXD-650A型微波快速灭菌器2450MHz±50MHz、650W微波和0.5%氯己定协同作用5分钟灭菌,并可在手术台边进行灭菌。通常微波不能处理金属物品,但金属器械以湿布包裹后,用2450MHz±50MHz、3.0kW微波照射5分钟可达灭菌。

2.不耐热器材的灭菌

某些不耐高温的医疗器材,用环氧乙烷气体灭菌不仅时间长而且有残留毒性。用微波灭菌,既快又不损坏器材。如医院中由高分子整合材料制成的各种导管、手套、各种人工器官及手术缝线、刀片等用微波快速灭菌器处理5分钟即可达灭菌。对污染严重的麻醉装置,用720W微波照射4分钟,可杀灭细菌和病毒。

3.口腔科器材灭菌

口腔科小型器械如口镜、牙托、注射器、小金属器械及输液瓶等置于含0.5%氯己定溶液的塑料盒里,以2450MHz±50MHz(650W)微波照射5分钟可达灭菌。牙钻手机与钻针采用WBy-1型微波牙钻消毒器,用微波与增效液协同作用,只需照射1分钟即可杀灭细菌繁殖体、细菌芽孢,并可将HBsAg抗原性完全破坏。该法对牙钻手机与钻针无腐蚀,使用性能无影响。Ribeiro DG等研究发现微波照射义齿3分钟可杀灭念珠菌、葡萄球菌、变形链球菌等多种微生物,可预防交叉污染的发生。

4.儿科器材的处理

乳胶奶头、玻璃奶瓶、药杯、毛巾、纱布、棉签等均可用微波消毒。用ER-692型家用微波炉2450MHz±50MHz对毛巾、玻璃奶瓶作用20分钟,对药杯、纱布和棉签照射15分钟,对乳胶奶嘴照射10分钟均能将类炭疽杆菌杀灭,除聚乙烯药杯经10次处理后开始变黄外,其余物品只要预湿水量适当均无损坏。

第四节　化学消毒灭菌方法

一、醛类消毒剂

(一)戊二醛

戊二醛属灭菌剂,具有广谱、高效杀菌作用,对金属腐蚀性小,受有机物影响小。市售的戊二醛含量为250g/L和500g/L,是无色或淡黄色的油状液体,沸点为187～189℃,挥发性低,有轻度醛刺激性气味。临床上常用灭菌浓度为2%。也可使用卫生行政机构批准使用的浓度。碱性戊二醛杀菌作用比酸性戊二醛强,对物品的腐蚀性比酸性弱,但稳定性较酸性差,活化后,保存时间为2周。

1.适用范围

适用于不耐热的医疗器械和精密仪器等消毒与灭菌。

2.使用方法

(1)诊疗器械、器具与物品的消毒与灭菌:常用浸泡法。将洗净、干燥的诊疗器械、器具与物品放入2%的碱性戊二醛溶液中完全浸没,并应去除器械表面的气泡,容器加盖,温度20～25℃,消毒作用到产品使用说明的规定时间,灭菌作用10小时。无菌操作取出,用无菌水冲洗干净,并无菌擦干后使用。

(2)内镜消毒与灭菌:戊二醛对不同种类内镜的消毒和灭菌不仅要求不同,而且内镜处理严格程度也不同,因此应严格按照不同内镜的操作程序进行消毒。

3.注意事项

(1)诊疗器械、器具与物品在消毒前应彻底清洗、干燥。新启用的诊疗器械、器具与物品先除去油污及保护膜,再用清洁剂清洗去除油脂,干燥后及时消毒或灭菌。

(2)戊二醛对人有毒性,应在通风良好的环境中使用。对皮肤和黏膜有刺激性,使用时应注意个人防护。不慎接触,应立即用清水连续冲洗干净,必要时就医。

(3)戊二醛不应用于物体表面的擦拭或喷雾消毒、室内空气消毒、手和皮肤黏膜的消毒。

(4)强化酸性戊二醛使用前应先加入 pH 调节剂(碳酸氢钠),再加防锈剂(亚硝酸钠)充分混匀。

(5)戊二醛应密封,避光,置于阴凉、干燥、通风的环境中保存。

(二)邻苯二甲醛

邻苯二甲醛为高效消毒剂,具有戊二醛优良的杀灭微生物的能力、使用浓度低、作用快速、无需二次活化、腐蚀性低、刺激性与毒性较低并且对污染在医疗器械上的血液与组织无凝固和固定作用等特点。

1.适用范围

适用于不耐热诊疗器械、器具与物品的浸没消毒。

2.使用方法

(1)将待消毒的诊疗器械、器具与物品完全淹没于含量为 5.5g/L、pH 为 7.0~8.0、温度20~25℃的邻苯二甲醛溶液中浸泡,消毒容器加盖,作用 5~12 分钟。

(2)用于内镜的消毒应遵循国家有关要求。

3.注意事项

(1)诊疗器械、器具与物品消毒前应彻底清洗、干燥。新启用的诊疗器械、器具与物品先除去油污及保护膜,再用清洁剂清洗去除油脂,干燥后及时消毒或灭菌。

(2)使用时应注意通风。直接接触到本品会引起眼睛、皮肤、消化道、呼吸道黏膜损伤。接触皮肤、黏膜会着色,处理时应谨慎、戴手套;当溅入眼内时应及时用水冲洗,必要时就诊。

(3)配制使用应采用专用塑料容器。

(4)消毒液连续使用应≤14 日。

(5)应确保使用中的浓度符合产品使用说明的要求。

(6)邻苯二甲醛应密封,避光,置于阴凉、干燥、通风的环境中保存。

(三)低温甲醛蒸汽灭菌

1.适用范围

适用于不耐湿、热的诊疗器械、器具和物品的灭菌,如电子仪器、光学仪器、管腔器械、金属器械、玻璃器皿、合成材料物品等。

2.灭菌方法

(1)低温甲醛蒸汽灭菌程序应包括:预热、预真空、排气、蒸汽注入、湿化、升温,反复甲醛蒸发、注入,甲醛穿透,灭菌(在预设的压力、温度下持续一定时间),反复蒸汽冲洗灭菌腔内甲醛,反复空气冲洗、干燥、冷却,恢复灭菌仓内正常压力。

(2)根据低温甲醛蒸汽灭菌器的要求,采用 2% 复方甲醛溶液或福尔马林溶液(35%～40%甲醛)进行灭菌,每个循环的 2% 复方甲醛溶液或福尔马林溶液(35%～40%甲醛)用量根据装载量不同而异。灭菌参数为:温度 55～80℃,灭菌维持时间为 30～60 分钟。

3.注意事项

(1)应采用取得卫生部消毒产品卫生许可批件的低温甲醛蒸汽灭菌器,并使用专用灭菌溶液进行灭菌,不应采用自然挥发或熏蒸的灭菌方法。

(2)低温甲醛蒸汽灭菌器操作者应培训上岗,并具有相应的职业防护知识和技能。

(3)低温甲醛蒸汽灭菌器的安装及使用应遵循生产厂家使用说明书或指导手册,必要时应设置专用的排气系统。

(4)运行时的周围环境甲醛浓度应<0.5mg/m³,排水内的甲醛浓度应符合国家有关规定,灭菌物品上的甲醛浓度均值≤4.5μg/cm²。在灭菌器内经过甲醛残留处理的灭菌物品,取出后可直接使用。

(5)灭菌包装材料应使用与压力蒸汽灭菌法相同或专用的纸塑包装、无纺布、硬质容器,不应使用可吸附甲醛或甲醛不易穿透的材料如布类、普通纸类、聚乙烯膜、玻璃纸等。

(6)装载时,灭菌物品应摊开放置,中间留有一定的缝隙,物品表面应尽量暴露。使用纸塑包装材料时,包装应竖立,纸面对塑面依序排放。

(7)消毒后,应去除残留甲醛气体,采用抽气通风或用氨水中和法。

二、氧化物类消毒剂

(一)过氧乙酸

过氧乙酸属灭菌剂,具有广谱、高效、低毒、对金属及织物有腐蚀性,受有机物影响大,稳定性差等特点。其浓度为 16%～20%(W/V)。

1.适用范围

适用于耐腐蚀物品、环境及皮肤等的消毒与灭菌。

2.使用方法

(1)浸泡法:凡能够浸泡的物品均可用过氧乙酸浸泡消毒。消毒时,将待消毒的物品放入装有过氧乙酸的容器中,加盖。对一般污染物品的消毒,用 0.1%～0.2%(1000～2000mg/L)过氧乙酸溶液浸泡 30 分钟;对耐腐蚀医疗器械的高水平消毒,采用 0.5%(5000mg/L)过氧乙酸冲洗作用 10 分钟,用无菌方法取出后采用无菌水冲洗干净,无菌巾擦干后使用。

(2)擦拭法:对大件物品或其他不能用浸泡法消毒的物品用擦拭法消毒。消毒使用的浓度和作用时间同浸泡法。

(3)喷洒法:用于环境消毒室,用 0.2%～0.4%(2000～4000mg/L)过氧乙酸溶液喷洒,作用 30～60 分钟。

(4)喷雾法:采用电动超低容量喷雾器,使用 5000mg/L 过氧乙酸溶液,按照 20～30mL/m³

的用量进行喷雾消毒,作用 60 分钟。

(5)熏蒸法:使用 15%过氧乙酸(7mL/m³)加热蒸发,相对湿度 60%～80%,室温熏蒸 2 小时。

(6)使用以过氧乙酸为灭菌剂的专用机械消毒设备灭菌内镜时,应遵循卫生部消毒产品卫生许可批件的使用范围及操作方法。

3.注意事项

(1)过氧乙酸不稳定,应贮存于通风阴凉处,用前应测定有效含量,原液浓度低于 12%时禁止使用。

(2)稀释液临用前配制,使用时限≤24 小时。

(3)过氧乙酸对多种金属和植物有很强的腐蚀和漂白作用,金属制品与织物经浸泡消毒后,及时用符合要求的水冲洗干净。

(4)接触过氧乙酸时,应采取防护措施;不慎溅入人眼中或皮肤上,应立即用大量清水冲洗。

(5)空气熏蒸消毒时,室内不应有人。

(二)过氧化氢

过氧化氢属高效消毒剂,具有广谱、高效、速效、无毒、对金属及织物有腐蚀性,受有机物影响很大,纯品稳定性好,稀释液不稳定等特点。

1.适用范围

适用于外科伤口、皮肤黏膜冲洗消毒,室内空气的消毒。

2.使用方法

(1)伤口、皮肤黏膜消毒:采用 3%(30g/L)过氧化氢冲洗、擦拭,作用 3～5 分钟。

(2)室内空气消毒:使用气溶胶喷雾器,采用 3%(30g/L)过氧化氢溶液按照 20～30mL/m³ 的用量喷雾消毒,作用 60 分钟。

3.注意事项

(1)过氧化氢应避光、避热,室温下储存。

(2)过氧化氢对金属有腐蚀性,对织物有漂白作用。

(3)喷雾时应采取防护措施;谨防溅入眼内或皮肤黏膜上,一旦溅上及时用清水冲洗。

(三)二氧化氯

1.适用范围

适用于物品、环境、物体表面及空气的消毒。

2.使用方法

(1)浸泡法:将待消毒物品浸没于装有二氧化氯溶液的容器中,加盖。对细菌繁殖体污染物品的消毒,用 100～250mg/L 二氧化氯溶液浸泡 30 分钟;对肝炎病毒和结核分枝杆菌污染物品的消毒,用 500mg/L 二氧化氯溶液浸泡 30 分钟;对细菌芽孢污染物品的消毒,用 1000mg/L 二氧化氯溶液浸泡 30 分钟。

(2)擦拭法:大件物品或其他不能用浸泡法消毒的物品用擦拭法消毒。消毒使用的浓度和作用时间同浸泡法。

（3）喷洒法：对细菌繁殖体污染的表面，用 500mg/L 二氧化氯溶液均匀喷洒，作用 30 分钟；对肝炎病毒和结核杆菌污染的表面，用 1000mg/L 二氧化氯溶液均匀喷洒，作用 60 分钟。

（4）室内空气消毒：使用气溶胶喷雾器，采用 500mg/L 二氧化氯溶液按照 20～30mL/m³ 的用量喷雾消毒，作用 30～60 分钟；或采用二氧化氯溶液按照 10～20mg/m³ 加热蒸发或加激活剂熏蒸消毒。消毒剂用量、消毒时间、操作方法和注意事项等应遵循产品的使用说明。

3.注意事项

（1）置于干燥、通风处保存。

（2）稀释液应现配现用，使用时限≤24 小时。

（3）对碳钢、铝有中度腐蚀性，对铜、不锈钢有轻度腐蚀性。金属制品经二氧化氯消毒后，应及时用符合要求的水冲洗干净、干燥。

三、环氧乙烷消毒剂

环氧乙烷能够在不损害灭菌物品的情况下保持强穿透力，故多数不宜用一般方法灭菌的物品均可用环氧乙烷消毒和灭菌。环氧乙烷是目前最主要的低温灭菌方法之一。

1.适用范围

适用于不耐热、不耐湿的诊疗器械、器具和物品的灭菌，如电子仪器、光学仪器、纸质制品、化纤制品、塑料制品、陶瓷及金属制品等诊疗用品。其不适用于食品、液体、油脂类、粉剂类等灭菌。

2.灭菌方法

灭菌程序包括预热、预湿、抽真空、通入气体环氧乙烷达到预定浓度、维护灭菌时间、清除灭菌柜内环氧乙烷气体、解析灭菌物品内环氧乙烷的残留等过程。

灭菌时应采用 100％纯环氧乙烷或环氧乙烷和二氧化碳混合气体，不应使用氟利昂。

应按照环氧乙烷灭菌器生产厂家的操作使用说明或指导手册，根据灭菌物品种类、包装、装载量与方式不同，选择合适的温度、浓度和时间等灭菌参数，采用新的灭菌程度、新类型诊疗器械、新包装材料使用环氧乙烷气体灭菌前，应验证灭菌效果。

除金属和玻璃材质以外的灭菌物品，灭菌后应经过解析，解析时间：50℃，12 小时；60℃，8 小时；残留环氧乙烷应符合 GB/T 16886.7 的要求。解析过程应在环氧乙烷灭菌柜内继续进行，输入的空气应经过高效过滤（滤除≥0.3μm 粒子 99.6％以上），或放入专门的通风柜内，不应采用自然通风法进行解析。

3.灭菌前物品准备与包装

（1）灭菌物品应彻底清洗干净。

（2）包装应采用专用的包装材料，包括纸、包装袋（纸袋、纸塑袋等）、非织造布、硬质容器、包装材料应分别符合 YY/T 0698.2、YY/T 0698.4、YY/T 0698.5 和 YY/T 0698.8 的要求，新型包装材料应符合 GB/T 19633 的有关规定。包装操作要求应符合 WS 310.2 的要求。

4.灭菌物品装载

灭菌柜内装载物品周围应留有空隙，物品应放于金属网状篮筐内或金属网架上；纸塑包装应侧放。物品装载量不应超过柜内总体积的80%。

5.注意事项

(1)灭菌器安装应符合要求,包括通风良好,远离火源,灭菌器各侧(包括上方)应预留51cm空间。应安装专门的排气管道,且与大楼其他排气管道完全隔离。

(2)应有专门的排气管道系统,排气管应为不通透环氧乙烷的材料如铜管等制成,垂直部分长度超过3m时应加装集水器。排气管应至室外,并于出口处反转向下;距排气口7.6m范围内不应有易燃易爆物和建筑物的入风口如门或窗;排气管不应有凹陷或回圈。

(3)环氧乙烷灭菌气瓶或气罐应远离火源和静电,通风良好,无日晒,存放温度低于40℃,不应置于冰箱中。应严格按照国家制定的有关易燃易爆物品储存要求进行处理。

(4)每年对作环境中环氧乙烷浓度进行监测记录。在每日8小时工作中,环氧乙烷浓度TWA(时间加权平均浓度)应不超过1.82mg/m³(1ppm)。

(5)消毒员应经专业知识和紧急事故处理的培训。过度接触环氧乙烷后,迅速将其移离中毒现场,立即吸入新鲜空气;皮肤接触后,用水冲洗接触处至少15分钟,同时脱去脏衣服;眼睛接触液态环氧乙烷或高浓度环氧乙烷气体至少冲洗眼10分钟,并均应尽快就诊。

(6)应在环氧乙烷灭菌器内进行,灭菌器应取得卫生部消毒产品卫生许可批件。

四、含氯消毒剂

含氯消毒剂属高效消毒剂,具有广谱、速效、低毒或无毒、对金属有腐蚀性、对织物有漂白作用,受有机物影响很大,粉剂稳定而水剂不稳定等特点。常用的含氯消毒剂:①液氯:含氯量＞99.5%(g/100mL)。②漂白粉:含有效氯25%(g/100g)。③漂白粉精:含有效氯80%(g/100g)。④三合二,含有效氯56%(g/100g)。⑤次氯酸钠,工业制备的含有效氯10%(g/100g)。⑥二氯异氰尿酸钠,含有效氯60%(g/100g)。⑦三氯异氰尿酸,含有效氯85%～90%(g/100g)。⑧氯化磷酸三钠,含有效氯2.6%(g/100g)。

1.适用范围
适用于物品、物体表面、分泌物、排泄物等的消毒。

2.使用方法

(1)浸泡法:将待消毒的物品浸没于装有含氯消毒剂溶液的容器中,加盖。对细菌繁殖体污染物品的消毒,用含有效氯500mg/L的消毒液浸泡＞10分钟,对经血传播病原体、分枝杆菌和细菌芽孢污染物品的消毒,用含有效氯2000～5000mg/L消毒液,浸泡＞30分钟。

(2)擦拭法:大件物品或其他不能用浸泡消毒的物品用擦拭法消毒,消毒所用的浓度和作用时间同浸泡法。

(3)喷洒法:对一般污染的物品表面,用含有效氯400～700mg/L的消毒液均匀喷洒,作用10～30分钟;对经血传播病原体、结核杆菌等污染表面的消毒,用含有效氯2000mg/L的消毒液均匀喷洒,作用＞60分钟。喷洒后有强烈的刺激性气味,人员应离开现场。

(4)干粉消毒法:对分泌物、排泄物的消毒,用含氯消毒剂干粉加入分泌物、排泄物中,使有效氯含量达到10000mg/L,搅拌后作用＞2小时;对医院污水的消毒,用干粉按有效氯50mg/L用量加入污水中,并搅拌均匀,作用 2 小时后排放。

3.注意事项

(1)粉剂应于阴凉处避光、防潮、密封保存;水剂应于阴凉处避光、密闭保存。使用液应现配现用,使用时限≤24 小时。

(2)配置漂白粉等粉剂溶液时,应戴口罩、手套。

(3)未加防锈剂的含氯消毒剂对金属有腐蚀性,不应用于金属器械的消毒。加防锈剂的含氯消毒剂对金属器械消毒后,应用无菌蒸馏水冲洗干净,干燥后使用。

(4)对织物有腐蚀和漂白作用,不应用于有色织物的消毒。

五、碘类消毒剂

碘类消毒剂可卤化菌体蛋白形成沉淀,具渗透性,杀菌谱广、快速,对各种微生物的杀灭剂量比较接近。

(一)碘伏

1.适用范围

适用于手、皮肤、黏膜及伤口的消毒。

2.使用方法

擦拭法:皮肤、黏膜擦拭消毒,用浸有碘伏消毒液原液的无菌棉球或其他替代物品擦拭被消毒部位。外科手消毒用碘伏消毒液原液擦拭揉搓作用至少 3 分钟。手术部位的皮肤消毒,用碘伏消毒液原液局部擦拭 2~3 遍,作用至少 2 分钟。注射部位的皮肤消毒,用碘伏消毒液原液局部擦拭 2 遍,作用时间遵循产品的使用说明。口腔黏膜及创面消毒,用含有效碘 1000~2000mg/L 的碘伏擦拭,作用 3~5 分钟。

冲洗法:对阴道黏膜创面的消毒,用含有效碘 500mg/L 的碘伏冲洗,作用到使用产品的规定时间。

3.注意事项

(1)应置于阴凉处避光、防潮、密封保存。

(2)含乙醇的碘制剂消毒液不应用于黏膜和伤口的消毒。

(3)碘伏对二价金属制品有腐蚀性,不应做相应金属制品的消毒。

(4)碘过敏者慎用。

(二)碘酊

1.适用范围

适用于注射及手术部位皮肤的消毒。

2.使用方法

使用碘酊原液直接涂擦注射及手术部位皮肤 2 遍以上,作用时间 1~3 分钟,待稍干后再用 70%~80%(体积比)乙醇脱碘。

3.注意事项

(1)不宜用于破损皮肤、眼及口腔黏膜的消毒。

(2)不应用于碘酊过敏者;过敏体质者慎用。

(3)应置于阴凉处避光、防潮、密封保存。

（三）复方碘伏消毒液

1.适用范围

主要适用于医务人员的手、皮肤消毒,有些可用于黏膜消毒。应遵循卫生部消毒产品卫生许可批件规定的使用范围。

2.使用方法

(1)含有乙醇或异丙醇的复方碘伏消毒剂可用于手、皮肤消毒,原液擦拭 1～2 遍,作用 1～2分钟,不可用于黏膜消毒。

(2)含有氯己定的复方碘伏消毒剂,用途同普通碘伏消毒剂,应遵循该消毒剂卫生许可批件的使用说明,慎用于腹腔冲洗消毒。

3.注意事项

同碘伏,使用中应注意复方物质的毒副作用。

六、醇类消毒剂

醇类消毒剂杀菌作用快、性质稳定、无腐蚀性、基本无毒,可与其他药物配制成酊剂起增效作用;能去污起清洁作用,价廉。缺点:不易杀死细菌芽孢、受有机物影响较大、有效浓度较高等。醇分子能进入蛋白质肽链使菌体蛋白变性、干扰微生物代谢和溶菌。醇类消毒剂包括乙醇、异丙醇、正丙醇,或两种成分的复方制剂。

1.适用范围

适用于手、皮肤、物体表面及诊疗器械的消毒。

2.使用方法

(1)手消毒:使用符合国家有关规定的含醇类手消毒剂,手消毒方法遵循 WS/T 313 的要求。

(2)皮肤消毒:使用 70%～80%(体积比)乙醇溶液擦拭皮肤 2 遍,作用 3 分钟。

(3)物体表面的消毒:使用 70%～80%(体积比)乙醇溶液擦拭物体表面 2 遍,作用 3 分钟。

(4)诊疗器具的消毒:将待消毒的物品浸没于装有 70%～80%(体积比)的乙醇溶液中消毒≥30 分钟,加盖;或进行表面擦拭消毒。

3.注意事项

(1)醇类易燃,不应有明火。

(2)不应用于被血、脓、粪便等有机物严重污染表面的消毒。

(3)用后应盖紧,密闭,置于阴凉处保存。

(4)醇类过敏者慎用。

七、胍类消毒剂

胍类消毒剂包括醋酸氯己定、葡萄糖酸氯己定和聚六亚甲基胍等。其均属低效消毒剂,具有速效杀菌作用,对皮肤黏膜无刺激性、对金属和织物无腐蚀性,受有机物影响轻微,稳定性好等特点。

1.适用范围

适用于手、皮肤、黏膜的消毒。

2.使用方法

擦拭法:手术部位及注射部位皮肤和伤口创面消毒,用有效含量≥2g/L氯己定-乙醇(70%,体积比)溶液局部擦拭2~3遍,作用时间遵循产品的使用说明;外科手消毒用有效含量≥2g/L氯己定-乙醇(70%,体积比)溶液,使用方法及作用时间应遵循产品使用说明。

冲洗法:对口腔、阴道或伤口创面的消毒,用有效含量≥2g/L氯己定溶液冲洗,作用时间遵循产品的使用说明。

3.注意事项

不应与肥皂、洗衣粉等阴性离子表面活性剂混合使用或前后使用。

八、季铵盐类消毒剂

本类消毒剂包括单链季铵盐和双长链季铵盐两类,前者只能杀灭某些细菌繁殖体和亲脂病毒,属低效消毒剂,如苯扎溴铵;后者可杀灭多种微生物,包括细菌繁殖体、某些真菌和病毒。季铵盐类可与乙醇或异丙醇配成复方制剂,其杀菌效果明显增加。季铵盐类消毒剂的特点是对皮肤黏膜无刺激,毒性小,稳定性好,对消毒物品无损害等。

1.适用范围

适用于环境、物体表面、皮肤与黏膜的消毒。

2.使用方法

环境、物体表面消毒一般用1000~2000mg/L消毒液,浸泡或擦拭消毒,作用时间15~30分钟。

皮肤消毒:复方季铵盐消毒剂原液皮肤擦拭消毒,作用时间3~5分钟。

黏膜消毒:采用1000~2000mg/L季铵盐消毒液,作用到产品使用说明的规定时间。

3.注意事项

不宜与阴离子表面活性剂如肥皂、洗衣粉等使用。

第五节　无菌物品储存与发放

一、无菌物品储存

储存是指将备用的无菌物品存放、保管于一定的特殊环境中,以保证其不受任何损害的过程。无菌质量的特性决定了无菌物品储存及保管有其特殊的管理要求和控制感染的措施。

(一)无菌物品储存原则

(1)无菌物品储存区为清洁区域,是存放、保管、发放无菌物品的区域。

（2）灭菌后物品应分类、分架存放在无菌物品存放区。

（3）各类无菌物品应每日清点、及时补充,保证储备充足,设立一定的基数。

（4）一次性使用无菌物品应去除外包装后进入无菌物品存放区。

（5）根据备用物品用途进行位置的规划,货架可设柜架号、层次号、位置号等标识,物品放置位置固定化、规格化,能够存取方便。

（6）消毒后直接使用的物品应干燥、包装后专架存放,并设置标识。标识应醒目清楚,避免细菌繁殖或受到真菌污染。

（7）无菌物品储存应遵循先进先出的原则,严格按照日期的先后顺序摆放。

（8）安全管理,认真按照灭菌物品的卸载、存放的操作流程执行;储存过程中应保护无菌物品不受污染和损坏。

（9）搬运无菌物品须使用专用的转运篮筐和转运车。

（10）无菌物品放在不洁的位置或掉落地上应视为污染包,不得使用。

（二）无菌物品储存要求

1.环境要求

无菌物品存放间空气流向必须是由洁到污,采用机械通风。根据 WS 310.1—2016 规定,工作区域温度必须低于 24℃,相对湿度低于 70%,换气次数达到每小时 4～10 次,最低照度达到 200lx,平均照度达到 300lx,最高照度达到 500lx;天花板及墙壁应无裂缝、不落尘,便于清洗与消毒;地面应防滑、易清洗、耐腐蚀,与墙面踢脚及所有阴角均应为弧形设计;电源插座必须具有防水安全性。

无菌间货架应采用敞开式货物架,一般为 3～4 层。货物架可选择耐腐蚀、表面光滑、耐磨的材质,比如不锈钢材质的产品。货物架必须距地面≥20cm,距天花板≥50cm,距墙壁≥5cm,主要是为了减少地面、天花板、墙壁对无菌物品的污染。使用封闭的柜子或容器,用于储存周转较慢的无菌物品。无论采用以上哪种方式储存物品,都必须关注储存期间影响无菌有效期的相关因素,避免无菌包被环境中水、潮气、尘粒污染,以及不恰当的搬运方法造成包装破损所致的污染。

货物架应该根据无菌物品的科室、类别、数量、体积、灭菌方式设置标识,符合无菌物品分类、固定放置的管理要求,并且要做到字迹清晰、标识醒目,便于快速、准确拿取无菌物品。

无菌间工作人员按照所规定的标识放置无菌物品,摆放时需按照灭菌日期的先后顺序摆放,遵循先进先出的原则。

手术室、病房治疗室、病房换药室等应采用自然通风,当通风不良时可使用排风扇强制换气。

无菌物品存放环境应该每日清洁,物体表面、地面及排风口进行湿式擦拭,避免扬尘。

2.人员要求

无菌物品存放区为独立的区域,由专人负责无菌物品存放区的工作,严格执行消毒隔离制度,做好无菌物品管理,控制人员的流动量,并仅限于发放无菌物品的护士及消毒员。无菌间工作人员在接触无菌物品前应洗手或进行手消毒。

3.检查核对要求

无菌间工作人员卸载无菌物品时应确认监测结果(物理监测、化学监测、生物监测)符合 WS 310.3—2016 灭菌质量要求,并对之进行包装完好性、湿包等质量检查。不符合标准的无菌物品应分析原因,重新处理和灭菌。无菌物品卸载后需要冷却 30 分钟后再进行货架装载。一旦无菌物品出现潮湿、包外指示变色不合格,或者掉落在地时一律视为不合格包,需要重新包装灭菌。无菌物品质量检查主要包括以下方面:

(1)确认灭菌质量监测应合格:物理监测质量不合格的,同批次灭菌的物品不得储存和发放。包外化学监测变色不合格的灭菌物品,不得储存和发放,灭菌植入物及手术器械应每批次进行生物监测,生物监测合格后,无菌物品方可储存或发放;紧急情况时,可在生物 PCD 中加用 5 类化学指示物,5 类化学指示物合格可作为提前放行的标志;生物监测的结果应及时通报使用部门。

(2)确认无菌物品包装应合格:外包装清洁,无污渍;包装完好,无破损,闭合完好,包装松紧适宜,封包的胶带长度应与灭菌包体积、重量相适宜,闭合完整性好;密封包装的物品其密封宽度应≥6mm,包内器械距包装袋封口处应≥2.5cm;硬质容器应设置安全闭锁装置,无菌屏障完整性破坏后应可识别。

(3)确认无菌物品标签合格:无菌物品包有无菌物品标签,且粘贴牢固;标签项目完整。灭菌物品的标识应注明物品名称、包装者、核对者、灭菌器编号、灭菌批次、灭菌日期和失效日期等相关信息,并且具有可追溯性。

(4)确认无菌物品没有湿包问题:湿包不能作为无菌包储存。

4.无菌物品有效期

根据 WS 310.2—2016 中无菌物品储存效期的规定执行。

(1)环境温度、湿度达到 WS 310.1—2016 的规定时,使用普通棉包布包装的无菌物品有效期为 14 天;未达到环境标准时,使用普通棉包布包装的无菌物品有效期宜为 7 天。

(2)医用一次性纸袋包装的无菌物品,有效期宜为 30 天。

(3)一次性医用皱纹纸和医用无纺布包装的无菌物品有效期为 180 天。

(4)使用一次性纸塑袋包装的无菌物品有效期宜为 180 天。

(5)使用硬质容器盒包装的无菌物品有效期宜为 180 天。

无菌物品储存的数量应该设有相对固定的基数,储存数量不宜过多,避免无菌物品失效。

5.低温灭菌物品存放要求

过氧化氢等离子灭菌物品禁止与高压蒸汽灭菌物品混放;环氧乙烷灭菌物品必须放在通风良好处,一次性无菌物品储存必须以利于环氧乙烷的挥发。贵重的精密器械要做好保护措施,可以选择靠边的货架存放,防止掉落损坏。

6.消毒后直接使用物品要求

消毒后直接使用的消毒物品可置于无菌物品存放区或置于检查包装及灭菌区储存。该类物品应保持干燥,并且包装后分区、专架存放,标有明显的标志,禁止与其他无菌物品混放。

7.一次性无菌物品的入库要求

一次性无菌物品先拆外包装后方可进入无菌间,未拆封的应储存于消毒供应中心仓库。

一次性无菌物品每批次进入消毒供应中心仓库时,仓库管理人员必须确定一次性无菌物品的有效性,主要包括检查以下项目:产品检验报告,产品名称、规格、生产批号、灭菌批号,每箱外包装是否完整、严密,无破损、无潮湿,《医疗器械生产企业许可证》《医疗器械产品注册证》等信息是否齐全,外包装上的化学指示物变色是否合格。拆外包装的无菌物品进入无菌间时,要检查包装的完好性,核对生产厂家、生产批号、灭菌日期等信息与外包装信息内容是否一致。

(三)无菌物品储存注意事项

(1)接触无菌物品前应洗手或手消毒,禁止佩戴首饰,防止划破外包装纸。

(2)保证足够的冷却时间,防止产生湿包。

(3)无菌包潮湿、包装破损、标签字迹不清、误放不洁处或掉落地面,应视为污染包,须重新处理和灭菌。

(4)发现灭菌质量问题及时反馈灭菌人员和相关负责人。

(5)手术器械、辅料包的搬运应使用器械车。器械篮筐或手术器械箱搬运中应平移,防止器械碰撞和磨损。

(6)一次性物品入库前需确认产品验证是否具备省级以上卫生或药监部门颁发的《医疗器械生产企业许可证》《工业产品生产许可证》《医疗器械产品注册证》《医疗器械经营许可证》等,进口产品还要有国务院(卫生部)监督管理部门颁发的《医疗器械产品注册证》。

属于三类医疗器械的一次性无菌物品应有热原和细菌监测报告,妥善保留资料以备查证。库房有专职人员检查每箱产品的检验合格证、灭菌标识、产品标识和失效期。认真检查每批产品外包装,外包装应包装严密、清洁,无破损、变形、污渍、霉变、潮湿等质量问题。登记每批到货时间、批号、失效期、数量、品名、规格、厂家及送货人签名等。

二、无菌物品发放

无菌物品发放是指将储存的无菌物品发放至各个使用部门时进行的无菌物品质量确认检查、配装、运送等过程。

(一)无菌物品发放原则

(1)无菌物品发放时,应遵循先进先出的原则。

(2)建立无菌物品质量问题的反馈制度,持续改进工作质量。

(3)发放时要确认无菌物品的有效性和包装完好性。

(4)发放植入物时应在生物监测合格后方可发放。

(5)运送无菌物品的器具使用后,应清洁处理,干燥存放。

(6)建立发放记录并具有可追溯性。

(7)建立无菌物品下送服务制度,及时供应无菌物品。

(8)通过预约申请单、紧急请领单、网络申请、污染回收清点单等方式,准备临床需要的无菌物品。

(二)无菌物品发放形式

无菌物品发放、运输应采用封闭方式。消毒供应中心和手术部门可使用专用电梯发放、运输无菌物品,也可以使用转运车或转运箱。临时或特殊情况下,可在无菌物品储存区传递窗口直接发放无菌物品。无菌物品应放入大小适宜的转运箱中,封闭后传送。传递窗应每日擦拭消毒一次。

1.转运箱

发放前认真检查盛装无菌物品的转运箱是否严密、清洁,有无破损、污渍、霉变、潮湿。严禁将无菌物品和非无菌物品混放。封闭箱应标明接受物品的部门等,防止错发。运送中转运箱应保持关闭状态,防止受污染。盛装无菌物品的容器每天清洗一次,干燥备用;视污染情况进行消毒,可选用物理消毒或化学消毒。

2.转运车

无菌物品可直接装入专用转运车,也可以将无菌物品装放在转运箱中,再放入转运车内发放运送。转运车应有编号等标示。转运中车门应保持关闭。转运车每天彻底清洗一次,干燥备用;视污染情况进行消毒,可选用物理消毒或化学消毒。

(三)无菌物品供应方式

消毒供应中心无菌物品供应方式主要有两种,即按需要分配方式、按基数标准分配方式。无论是何种方式,消毒供应中心都应将无菌物品送至临床。

1.按需要分配方式

主要根据临床使用后器械回收的量进行供应。

(1)根据回收物品记录或污染区器械回收清点核查,产生无菌物品申请单,然后传至无菌发放区的人员进行分配、发放。

(2)根据使用部门临时预约申请单分配和发放无菌物品。主要是无菌物品的借用或急救物资的供应,也可以通过网络传送申请表,或由使用部门直接到消毒供应中心领取。

(3)根据手术室手术通知单制定无菌手术器械、敷料等器材的申请单。通常申请单在使用的前一天提交到消毒供应中心。消毒供应中心可采用个案车准备物品,即每台手术需要的器械、敷料等无菌器材集中装放在一个车上,通过专用电梯或物梯运送到手术室。

2.按基数标准分配

适用于网络化无菌物品供应及管理。在使用部门建立无菌物品基数,通过网络消毒供应中心可查询手术室等使用部门基数的变化,及时进行物品的补充。

(四)无菌物品发放要求

发放无菌物品前,发放台、传递窗保持清洁、干燥,无杂物;发放人员着装符合要求,手消毒或洗手。始终遵循先进先出的原则。发放时需要再次核对检查。检查时应注意以下质量要求:

(1)物品名称:核对无菌物品的名称,标签字迹清楚、简单易懂。

(2)核对包装质量:检查纺织物、无纺布及一次性医用皱纹纸的包装封口胶带长度、变色情况、闭合的良好性;纸塑包装的封口处是否平整,压封是否紧密和连续,化学指示剂变色情况;硬质容器的锁扣是否联接紧密,有无断裂,化学指示变色情况等。

(3)数量:根据发放清单检查所发物品的数量是否准确,发放前、中、后均需查对,发放后基数是否足够。

（4）外来器械发放前应检查公司名称和器械名称是否吻合，发放的使用部门及地点是否正确，运送要求及方式等。

（5）无菌效期：核对灭菌日期和失效日期。

（6）包装人员：主要包括包装者和核对者等签名。

（7）填写发放记录单：填写项目完整，主要包括日期、灭菌器编号、批次号、物品名称、灭菌效期、主要操作员（包装、灭菌、发放等岗位人员）签名、数量、接收物品科室等。

（五）无菌物品发放注意事项

（1）每日实行专人专车负责制，发放时应确认无菌物品的灭菌质量和有效期。

（2）严格按照消毒隔离技术操作原则执行，凡发出的无菌物品，如手术器械、辅料包等，即使未使用过，也不能再返回无菌物品存放区储存。

（3）装载、搬运手术器械时应轻拿轻放，保持平稳，防止器械损坏；手术器械包搬运时应双手托住器械两端的底部移动和搬运，或借助车移动。禁止用推、拉、托、丢的方式移动无菌包，造成包装破损，尤其防止一次性无菌包装材料的破损。

（4）当无菌物品与消毒后使用物品一同发放时，应有明确的标识，利于使用者辨识。

（5）消毒物品发放和分装时注意检查消毒日期。

（6）发放人员注意手卫生，禁止佩戴首饰，取放无菌物品前后应洗手。

（7）信息化管理的无菌物品发放时，必须要通过消毒供应中心信息管理系统接收各科室无菌物品需要或科室回收物品名称、数量及规格，并打印发放单，然后将无菌物品分科室进行装载，与下送人员复核后装入下送车。发放时的记录具有可追溯性，发放至科室的无菌物品记录应妥善保管。发放记录包括：发放日期与时间、物品名称、发放科室、数量、灭菌器编号及批次、灭菌日期、失效日期等。

无信息化管理的无菌物品发放时，发放人员根据每天科室回收物品或科室上报的物品名称、数量及规格请领单，进行核对后发放。

植入性手术器械应该在生物监测合格后方可发放。紧急情况需用灭菌植入物时，使用含第5类化学指示物的生物PCD进行监测，化学指示物合格可提前放行，生物监测的结果应及时通报使用部门并且还需记录生物监测结果。

发放纸塑包装贵重器械时，如腔镜器械的镜头、光缆线之类，必须先用带有软垫的转运箱装载，然后再将转运箱放置至转运车内。

第六节　腔镜器械的处理

一、概述

（一）腔镜的发展与应用

1.腹腔镜的发展

1901年，俄罗斯彼得堡的妇科医师Ott在腹前壁做一小切口，插入窥阴器到腹腔内，用头镜将光线反射进入腹腔，对腹腔进行检查，并称这种检查为腹腔镜检查。同年德国的外科医师

Kelling 在狗的腹腔内插入一根膀胱镜进行检查,并称这种检查为腹腔镜的内镜检查。1910 年瑞典斯德哥尔摩的 Jacobaeus 首次使用腹腔镜检查这一名词,他用一种套管针制造气腹。

1911 年美国 Johns Hopkins 医院的外科医师 Bernhein 经腹壁的切口把直肠镜插入腹腔,用发射光做光源。1924 年美国堪萨斯的内科医师 Stone 用鼻咽镜插入狗的腹腔,并推荐用一种橡胶垫圈帮助封闭穿刺套管避免操作中漏气。1938 年匈牙利的外科医师 Veress 介绍了一种注气针,可以安全地做成气胸;在做气腹时,可以防止针尖损伤针下的内脏。用安全穿刺针制作气腹的主张被普遍接受,并沿用至今。

真正针对性腹腔检查术的发明者是德国的胃肠病学家 Kalk,他发明了一种直前斜视 35° 的透镜系统,并于 1929 年首先提倡用双套管穿刺针技术。

1972 年美国妇科腹腔镜医师协会计划在以后几年中要完成近 50 万例的腹腔镜检查.这种检查法已被妇科医师广泛接受。洛杉矶的 Cedars-Sniai 医学中心有近 1/3 的妇科手术使用了诊断或治疗的腹腔镜技术。

1986 年 Cuschieri 开始作腹腔镜胆囊切除术的动物实验,并在 1988 年首届世界外科内镜代表会议上报告获得成功,后于 1989 年 2 月应用于临床。在人身上首次用腹腔镜作胆囊切除获得成功的是法国外科医师 Philipe Mouret,1987 年他在用腹腔镜治疗妇科疾病的同时给同一个患者做了病变胆囊切除手术获得成功,但未报道。

1988 年 5 月,巴黎的 Dubois 在开展猪的腹腔镜胆囊切除手术实验基础上也开始应用于临床,其结果在法国首先发表,并在 1989 年 4 月美国消化内镜医师协会的年会上放映了手术录像,一举轰动了世界,使腹腔镜胆囊切除术从动物实验、临床探索阶段进行到临床发展阶段。

腹腔镜传入我国,是 20 世纪 40 年代末期,由同济大学医学院中美医院内科过晋源教授从欧洲带回来的。当时,他带回来的是一台 Kalk 式腹腔镜,只用于内科疾病的诊断。带回来后实际上处于弃用状态。新的腹腔镜再次传入我国,已经是 20 世纪 70 年代末期了。北京协和医院妇产科从 1979 年起,使用腹腔镜进行诊断以及手术。经过近 20 多年的发展,腹腔镜手术在我国经历了一个极大的繁荣期,不仅妇科,普外科、胸外科、泌尿外科等手术学科,也都开展了腹腔镜或胸腔镜手术或者微创手术。1991 年 2 月,某学者完成我国第一例腹腔镜胆囊切除术,这也是我国第一例腹腔镜外科手术。多年来,我国已开展 40 多类腹腔镜外科手术,病例已超过 100 多万。

2.单孔腔镜的发展

(1)单孔腹腔镜手术:是将传统的多孔道集中为一个孔道置入多个操作器械完成镜下手术操作。目前,可查阅的首例单孔腹腔镜手术,是 1969 年 Clifford Wheeless 的经脐腹腔镜输卵管结扎术。我国的首例单孔腹腔镜输卵管切除术是在 2008 年由高树生完成的。单孔腹腔镜是借由"脐部"这一先天残留的隐藏的"瘢痕"打孔,将手术所需的器械置入腹腔,手术全过程的操作均在此孔进行;手术完毕缝合切口,将手术瘢痕隐于脐部的自然"瘢痕"中,身体上不会留下其他的瘢痕。但是,所有的器械在一个孔道内操作,对医生的操作技术及与助手间的配合要求很高,难度进一步增大,对操作医生而言,是一个很大的挑战。作为微创手术的发展,单孔腔镜手术的可行性和安全性无明显差异。但相比较传统手术,单孔腹腔镜腹壁切口小,切口美观,大大减少术后切口感染的风险;术后切口疼痛更轻,康复更快,缩短住院时间。单孔腹腔镜适用于某些疾病,但某些较为复杂的疾病可能就不太适合采用单孔腹腔镜手术方式,所以某些患者在手术过程中则需要转换为传统的腹腔镜。

单孔腹腔镜手术已在胆囊切除术、胃底折叠术、阑尾切除术、减肥手术、脾脏切除术、结直肠手术、肝脏切除术等领域占据一席之地,同时,在前列腺切除术、膀胱切除术、供体肾切除术等泌尿外科手术以及子宫切除术等妇科手术中得以普遍应用。

(2)单孔胸腔镜手术:单孔胸腔镜手术的切口选择在侧胸壁十分隐蔽的地方,所以术后的瘢痕很不明显。胸外科微创技术的发展可以追溯到 1910 年,当年瑞典著名的内科教授 Jacobaeus 在德国慕尼黑杂志上发表了首篇关于实用性胸腔镜的文章,创立了胸腔镜手术这门新技术,标志现代胸部微创手术技术正式诞生。

20 世纪 80 年代末,随着电视摄像技术、冷光源技术和内镜手术器械的不断发展与改进,还孕育产生了一门新的胸外科手术方式-电视辅助胸腔镜外科,并很快在世界范围内得以飞速发展和普及。电视胸腔镜技术具有创伤小、恢复快、并发症少、术后生活质量高且符合美容要求等优点。1992 年,我国已经有多家较大的医疗单位先后开展了胸腔镜微创手术。目前,单孔胸腔镜手术可以实施标准的肺癌根治术(肺叶切除＋淋巴结清扫),包括肺段切除的高难度胸外科手术。肺癌的治疗,是以手术为基础,包括化疗、放疗、免疫治疗等,多学科综合治疗。微创手术后的患者,恢复快,手术后 1～2 个月即可开展后续治疗,保证了综合治疗疗效。

3.机器人手术系统的发展

早在 20 世纪 80 年代晚期,就已出现了一些简单的计算机辅助机器人手术系统,而其在腹部外科的应用与发展则开始于 90 年代初。1991 年,Computer Motion 公司首先为微创手术设计了世界第一个机器人装置,名 AESOP,为一个声控的机器人手臂内镜摄像头。1993 年,Cedars Sinai 医学中心的 Jonathan Sackier 医生实施了世界上首例机器人系统辅助手术。

常用的机器人系统包括 Da Vinci 系统和 Zeus 机器人。以 DaVinci 系统为例,机器人系统包括三部分:操作台、机器人手臂及腔镜器械、成像系统。操作台提供给医生的图像,来自左右眼独立的取景器,系统通过模拟人脑的能力,整合图像偏差、产生视深度,从而给术者提供一个高清立体的三维图像。除了控制摄像头的机器人手臂外,Da Vinci 系统还包括 3 个用来装配腔镜器械的机器人手臂。机器人系统的腔镜器械和开腹手术的人类手腕活动度一样,拥有 7°的自由度,而传统腔镜手术器械只有 4°的活动自由度。外科医生可以坐在操作台前通过操纵类似于游戏手柄的操纵杆来控制机器人手臂完成精细的手术操作。

(1)机器人系统的优点

①机器人系统能为术者提供高清的三维立体的图像画面,而不是仅依赖于偏光及颜色分离技术,使外科操作精确性提高。因此,即使手术野由于镜头角度关系受到限制,但却有超乎想象的真实度。这套系统能使术者如同开腹手术一般看清周围的情况并同时具有放大、缩小的功能。

②机器人可以过滤掉外科医生在术中操作器械时的手部震颤。这种处理方式使外科手术达到了空前的精准性,使手术安全性提高。

③与传统腔镜相比,机器人的器械拥有接近人手的活动范围度以及能在极小的切口中超过 360°的移动。最后,将机器人操作系统与远程通信结合在一起就能完成远程协作手术,使手

术全部数字化。在过去的几十年里,机器人远程手术被用来消除距离的障碍。它可以使无法到达现场的医生参与并共同完成手术步骤。由于上述优势,机器人手术系统可以实现复杂手术的微创化。

(2)机器人手术的现状与发展:目前,机器人系统的应用几乎已涉及所有的外科领域。达芬奇机器人手术应用的基础与优势:空间定位能力提高、强大快速的计算能力、3D 数字化医疗影像。达芬奇机器人手术是一组器械的组合装置。它通常由一个内镜(探头)、剪刀、持针器、抓钳、超声刀等手术器械、微型摄像头和操纵杆等器械组装而成。达芬奇机器人手术系统最初主要用于泌尿外科的微创手术,如前列腺切除术,现在被越来越多地应用于其他外科手术。应用于普外科:腔镜胆囊切除术,Nissen/Toupet 胃底折叠术,肥胖症的胃转流手术,食管手术,直结肠、胰腺和肝脏手术;应用于心胸外科:腔镜下冠状动脉旁路移植术、腔镜下房间隔缺损修补术、瓣膜修复术、食管肿物切除术;以及应用于妇科等。

机器人手术的局限性:缺少触觉反馈,影响到手术操作的精确性、安全性和灵活度;达芬奇机器人的体积偏大,占用了手术室较大的空间;费用昂贵。未来医用机器人发展应该更加注重轻量化、精密、灵巧机器人机构构型创新设计。

4.腔镜的应用

(1)腹腔镜应用在胃肠外科方面:胃肠外科腹腔镜手术时医生通常用几个非常小的小孔切口(直径 0.5~1cm 大小),通过腹腔镜镜头拍摄到的图像实时显示在监视器上,通过监视器屏幕,用特殊的腹腔镜器械完成手术;最后通常再加上一个 5cm 左右的辅助切口用来取出切下的病变组织。相对于原来大切口的传统手术,腹腔镜手术的患者术后恢复快,腹部创面小,减轻了患者开刀的痛楚,因此也有人形象地称之为"钥匙孔"手术。

(2)腹腔镜应用在肝胆外科方面:利用腹腔镜技术,仅穿刺器在腹壁穿刺获得进入腹腔的通路,在高清镜头的监视下,利用长杆状的器械进行手术操作。具有术野清晰,视角独特,操作轻柔的特点。较之传统的开腹肝切除术,腹腔镜肝切除术仅需要 5~6 个小孔,以及一个约 5cm 长的切口(用于手术最后取出标本)即可完成手术整个过程。患者术后疼痛轻,进食早,恢复快,住院时间短。

(3)腹腔镜应用在妇科疾病方面:对于一些不能明确原因的疑难病症,如急性腹痛、慢性盆腔痛、子宫穿孔、不孕症、痛经等,都可以通过腹腔镜检查明确诊断。同时在腹腔镜下可以进行以下治疗:各种类型宫外孕手术,输卵管切除术,输卵管切开取胚术,盆腔粘连的分离,盆腔子宫内膜异位病灶电灼术,卵巢子宫内膜异位囊肿剥除术,卵巢畸胎瘤及卵巢囊肿剥除术,子宫肌瘤剥除术,子宫次全切除术,子宫切除术,输卵管绝育及输卵管再通术等。另外对于一些早期的恶性肿瘤也可以通过腹腔镜进行治疗,如宫颈癌根治术、子宫内膜癌根治术、卵巢癌的早期分期手术等。

(4)腹腔镜应用在泌尿外科疾病方面:微创腹腔镜广泛应用于上尿路结石、肾或前列腺肿瘤、输尿管狭窄、膀胱阴道瘘等疾病的治疗。

(5)胸腔镜应用在胸心外科疾病方面:胸腔镜手术被誉为 20 世纪胸外科界的重大突破之一,是胸部微创外科的代表性手术。胸腔镜手术(电视辅助胸腔镜手术)使用现代摄像技术和高科技手术器械装备,手术时仅需做 1~3 个直径 1.5cm 的胸壁小孔。微小的医用摄像头将胸腔内的情况投射到大的显示屏幕,等于将医生的眼睛放进了患者的胸腔内进行手术。手术视野根据需要可以放大,显示细微的结构,比肉眼直视下更清晰、更灵活。单孔胸腔镜手术是胸部微创外科的代表性手术,也是未来胸外科发展的方向。其手术视野的暴露、病变细微结构的显现、手术切除范围的判断及安全性好于普通开胸手术。

(6)微创椎间孔镜手术应用在脊柱外科疾病方面:微创手术是外科手术发展趋势,脊柱外科微创技术手术有经皮椎间盘切除术、经皮椎间盘镜直视下椎间盘切除术、后路显微内镜椎间盘切除术等。椎间孔镜手术特点是微创,对脊柱影响小;直接,靶点穿刺直达病灶;并发症低,不易形成血栓和感染率降低;手术创伤小,康复快,时间短,平均 3~6 周恢复工作和体育锻炼。

(二)定义与使用

1.定义

腹腔镜与电子胃镜类似,是一种带有微型摄像头的器械。腹腔镜手术就是利用腹腔镜及其相关器械进行的手术:使用冷光源提供照明,将腹腔镜镜头(直径为 mm)插入腹腔内,运用数字摄像技术使腹腔镜镜头拍摄到的图像通过光导纤维传导至后级信号处理系统并且实时显示在专用监视器上,然后医生通过监视器屏幕上所显示患者器官不同角度的图像,对患者的病情进行分析判断,并且运用特殊的腹腔镜器械进行手术。

腔镜手术(俗称"打眼"),其原理是用二氧化碳气体造成人工气腹作为观察和操作空间。首先在腹壁上根据需要切开 3~4 个小切口,每个长 0.5~1.0cm,并将套管置入腹腔,充入 CO_2 气体,建立腹腔与外界的通道。用 LED 冷光源提供照明。利用这些通道将特殊的腹腔镜器械送入腹腔内,其中摄像装置可以清楚地将腹腔内的各器官等所有影像显示在电视屏幕上,手术医生将通过直视屏幕完成各种手术操作。腹腔镜手术只需 3~4 个孔手术,其中一个在脐部附近,基本看不到,术后仅在腹部留有 1~3 个 0.5~1.0cm 长的手术伤口。故称之为"钥匙孔手术"或微创手术。

2.使用

(1)腹腔镜手术设备:腹腔镜设备一般包含内镜摄像机和电子或光学镜头、LED 冷光源及导光束、医用监视器、气腹机、高频电刀、冲洗泵等。

常用的腹腔镜器械有:气腹针、穿刺器、钛夹钳、剪刀、分离钳、抓钳、吸引器、电凝钩、电凝棒、电凝铲、打结器、推结器等。

(2)内镜使用和维护

①常用 0°和 30°镜,直径 10mm,内镜与摄像头相连接,通过传导冷光源的光束照亮手术视野,同时又把手术图像传回摄像系统。

②内镜在使用过程中,镜头容易被血液污染,或内镜从腹外的冷环境进入腹腔的热环境后,导致图像模糊,此时应将内镜取出用无菌纱布擦净血液,再用少量防雾剂涂擦镜面或用无菌温水冲洗镜面使图像清晰。

③使用中尽量把内镜和其他手术器械分开,防止互相碰撞,损伤镜面。

④严禁使用生理盐水清洗内镜,否则容易生锈;灭菌后的内镜,一定要让其自然冷却,禁止用冷水冷却。

（3）冷光源使用和维护

①冷光源通过导光束与腹腔镜相连照亮手术视野，是腹腔镜手术照明的关键仪器。

②使用过程中不要经常开关机，如果需要短暂停止使用，可将光源亮度调至最小，减少光源无效工作时间，延长使用寿命。

③冷光源放置在良好通风的地方，防止主机过热。导光束严禁折叠，在清洗保养包装灭菌过程中应钝角盘旋。盘旋直径≥10cm。

（4）二氧化碳气腹系统

①气腹系统为手术提供视野和操作空间，由气腹机、二氧化碳钢瓶、气腹针组成。

②气腹机直接与二氧化碳钢瓶连接，有微电脑连续不断地监测腹腔压力。

③气腹机在使用中，为了保证患者安全，术中先用低流量 1L/min 模式充气，然后改用中流量 3～5L/min 智能模式，防止腹压急剧升高影响肺功能。

④手术结束需要关机时，按正确的顺序关机。先关二氧化碳气瓶总阀，排尽余气，让气腹机退出工作状态，再关掉电源。注意在气腹针未从患者体内拔出前，不要关掉气腹机电源，以免气体倒流入系统内。

（5）高频电刀的使用：高频电刀用于手术中分离、切割、止血，是完成腹腔镜手术的主要器械。高频电刀有一定的危险性，为预防意外使用时应注意：

①去除患者身上的金属物品，保证患者不接触手术床金属部分。

②避免患者和液体接触。

③手术中根据手术的需要选择电凝、电切工作模式及调节使用功能。

（6）医用加压器

①医用加压器的正压功能用于冲洗手术视野，负压功能吸引腹腔内的积血、积液，除去烟雾，保持手术视野的干净和清晰。

②手术前正确连接各管道，手术中根据手术需要调节冲洗吸引压力及液体流速。

（7）腹腔镜的开关机顺序：气腹机→高频电刀→监视器→摄像机→冷光源；关机顺序则相反。

（8）使用特点

①多角度"观察"。腹腔镜可以在不牵动腹腔脏器的前提下从不同角度和方向检查，甚至可以看到很深的位置，达到直观检查的效果，不宜误诊和漏诊。

②手术创伤小。普通腹腔疾病手术的创伤很大，切口在 20cm 以上，腹腔损伤严重。而腹腔镜手术腹部创面小于开腹、开胸手术，患者术后很快恢复健康，不易出现并发症。

③术后疼痛轻、恢复快。普通腹腔镜创伤大，术中撑开胸腔或腹腔，术后疼痛明显，疼痛可持续数月乃至更长，大部分患者术后活动受限。而腹腔镜手术切口小，术后患者疼痛明显减轻，进食早，恢复快，住院时间短。

④粘连少。微创手术，无需开刀，手术对腹腔损伤较小，对组织损伤较少，手术中充分冲洗腹腔，因此腹腔镜手术后患者腹腔、胸腔、盆腔粘连小于开腹手术。

⑤美观性好。腹腔镜小切口手术后瘢痕小；胸腔镜不撑开胸骨，与常规开胸手术相比，很大程度上保留了胸廓的完整性，因此患者术后活动能力均优于常规开胸、开腹手术患者。

⑥对免疫功能影响小。手术会不同程度降低机体的免疫功能,手术创伤越大对免疫功能的影响就越大,腹腔镜微创切口手术和传统开腹、开胸手术相比明显减少手术创伤,对免疫功能的影响大大减少。

(三)腔镜器械分类与特点

1.腔镜器械分类

(1)按成像原理分:光学镜(柱状透镜)、纤维镜、电子镜。

(2)按功能分:腹腔镜、膀胱镜、关节镜、胃肠镜、胆道镜等。

(3)按形态分:硬式内镜、软式内镜。

(4)按用途分:腹腔镜、电切镜、鼻旁窦镜等。

(5)按角度分:对于角度的描述多数指的是硬式内镜,根据检查部位的要求,提供不同点的视野角度,可分为0°、12°、30°、70°等,应用于不同的手术科室。

2.腔镜器械特点

腹腔镜器械价格昂贵,结构精细复杂,材质多样。可拆卸的管腔类器械在清洗时必须拆卸到最小单位;可拆卸的操作钳、剪刀类功能端脆弱,部件易损,除遵循通用的复用医疗器械处理流程外,对清洗、消毒和灭菌还应有特殊方法和技术。

(1)腹腔镜钳类器械,由外鞘、内芯、注水口、密封帽等组成。器械外鞘轴节关节灵活无松动,器械关节及固定处的铆钉、螺丝等完整、正常紧固;器械操作钳关闭钳端闭合完全,无错位,无断裂。

(2)密封帽类,密封帽、密封圈完整无破损,防止二氧化碳气体泄漏,破坏人体气腹充盈度,进而影响手术视野。

(3)穿刺器类,阀门完好,开关功能完善,闭合性好,管腔通畅。

(4)剪刀类,锋利无卷刃。

(5)弹簧钳类,弹簧完整,能保证伸缩性能良好。

(6)带电源器械,绝缘性能良好,目测检查绝缘层无裂缝或缺口,手持器械检查绝缘层和金属内芯包裹紧实无松动,使用绝缘检测仪检测绝缘性能无漏电。

二、腔镜器械处理操作流程

(一)硬式内镜处理操作流程

1.硬式内镜器械处理操作流程

(1)硬式内镜使用后,由手术室护士立即进行预处理,去除硬式内镜及腔镜器械内外管壁上的血液、黏液和有机物等,放置于密封容器中通知转运人员由专用污染电梯运送到消毒供应中心。

(2)消毒供应中心去污区工作人员防护及着装要求符合 WS 310.2—2016 附录表 A.1 要求。

(3)冲洗:腹腔镜器械分类放置后分开冲洗光学目镜、气腹管、导光束及电凝线。操作钳、操作剪刀、持针器等器械操作部位拆卸最小化后,在流动水下冲洗至少 10 秒,不可拆卸的钛夹钳、Hemo-lock 钳钳端需在水下张合 10 次。

(4)洗涤:

①将腔镜器械及附件放入密纹框全部浸泡在腔镜酶液中,管腔内注满酶液,浸泡 10 分钟。

腔镜多酶清洗剂 4 小时更换一次,有浑浊时及时更换。电凝钩、电凝棒、电凝铲等头端有残留烧灼组织,污染严重时可延长浸泡时间。

②超声波机器清洗:将摆放腔镜器械及附件的密纹框全部浸泡在超声波机器内,清洗时加盖,避免气溶胶形成。根据器械的污染程度选择超声清洗时间。

③管腔类器械通过腔镜专用清洗架上的插件,使水流对管腔内进行冲洗清洗。

(5)漂洗:用流动水冲洗器械及附件的各个表面 10 秒。冲洗的过程中检查器械各个表面的清洁度,肉眼观察不到的管腔内壁部分需使用棉签涂擦检查清洗质量,不合格者重新处理。

(6)终末漂洗:腔镜器械管腔内用高压水枪反复冲洗 5 次,用高压气枪吹干管腔内。

(7)润滑:金属类操作器械、管腔类器械及附件每次清洗后需要常规用腔镜油润滑,润滑时需重点润滑活动节点、轴节、螺帽螺纹、阀门等处,保证器械灵活度和防止生锈。

(8)干燥:用高压气枪吹干表面水分,再放入干燥柜内烘干。不应使用自然干燥方法进行干燥。

(9)包装:包装前根据腔镜内单检查每个器械的性能、完整性、关节转动灵活性和咬合度。

(10)灭菌:管腔类腔镜器械选用低温等离子灭菌。检查灭菌物品包的体积、质量、外包装、追溯标签信息、物品密封完好性、纸塑袋的密封性→装载→放置生物监测指示剂→密切观察及准确记录灭菌器运行状况、灭菌关键参数。灭菌结束后判断物理监测结果,以及化学指示卡、指示胶带、生物检查的变色结果,符合要求后,方可进行卸载。

(11)发放:发放无菌物品时应遵循先进先出原则,确认无菌物品的有效期,查看无菌物品的化学指示胶带的变色情况、外包装质量,合格者予以发放,由转运人员送至手术室。

表 2-6-1　硬式内镜器械处理操作流程

操作步骤	操作要求
术后预处理	手术后由手术室护士立即进行预处理,去除硬式内镜及腔镜器械内外管壁上的血液、黏液和有机物等,放置于密封容器中通知转运人员由专用污染电梯运送到消毒供应中心
去污区工作人员准备	着装规范,注意个人防护,穿防护服/防水围裙、防水鞋、戴圆帽、口罩、手套、护目镜
去污区回收物品准备	腔镜回收标示牌,密纹框,胶垫,配套清洗软毛刷,低纤维擦布,腔镜清洗专用酶,专用水溶性腔镜油等
回收	按照腔镜器械内单,仔细清点器械名称,数量,查看其功能。回收后更换手套
分类	将腔镜器械及附件拆分最小化放入密纹框
清洗	(1)流动水下冲洗,去除肉眼可见污物→多酶液擦拭、浸泡、洗涤→流动水漂洗→终末用流动纯化水擦洗或冲洗
	(2)被朊毒体或气性坏疽及突发原因不明的传染病病原体污染的内镜器械的处理应遵循 WS/T367 的规定进行处理
润滑	金属类操作器械、管腔类器械及附件每次清洗后需要常规用腔镜油润滑,润滑时需重点润滑活动节点、轴节、螺帽螺纹、阀门等处,保证器械灵活度和防止生锈
干燥	用高压气枪吹干表面水分,再放入干燥柜内烘干

操作步骤	操作要求
检查与保养	检查腔镜器械清洗质量,器械功能,带电腹腔镜器械应进行绝缘性能等安全性检查。器械及附件检查,包括:①清洁度检查。利用带光源的放大镜对器械进行全面的清洁度检查,确保器械表面、关节、齿牙及管腔处光洁,无血渍、水垢、锈斑等残留物质,都应符合清洗质量标准。②功能检查。功能检查前,对器械可活动节点、轴节等处采用喷雾式润滑,以保证器械的灵活度。润滑油的使用需要根据厂家说明书确定。检查器械的零件是否完好,每件器械结构是否完整,轴关节有无松动,器械关节及固定处的螺丝、螺帽是否齐全,器械的操作钳钳端应闭合完全,剪刀通过剪纱布来测试其锋利度、有无卷边,套管及密封圈有无变形、老化,穿刺器是否锋利,穿刺器管腔是否通畅,带电源器械应进行绝缘性能检查
包装	依据腔镜器械装配的内单,核对器械的种类、规格和数量,使用合适的包装材料
灭菌	管腔类腔镜器械选用低温等离子灭菌
储存	灭菌后的物品按灭菌方式,分类存放在无菌物品存放区
发放	物理、化学监测合格即可发放。生物监测结果及时通知使用科室。发放时应确认无菌物品的有效性和保障完好性

2.硬式内镜镜头、气腹管、导光束及电凝线处理操作流程

(1)硬式内镜使用后,由手术室护士立即进行预处理,去除硬式内镜及腔镜器械内外管壁上的血液、黏液和有机物等,通知消毒供应中心转运工作人员专人回收。回收时应分类放置,轻拿轻放,防止撞击。

(2)消毒供应中心去污区工作人员防护及着装要求符合 WS 310.2—2016 附录表 A.1 要求。

(3)冲洗:光学目镜应单独在流动水下冲洗,轻拿轻放,防止滑落,防止划伤光学目镜镜面。气腹管内用压力水枪反复冲洗,导光束及电凝线中间导线部分用流动水冲洗。冲洗时注意两端接口处不能进水,如进水立即使用干布擦干或使用气枪吹干,避免导致电路部分返潮,预防手术操作中出现漏电和短路的风险。

(4)洗涤:光学目镜、导光束及电凝线中间导线部分浸泡于含腔镜专用多酶清洁剂中5~10 分钟,气腹管内注满腔镜酶液浸泡,用擦布擦拭各个表面至少 2 遍。擦拭过程中再次检查物品表面是否有裂痕、破损现象,如果有立即停止清洗,通知医生,联系厂商维修处理;擦拭过程中注意动作轻柔,注意保护器械。

(5)漂洗:用流动水冲洗洗涤气腹管管腔内、光学目镜、导光束及电凝线中间导线部分。冲洗的过程中检查器械各个表面的清洁度,不合格者重新处理。

(6)终末漂洗:气腹管管腔内用高压水枪反复冲洗 5 次,用高压气枪吹干管腔内。光学目镜镜面、导光束及电凝线两端部分用流动的纯化水擦布擦拭各个表面,去除自来水中无机固体离子残留。

(7)气腹管、光学目镜、导光束及电凝线禁用超声波清洗器清洗。

(8)消毒:气腹管、光学目镜、导光束及电凝线,用75%乙醇进行擦拭消毒。

(9)干燥:用高压气枪吹干表面水分,不应使用自然干燥方法进行干燥,禁止放入干燥柜内

烘干。

(10)检查与保养:检查清洗后的气腹管、光学目镜、导光束及电凝线,包括清洁度检查是否符合清洗质量标准;功能检查,检查导光束是否漏光;使用绝缘检测仪检测电凝线是否漏电。

(11)包装:光学目镜放入带盖、带卡槽的器械盒内,单独包装;气腹管、导光束和电凝线大弧度(直径≥10cm)盘绕放置,不折叠,无锐角,使用特卫强纸塑包装袋单独包装。

(12)灭菌:气腹管、光学目镜、导光束及电凝线,选用低温等离子灭菌。检查灭菌物品包的体积、质量、外包装、追溯标签信息、物品密封完好性、纸塑袋的密封性→装载→放置生物监测指示剂→密切观察及准确记录灭菌器运行状况、灭菌关键参数。灭菌结束后判断物理监测结果,以及化学指示卡、指示胶带、生物检查的变色结果,符合要求后,方可进行卸载。

(13)发放,发放无菌物品时应遵循先进先出原则,确认无菌物品的有效期,查看无菌物品的化学指示胶带的变色情况、外包装质量,合格者予以发放,由转运人员送至手术室。

表 2-6-2　硬式内镜镜头、导光束、电凝线、气腹管处理操作流程

操作步骤	操作要求
术后预处理	手术后由手术室护士立即进行预处理,去除硬式内镜及腔镜器械内外管壁上的血液、黏液和有机物等,放置于密封容器中通知转运人员由专用污染电梯运送到消毒供应中心
去污区工作人员准备	着装规范,注意个人防护,穿防护服/防水围裙、防水鞋、戴圆帽、口罩、手套、护目镜
去污区回收物品准备	腔镜回收标示牌,密纹框,胶垫,配套清洗软毛刷,低纤维擦布,腔镜清洗专用酶,专用水溶性腔镜油等
回收	按照腔镜器械内单,仔细认真清点器械名称、数量,查看其功能。回收后更换手套
分类	将光学目镜、气腹管、导光束及电凝线与腔镜器械分开放置
清洗	(1)流动水下冲洗,去除肉眼可见污物,避免损伤镜面、连接线等→多酶液擦拭、浸泡、洗涤→流动水漂洗→终末用流动纯化水擦洗或冲洗 (2)被朊毒体或气性坏疽及突发原因不明的传染病病原体污染的内镜器械的处理应遵循 WS/T367 的规定进行处理
消毒	硬式内镜镜头、气腹管、导光束和电凝线,用 75% 乙醇进行擦拭消毒
干燥	光学目镜、气腹管、导光束及电凝线等不耐热物品使用清洁的低纤维絮擦布对表面进行彻底干燥后放入垫有硅胶垫的大小合适的清洁篮框内存放,气腹管管腔内水分用高压气枪吹干。保证导光束和电凝线、气腹管大弧度(直径≥10cm)盘绕放置,不折叠,无锐角
检查与保养	检查光学目镜、气腹管、导光束及电凝线清洗质量,器械功能,电凝线应进行绝缘性能等安全性检查(1)光学目镜检查,包括:①清洁度检查。表面、镜面、目镜端、物镜端、导光束接口处,都应符合清洗质量标准。②功能检查。镜体是否完整、镜面是否有裂痕、导光束接口处是否有损坏情况、镜头成像质量是否清晰完整、杆身是否弯曲凹痕。为了能够检查光学目镜成像质量,需要将参照物放置在距离目镜5cm内并缓慢旋转360°,目测图像是否清晰,若不清晰需重新清洗,用酒精擦拭,仍不清晰者需要联系生产厂家进行维修

操作步骤	操作要求
	(2)导光束检查,包括:①清洁度检查。对导光束表面进行清洁度检查,应符合清洗质量标准。②检查导光束表面是否有破损。③功能检查。将导光束的一端对准室内光源,在其一端上下移动大拇指,检查另一侧有无漏光区。若光区灰影标明纤维断裂,导致透光减少,影响手术视野;灰影部分超过 2/3,需要联系生产厂家进行维修或更换
包装	依据器械装配的内单,核对器械的种类、规格和数量;光学目镜使用保护套和卡槽固定。使用合适的包装材料
灭菌	不耐湿热的光学目镜、气腹管、导光束及电凝线选用低温等离子灭菌
储存	灭菌后的物品按灭菌方式,分类存放在无菌物品存放区
发放	物理、化学监测合格即可发放。生物监测结果及时通知使用科室。发放时应确认无菌物品的有效性和保障完好性

(二)软式内镜处理操作流程

(1)软式内镜操作处理应遵循 WS 507—2016《软式内镜清洗消毒技术规范》执行。

(2)工作人员进行内镜清洗消毒时,应遵循标准预防原则,做好个人防护。

(3)预处理:软式内镜使用后立即用含有清洗液的湿巾或湿纱布擦去外表面污物,反复送气、送水至少 10 秒,将内镜的先端置入装有清洗液的容器中,启动吸引功能,抽吸清洗液直至其流入吸引管。盖好内镜防水帽送至消毒供应中心清洗消毒。

(4)测漏:取下各类按钮和阀门;连接好测漏装置,并注入压力;将内镜全浸没于水中,使用水枪向各个管道注水以排出管道内气体,观察插入部、操作部、连接部等部分是否有气泡冒出。如发现有渗漏,应及时报修送验并记录。

(5)初洗:流动水下用纱布擦洗镜身,用毛刷刷洗管道,彻底清洗。

(6)清洗:在内镜清洗槽内配置清洗液,将内镜、按钮和阀门完全浸没于清洗液中,用软刷反复刷洗至没有可见污染物。清洗液和擦布一用一更换。

(7)漂洗:用流动水冲洗内镜的外表面、按钮、阀门;用压力水枪冲洗内镜各管道至无清洗剂残留;用压力气枪向各管道充气,去除管道内水分。

(8)消毒:使用消毒液消毒内镜时,消毒时间和方式应遵循产品说明书执行。

(9)终末漂洗:更换手套,取出消毒内镜,用压力气枪向各管道充气,去除管道内消毒液;用压力水枪冲洗内镜各管道、内镜外表面、部件及附件。

(10)干燥:用压力气枪向各管道充气,至其完全干燥。后悬挂在内镜专用储存柜内。

(11)灭菌:应灭菌的附件包括活检钳、导丝、取石蓝、切开刀、异物钳等。附件应清洗,根据产品说明书选用灭菌方式,如低温等离子灭菌或低温环氧乙烷灭菌。

表 2-6-3　软式内镜处理操作流程

操作步骤	操作要求
术后预处理	软式内镜使用后护士立即进行预处理,立即用含有清洗液的湿巾或湿纱布擦去外表面污物,放置于密封容器中通知转运人员由专用污染电梯运送到消毒供应中心

操作步骤	操作要求
去污区工作人员准备	着装规范,注意个人防护,穿防护服/防水围裙、防水鞋、戴圆帽、口罩、手套、护目镜
去污区回收物品准备	腔镜回收标示牌,密纹框,胶垫,配套清洗软毛刷,低纤维擦布,内镜清洗专用酶
回收	按照软式内镜内单,仔细认真清点器械名称、数量,查看其功能。回收后更换手套
测漏	取下各类按钮和阀门;连接好测漏装置,并注入压力,观察是否漏气
清洗	(1)流动水下冲洗,去除肉眼可见污物→多酶液擦拭、浸泡、洗涤→流动水漂洗→终末用流动过滤水擦洗或冲洗
	(2)被朊毒体或气性坏疽及突发原因不明的传染病病原体污染的内镜器械的处理应遵循 WS/T367 的规定进行处理
漂洗	用流动水冲洗内镜的外表面、按钮、阀门;用压力水枪冲洗内镜各管道至无清洗剂残留;用压力气枪向各管道充气,去除管道内水分
干燥	用高压气枪彻底吹干表面水分,悬挂在内镜专用储存柜内
检查与保养	检查内镜清洗质量,各按钮、阀门功能
	(1)纤维内镜检查,包括:①清洁度检查。表面、目镜端、侧漏口处,都应符合清洗质量标准。②功能检查。镜体是否完整、镜面是否有裂痕、侧漏口处是否有损坏情况及密封性是否完好、镜头成像质量是否清晰完整、内镜表面是否有破损、操作部是否灵活、操作插件是否完好。将内镜的一端对准室内光源,在其一端上下移动大拇指,检查另一侧有无漏光区。为了能够检查内镜成像质量,需要将参照物放置在距离目镜5cm内并缓慢旋转360°,目测图像是否清晰,若不清晰需重新清洗,用酒精擦拭,仍不清晰者需要联系生产厂家进行维修
	(2)电子内镜检查,包括:①清洁度检查。表面、侧漏口处,都应符合清洗质量标准。②功能检查。内镜表面是否有破损、操作部是否灵活、操作插件是否完好、侧漏口处是否有损坏情况及密封性是否完好。将内镜的一端对准室内光源,在其一端上下移动大拇指,检查另一侧有无漏光区
包装	依据软式内镜内单,核对需灭菌物品的种类、规格和数量。使用合适的包装材料
灭菌	软式内镜附件应根据产品说明书采用低温环氧乙烷灭菌
储存	灭菌后的物品按灭菌方式,分类存放在无菌物品存放区
发放	发放时应确认无菌物品的有效性和包装完好性

(三)达芬奇机器人腔镜器械处理操作流程

达芬奇手术机器人是目前全球最成功及应用最广泛的手术机器人,广泛应用于普外科、泌尿科、心血管外科、胸外科、妇科、五官科、小儿外科等。其主要由 3 个部分组成:①医生控制系统;②三维成像视频影像平台;③机械臂、摄像臂和手术器械组成移动平台。实施手术时主刀医师不与患者直接接触,通过三维视觉系统和动作定标系统操作控制,由机械臂以及手术器械模拟完成医生的技术动作和手术操作。

机械臂、摄像臂和手术器械的清洗消毒操作流程:手术后的预处理→回收→分类→

初步清洗→超声清洗或机器清洗→刷洗→终末冲洗→消毒→防锈保养→干燥→检查与包装→灭菌。

1.手术后的预处理

手术后,手术室的护士负责及时拆卸器械,防止大块血渍阻塞机械臂管腔和头端,并及时冲洗操作后器械上附着的大量的血液、黏液、分泌物等,并做好器械的保湿,防止有机污染物凝固,造成清洗困难;减少污染物对器械的伤害,保护器械,降低感染风险。

2.回收

由消毒供应中心工作人员专人回收。回收时应分类放置,轻抬轻放,防止撞击。机器人镜头和精密器械,必须双方签字交接。

3.分类

(1)消毒供应中心去污区工作人员防护及着装要求符合 WS 310.2—2016 附录表 A.1 要求。

(2)器械分类。机器人器械分类的同时要做好清点记录和认真检查器械的灵活性、完整性,检查器械是否变形、缺损,不能正常使用的要及时处理。

4.清洗

机器人镜头、机械臂、机器人加长腔镜器械的清洗。

(1)机器清洗:为首选。能进行机器清洗的机械臂器械必须上清洗架进行机器清洗;能拆卸的机器人加长腔镜器械应拆卸到可拆卸的最小单位,刷洗污物较多器械,装载放入清洗机。选择适应的清洗程序→启动清洗机→卸载。

(2)手工清洗:不能进行机器清洗的器械必须手工清洗,如机器人镜头、导光束、双极线、气腹管、机器人超声探头等,用多酶液浸泡、加酶洗 5～10 分钟→刷洗→漂洗→高压水枪冲洗管腔→气枪吹干→酒精纱布进行擦洗消毒→润滑→干燥。

5.检查、包装

配包和包装由专人负责,双人查对。由配包者按要求检查器械,包括器械的保养除锈、润滑、带电器械的绝缘监测等,正确摆放;包装者负责核对,并注意器械的功能部位、尖锐器械的锐利部位及贵重器械的功能部位的保护,放置化学指示卡。确认合格后打印追溯标签,选择合适的包装材料进行包装,存放于待灭菌包处。

6.灭菌

消毒员再次核对待高压灭菌机器人器械包或盒的体积、质量、外包装、追溯标签信息、物品密封完好性,合格后进行装载灭菌。消毒员密切观察及准确记录灭菌器运行状况、灭菌关键参数。灭菌结束后消毒员和质检员判断物理监测结果,以及灭菌过程验证装置(PCD)结果,符合要求后,方可进行卸载。

腔镜组护士按照机器人器械说明书对不耐高温高压的镜头、导光束、管腔类机器人长器械等进行过氧化氢低温等离子灭菌。检查灭菌物品包的体积、质量、外包装、追溯标签信息、物品密封完好性、纸塑袋的密封性→装载→放置生物监测指示剂→密切观察及准确记录灭菌器运行状况、灭菌关键参数。灭菌结束后判断物理监测结果,以及化学指示卡、指示胶带、生物检查的变色结果,符合要求后方可进行卸载。

7.发放

发放无菌物品时应遵循先进先出原则,确认无菌物品的有效期,查看无菌物品的化学指示胶带的变色情况、外包装质量,合格者予以发放,由转运人员送至手术室。

表 2-6-4　达芬奇机器人腔镜器械处理操作流程

操作步骤	操作要求
术后预处理	使用后的达芬奇镜头、器械等由手术室护士进行擦拭或用流动水冲洗干净,放置于密封容器中通知转运人员由专用污染电梯运送到消毒供应中心
去污区工作人员准备	着装规范,注意个人防护,穿防护服/防水围裙、防水鞋、戴圆帽、口罩、手套、护目镜
去污区回收物品准备	腔镜回收标示牌,密纹框,胶垫,配套清洗软毛刷,低纤维擦布,腔镜清洗专用酶,专用水溶性腔镜油等
回收	按照达芬奇机器人腔镜器械内单,仔细认真清点器械名称、数量,查看其功能。回收后更换手套
分类	根据器械的材质、结构、精密程度、器械的拆分最小化特点、污染程度进行分类放置。分类后更换手套
清洗	(1)普通达芬奇机器人腔镜器械:初步冲洗→可拆卸部分器械拆卸至最小单位,流动水下刷洗,彻底去除肉眼可见污物,用软毛刷刷洗机器人机械臂头端轴节部、旋转部、管腔内部,避免损伤镜面,连接线等→多酶液擦拭、浸泡、洗涤或使用超声波清洗器进行清洗→流动水漂洗→终末用流动纯化水擦拭或冲洗 (2)被朊毒体或气性坏疽及突发原因不明的传染病病原体污染的达芬奇机器人腔镜器械清洗应遵循 WS/T367 的规定进行处理
消毒	达芬奇机器人镜头、导光束和连接线,用 75% 乙醇进行擦拭消毒。耐热耐湿的金属器械、附件及物品等首选机械湿热消毒,也可采用 75% 乙醇、酸性氧化电位水或其他消毒剂进行消毒
干燥	(1)达芬奇机器人镜头、导光束和连接线等不耐热物品使用清洁的低纤维絮擦布对表面进行彻底干燥后放入垫有硅胶垫的大小合适的清洁篮框内存放,保证导光束和连接线大弧度(直径≥10cm)盘绕放置,不折叠,无锐角 (2)达芬奇机器人机械臂及管腔类机器人长器械使用压力气枪吹干管腔内水分,再放入干燥柜内干燥。干燥柜内适宜温度为 70~90℃,干燥时间为 20~30 分钟
检查与保养	检查机器人腔镜器械的清洗质量、器械功能,必要时使用腔镜专用油润滑除锈保养;带电源器械应进行绝缘性能等安全性检查
包装	依据器械装配的内单核对器械的种类、规格和数量;锐利、贵重、精密器械使用保护套和卡槽固定。使用合适的包装材料
灭菌	根据达芬奇机器人器械生产厂家的使用说明书或指导手册,耐热、耐湿的器械首选压力蒸汽灭菌,不耐湿热的镜头、导光束和连接线选用低温等离子灭菌
储存	灭菌后的物品按灭菌方式分类存放在无菌物品存放区
发放	物理、化学监测合格即可发放。生物监测结果及时通知使用科室。发放时应确认无菌物品的有效性和包装完好性

第七节　医疗废物管理

一、医疗废物管理

（一）医疗废物的概念

医疗废物是指医疗卫生机构在医疗、预防、保健以及其他相关活动中产生的具有直接或者间接感染性、毒性及其他危害性的废物,如废弃的医疗用品、敷料、检验标本、病理标本、化验器材和培养基、诊断用品、实验动物尸体、组织器官和排泄物以及患者生活中产生带有血液、体液、分泌排泄物的垃圾等。预防和控制医源性感染、血源性感染、实验室感染和致病微生物扩散,必须对医疗废物进行消毒处理。落实并加强医疗废物的安全管理,防止医疗废物污染环境,危害人体健康,制定医疗废物的分类、收集、运送、储存、处置的管理制度。

（二）医疗废物的管理

1.医疗废物管理的基本原则

（1）全程化管理:医疗废物从产生、分类收集、密闭包装到收集、运转、储存、处置的整个流程应当处于严格的监控之下。

（2）实施集中处置:为推进实现医疗废物集中处置的进程,《医疗废物管理条例》中明确要求:各地区应当利用和改造现有固体废物处置设施和其他设施,对医疗废物集中处置室能达到基本的环境保护和卫生要求,尚无集中处置设施或者处置能力不足的城市,自条例施行之日起,市级以上城市应当在1年内建成医疗废物集中处置设施;县级市应当在2年内建成医疗废物集中处置设施,在尚未建成医疗废物集中处置设施期间,有关地方人民政府应当组织制订符合环境保护和卫生要求的医疗废物过渡性处置方案,确定医疗废物收集、运送、处置方式和处置单位。

（3）分工负责:《医疗废物管理条例》中明确要求:医疗卫生机构作为医疗废物的产生单位,负责医疗废物产生后的分类收集、包装、转运、暂存的管理;医疗废物集中处置单位负责从医疗废物产生单位收集转运到医疗废物集中处置地的存储和处置的管理,其他任何单位和个人不得从事上述活动,这样能够减少中间管理环节和医疗废物流失的机会,有利于监控和管理,责任明确。

2.医疗废物管理的具体原则

医疗卫生机构应当根据《医疗废物分类目录》对医疗废物实施分类管理。

（1）根据医疗废物的类别,将医疗废物分置于符合《医疗废物专用包装物、容器的标准和警示标识的规定》要求的包装物或者容器内。

（2）在盛装医疗废物前,应当对医疗废物包装物或者容器进行认真检查,确保无破损、渗漏和其他缺陷。

（3）感染性废物、病理性废物、损伤性废物、药物性废物及化学性废物不能与生活废物混合收集,少量的药物性废物可以混入感染性废物,但应当在标签上注明。

（4）废弃的麻醉药、精神病药、放射药、毒性等药品及其相关的废物的管理，依照有关法律、行政法规和国家有关规定的标准执行。

（5）化学性废物中批量的废弃化学试剂，废弃消毒剂应交由专门机构处置，批量的含有汞的体温计、血压计等医疗器具报废时，应当交由专门机构处置。

（6）医疗废物中含有病原体的培养基、标本和菌种、毒种保存液等高危险废物，应当首先在产生场所进行压力蒸汽灭菌或者化学消毒剂浸泡处理，然后按感染性废物收集处置。

（7）隔离的传染病患者或者疑似传染病患者产生的具有传染性的排泄物，应当按照国家规定严格消毒，达到排放标准后排入污水处理系统。

（8）隔离的传染病患者或者疑似传染病患者产生的医疗废物应当使用双层包装物，并及时密封。

（9）放入包装物或者容器内的感染性废物、病理性废物、损伤性废物不得取出。

（10）盛装的医疗废物达到包装物或者容器的 3/4 时，应当使用有效的封口方式，使包装物或者容器的封口紧实、严密。

（11）盛装医疗废物的每个包装物或者容器外表面应当有警示标识，在每个包装物或者容器上应当系中文标签，中文标签的内容应当包括：医疗废物产生单位，产生日期，类别及需要的特别说明等。

（12）医院应当将医疗废物交由取得县级以上人民政府环境保护行政部门许可证的医疗废物处置单位处置，依照危险废物转移联单制度填写和保存转移联单 3 年。

（13）不具备集中处置医疗废物条件的农村，医疗卫生机构应当按照县级人民政府卫生行政主管部门、环境保护行政主管部门的要求，自行就地处置其产生的医疗废物。自行处置医疗废物的，应当符合《医疗废物管理条例》中第二十一条规定的基本要求。

3.医疗废物管理人员职责

（1）检查医疗废物分类收集是否使用专用包装袋、利器盒；转运箱是否破损、泄露，有破损的转运箱严禁使用。

（2）检查每个医疗废物包装袋、利器盒上是否标有中文标签，标签的内容和要求是否符合规定要求。

（3）检查医疗废物的包装袋有无破损，封口是否严密。发现不符合规范要求的立即予以改正。

（4）医疗废物转运结束后在指定地点及时对转运工具进行消毒和清洗，并记录清洗消毒时间和人员，不得使用未经过消毒和清洗的工具贮存医疗废物。

（5）与医疗废物转运人员交接的医疗废物，核对无误后，执行三联单签收。

（6）严禁将医疗废物自行运出本单位转让、买卖等。

4.医疗废物管理人员防护

（1）防护要求

①收集处置医疗废物时按要求做好个人防护，收集时要防遗漏、泄露和流失。

②在产生、分类收集、暂时贮存医疗废物过程中，必须防止医疗废物直接接触身体；一旦发生刺伤、擦伤等意外事故时要及时上报，并根据种类与受伤害程度，采取相应应急措施，跟踪

随访。

③防护用品有破损时应当及时予以更换。

④按规定参加健康检查,每年体检1次。预防接种。

(2)职业防护流程

①工作时:穿工作服→戴工作帽→戴防护口罩→戴乳胶手套→穿防水胶鞋(近距离操作或可能有液体溅出时佩戴护目眼镜)。

②工作完成后:脱手套→洗手→脱口罩→脱帽子→脱胶鞋→脱工作鞋→淋浴。

(3)意外事故的应急处理:配备碘伏、75%酒精及生理盐水以备急用。

②皮肤针刺伤或切割伤:应当在伤口旁端轻轻挤压,尽可能挤出损伤部位的血液,再用肥皂液和大量流动水冲洗污染的伤口,冲洗后用75%乙醇、0.5%碘伏或其他消毒剂消毒伤口。

②皮肤污染:立即用液体皂和大量流动水清洗污染的皮肤,并用适当的手消毒剂消毒。

③黏膜污染:用大量流动水或生理盐水彻底冲洗污染部位。

④衣物污染:尽快脱掉污染衣物,进行消毒处理。

⑤污染泼溅事故时,应立即进行消毒处理,使用有效氯1000mg/L浸泡30分钟。

二、医疗废物处理原则

(一)将医疗废物存放于专用容器(袋)中

感染性医疗废物置于黄色医疗废物专用包装袋。损伤性医疗废物(如针头、刀片、缝合针等)放入专用防刺伤的锐器盒中,运送时不得放入收集袋中,以防运送时造成锐器伤。

在收集医疗废物时,收集人员要做好自身防护措施。

每件医疗废物出科室时需在专用包装袋或容器上标明产生科室、类别、产生日期及需要特别说明的内容。

盛装医疗废物时,不得超过包装袋或者容器的3/4,应当使用有效的封口方式。

包装袋或者容器的外表面被感染性废物污染时,应对被污染处进行消毒处理或增加一层包装。

所有存放感染性医疗废物的容器必须有盖,便于随时关启。每日用2000mg/L有效氯消毒液消毒、清洁容器,并有记录。

(二)对医疗废物运送、专用运输工具(车)的清洗消毒和防止物品流失

(1)运送人员要做好自身防护措施,每天从医疗废物产生地点将分类包装的医疗废物按照规定的时间和路线运送至内部指定的暂时储存地点。

(2)运送时使用专用污物电梯和专用时段运送,运送后对污物电梯进行清洁消毒。

(3)运送人员在运送医疗废物前,应当检查包装物或者容器的标识、标签及封口是否符合要求,不得将不符合要求的医疗废物运送至暂时储存地点。

(4)运送人员在运送医疗废物时,应当防止造成包装物或容器破损和医疗废物的流失、泄漏和扩散,并防止医疗废物直接接触身体。

(5)运送医疗废物应当使用防渗漏、防遗散、无锐利边角、易于装卸和清洁的专用运送工

具。每天运送工作结束后,应当对运送工具及时进行清洁和消毒。

一旦发生医疗废物流失、泄漏、扩散等意外事故,及时采取紧急措施,并启动意外事故紧急方案,对致患者员提供医疗救护和现场救援工作,同时向科室内医疗废物管理兼职人员或科室负责人报告,由其向分管科室上报。处理结束后写明事情经过与今后的预防措施,交防保科备案。

三、医疗废物交接、登记、转运制度

医疗废物具有感染性、毒性及其他危害性,必须强化医疗废物交接、登记和转运环节。

(一)医疗废物必须交给取得县级以上人民政府环境保护行政主管部门许可的医疗废物集中处置单位处置

(1)禁止医疗卫生机构工作人员转让、买卖医疗废物。

(2)各科室建立医疗废物分类处置、收集运送、交接、登记责任人。

(3)建立医疗废物交接登记本。登记内容:科室、日期、时间、废物来源与种类、重量和数量、交付者与接受者(院内收集运送人员)签名。

(4)收集运送人员到各临床科室或部门按规定收取已分类放置的医疗废物,并予以检查,防止生活垃圾中有医疗废物现象。

(5)收集运送人员与临床科室或部门做好双向交接登记。

(6)收集运送人员与临床科室或部门做收集时做到人不离车。

(7)收集运送人员每天从医疗废物产生地点将分类包装的医疗废物按照规定时间和路线,送至暂时储存地。

(8)收集运送人员在运送医疗废物时,应当防止造成包装物或容器破损和医疗废物的流失、泄露和扩散,并防止医疗废物直接接触身体。

(9)登记资料至少保存 3 年。

(10)收集运送医疗废物的工具是:防止渗漏、散落的无锐角,易于装卸、清洁和消毒的封闭式专用车。

(11)每天运送工作结束后,应当对运送工具(车)及时进行 2000mg/L 含氯消毒剂擦拭消毒并做好登记。

(12)每月对消毒后运送工具和操作人员手、围裙做微生物监测。

(二)医疗废弃物分类收集与暂时储存要求

(1)医疗废物必须与医院废物(生活垃圾)严格分开:临床各科室必须将医疗废物进行分类处理。医疗废物和医院废物(生活垃圾)必须分开,不得混装。医院废物(生活垃圾)内不能混有医疗废物。医疗废物禁止倒入生活垃圾内,不得随意在露天场所堆放。医疗废物必须装入有黄色警示标志及科室、年、月、日标识的包装袋和锐器盒内,在确保包装安全、密封无泄露的情况下,待医院专职人员统一上门收集,运送。科室未按照以上要求做,专职人员有权拒收。

(2)有严密的封闭措施,设专(兼)职人员管理,防止非工作人员接触医疗废物;有防鼠、防蚊蝇、防蟑螂的安全措施;防止渗漏和雨水冲刷;易于清洁和消毒;避免阳光直射。

（3）设有明显的医疗废物警示标识和"禁止吸烟、饮食"的警示标识。

（4）医疗废物暂时储存的时间不得超过2天。

（5）医疗卫生机构应当将医疗废物交由取得县级以上人民政府环境保护行政主管部门许可的医疗废物集中处置单位处置,依照危险废物转移联单制度填写和保存转移联单。

（6）医疗卫生机构应当对医疗废物进行登记,登记内容应当包括医疗废物的来源、种类、重量或者数量、交接时间、最终去向以及经办人签名等项目。登记资料至少保存3年。

（7）医疗废物转交出去后,应当对暂时储存地点、设施及时进行清洁和消毒处理。

（8）禁止医疗卫生机构及其工作人员转让、买卖医疗废物。禁止在非收集、非暂时储存地点倾倒、堆放医疗废物,禁止将医疗废物混入其他废物和生活垃圾中。

四、医疗废物意外事故的紧急处理预案管理

发生医疗废物流失、泄露、扩散等意外事故时,应当采取医疗废物意外事故紧急处理管理措施。

（1）立即向后勤保障科、医院感染管理科、预防保健科、保卫科及主管院长汇报,并遵循医疗废物管理制度,限制暴露者,限制环境影响。

（2）由后勤保障科、医院感染管理科、预防保健科、保卫科及相关科室组成调查小组,必要时请求上级主管部门协助。

（3）确定流失、泄露、扩散的医疗废物的类别、数量、发生时间、影响范围及严重程度。

（4）组织相关人员尽快对发生医疗废物流失、泄露、扩散的现场进行处理(按照国家原卫生部颁布的《消毒技术规范》、《中华人民共和国传染病防治法》的相关要求进行消毒处理)。

（5）对被医疗废物污染的区域进行处理时,尽可能封锁污染区域,疏散在场人员、应当尽可能减少对患者、工作人员、其他现场人员及环境的影响。

（6）采取适当的安全处置措施,对泄漏物及受污染的区域、物品进行消毒或者其他无害化处理,采取适当措施,制止其继续溢出,必要时封锁污染区域,以防扩大污染;按需要对场地进行净化、消毒、通风等无害化处理。

（7）对感染性废物污染区域进行消毒时,消毒工作从污染最轻区域向污染最重区域进行,对可能被污染的所有使用过的工具也应当进行消毒处理。

（8）工作人员应当做好自身防护并提供必要的医护措施。

（9）医疗卫生机构在48小时内向上级主管部门和卫生行政部门报告。

（10）发生事故的部门协助做好调查,查清事故原因,总结教训,妥善处理事故,处理结束后由发生事故的部门写明事情经过,采取有效的防范措施预防类似事件发生。

五、医疗废物管理行政处罚

（1）医疗卫生机构、医疗废物集中处置单位违反本条例规定,有下列情形之一的,由县级以上地方人民政府卫生行政主管部门或者环境保护行政主管部门按照各自的职责责令限期改正,给予警告;逾期不改正的,处2000元以上5000元以下的罚款:

①未建立、健全医疗废物管理制度,或者未设置监控部门或者专(兼)职人员的。

②未对有关人员进行相关法律和专业技术、安全防护以及紧急处理等知识的培训的。

③未对从事医疗废物收集、运送、储存、处置等工作的人员和管理人员采取职业卫生防护措施的。

④未对医疗废物进行登记或者未保存登记资料的。

⑤对使用后的医疗废物运送工具或者运送车辆未在指定地点及时进行消毒和清洁的。

⑥未及时收集、运送医疗废物的。

⑦未定期对医疗废物处置设施的环境污染防治和卫生学效果进行检测、评价,或者未将检测、评价效果存档、报告的。

(2)医疗卫生机构、医疗废物集中处置单位违反本条例规定,有下列情形之一的,由县级以上地方人民政府卫生行政主管部门或者环境保护行政主管部门按照各自的职责责令限期改正,给予警告,可以并处 5000 元以下的罚款;逾期不改正的,处 5000 元以上 3 万元以下的罚款:

①储存设施或者设备不符合环境保护、卫生要求的。

②未将医疗废物按照类别分置于专用包装物或者容器的。

③未使用符合标准的专用车辆运送医疗废物或者使用运送医疗废物的车辆运送其他物品的。

④未安装污染物排放在线监控装置或者监控装置未经常处于正常运行状态的。

(3)医疗卫生机构、医疗废物集中处置单位有下列情形之一的,由县级以上地方人民政府卫生行政主管部门或者环境保护行政主管部门按照各自的职责责令限期改正,给予警告,并处 5000 元以上 1 万元以下的罚款;逾期不改正的,处 1 万元以上 3 万元以下的罚款;造成传染病传播或者环境污染事故的,由原发证部门暂扣或者吊销执业许可证件或者经营许可证件;构成犯罪的,依法追究刑事责任。

①在运送过程中丢弃医疗废物,在非储存地点倾倒、堆放医疗废物或者将医疗废物混入其他废物和生活垃圾的。

②未执行危险废物转移联单管理制度的。

③将医疗废物交给未取得经营许可证的单位或者个人收集、运送、储存、处置的。

④对医疗废物的处置不符合国家规定的环境保护、卫生标准、规范的。

⑤未按照本条例的规定对污水、传染病患者或者疑似传染病患者的排泄物,进行严格消毒,或者未达到国家规定的排放标准排入污水处理系统的。

⑥对收治的传染病患者或者疑似传染病患者产生的生活垃圾,未按照医疗废物进行管理和处置的。

(4)医疗卫生机构违反本条例规定,将未达到国家规定标准的污水、传染病患者或者疑似传染病患者的排泄物排入城市排水管网的,由县级以上地方人民政府建设行政主管部门责令限期改正,给予警告,并处 5000 元以上 1 万元以下的罚款;逾期不改正的,处 1 万元以上 3 万元以下的罚款;造成传染病传播或者环境污染事故的,由原发证部门暂扣或者吊销执业许可证件;构成犯罪的,依法追究刑事责任。

（5）医疗卫生机构、医疗废物集中处置单位发生医疗废物流失、泄漏、扩散时，未采取紧急处理措施，或者未及时向卫生行政主管部门和环境保护行政主管部门报告的，由县级以上地方人民政府卫生行政主管部门或者环境保护行政主管部门按照各自的职责责令改正，给予警告，并处1万元以上3万元以下的罚款；造成传染病传播或者环境污染事故的，由原发证部门暂扣或者吊销执业许可证件或者经营许可证件；构成犯罪的，依法追究刑事责任。

（6）医疗卫生机构、医疗废物集中处置单位，无正当理由阻碍卫生行政主管部门或者环境保护行政主管部门执法人员执行职务，拒绝执法人员进入现场，或者不配合执法部门的检查、监测、调查取证的，由县级以上地方人民政府卫生行政主管部门或者环境保护行政主管部门按照各自的职责责令改正，给予警告；拒不改正的，由原发证部门暂扣或者吊销执业许可证件或者经营许可证件；触犯《中华人民共和国治安管理处罚条例》，构成违反治安管理行为的，由公安机关依法予以处罚；构成犯罪的，依法追究刑事责任。

第三章 心内科疾病护理

第一节 原发性高血压

原发性高血压是以血压升高为主要临床表现伴或不伴有多种血管危险因素的综合征,通常简称为高血压病。原发性高血压是临床最常见的心血管疾病之一,也是多种心、脑血管疾病的重要危险因素,长期高血压状态可影响重要脏器如心、脑、肾的结构与功能,最终导致这些器官的功能衰竭。原发性高血压应与继发性高血压相区别,后者约占5%,其血压升高只是某些疾病的临床表现之一,如能及时治疗原发病,血压可恢复正常。

一、临床表现

1.症状

大多数患者早期症状不明显,常见症状有头痛、头晕、耳鸣、眼花、乏力、心悸,还可表现为失眠、健忘、注意力不集中、情绪易波动等。经常在体检或其他疾病就医检查时发现血压升高。

2.体征

血压受昼夜、气候、情绪、环境等因素影响波动较大。一般清晨起床活动后血压迅速升高,夜间血压较低;冬季血压较高,夏季血压较低;情绪不稳定时血压高。体检时可听到主动脉瓣区第二心音亢进、收缩期杂音。

3.恶性或急进性高血压

表现为患者发病急骤,舒张压多持续在 $130\sim140mmHg$ 或更高。常有头痛、视物不清或失明,视网膜可发生出血、渗出及视盘水肿,肾损害突出,持续蛋白尿、血尿及管型尿,病情进展迅速,如不及时治疗,易出现严重的脑、心、肾损害。

二、主要并发症

1.高血压危象

在情绪激动、精神紧张、过度劳累、寒冷等诱因作用下,小动脉发生强烈痉挛,血压突然急剧升高,收缩压可达 $260mmHg$,舒张压可达 $120mmHg$ 以上,影响重要器官血液供应而出现危急症状。在高血压的早、中、晚期均可发生。患者出现头痛、恶心、呕吐、心悸、出汗、视物不清等征象。

2.高血压脑病

发生在重症高血压患者,是指血压突然或短期内明显升高,由于过高的血压干扰了脑血管的自身调节机制,脑组织血流灌注过多造成脑水肿。出现中枢神经功能障碍征象,表现为弥散性严重头痛、呕吐、烦躁、意识模糊、精神错乱、局灶性或全身抽搐,甚至昏迷。

3.主动脉夹层

指主动脉腔内的血液通过内膜的破口进入主动脉壁中层而形成的血肿,夹层分离突然发生时多数患者突感胸部疼痛,向胸前及背部放射,随夹层涉及范围可以延至腹部、下肢及颈部。疼痛剧烈难以忍受,起病后即达高峰,呈刀割或撕裂样。突发剧烈的胸痛常误诊为急性心肌梗死。高血压是导致本病的重要因素。患者因剧痛而有休克外貌,焦虑不安、大汗淋漓、面色苍白、心率加速,从而使血压增高。

三、护理评估

1.评估病史资料

(1)患者有无家族遗传性高血压病史,有无糖尿病、高血脂、冠心病、脑卒中或肾病家族史,有无长期精神紧张、吸烟、饮酒过度、肥胖、长期食盐过多。

(2)根据患者临床表现和症状,评估有无潜在并发症的危险。

(3)评估影响高血压病程及疗效的个人心理、社会和环境因素,包括家庭情况、工作环境及文化程度。

(4)测量血压。必要时测量双下肢血压,计算体重指数,测量腰围及臀围,检查眼底,观察有无 Cushing(皮质醇增多症)面容、神经纤维瘤性皮肤斑、甲状腺功能亢进性突眼征、下肢水肿;听诊颈动脉、胸主动脉、腹部动脉及股动脉有无杂音;甲状腺触诊,心肺检查,肾大,四肢动脉搏动情况,神经系统检查。

2.判断危险因素

(1)有高血压急症的危险,包括高血压脑病、颅内出血、急性心肌梗死、急性左心衰竭伴肺水肿、不稳定性心绞痛、致命性动脉出血或主动脉夹层动脉瘤等。

(2)有意外伤害的危险。

3.预防性护理措施

(1)对潜在高血压急症的护理措施:①患者应入住监护室,持续监测血压和尽快应用合适的降压药。首选静脉降压药,降压目标是 1 小时使动脉压迅速下降,但下降幅度不超过25%;在 2~6 小时血压降至 160/100~110mmHg。防止血压过快降低引起肾、脑或冠状动脉缺血。如果降低的血压水平可耐受且临床情况稳定,在 24~48 小时逐步降低血压达到正常水平。②严密监护生命体征和神志,及时发现高血压急症各类的临床表现。当血压>180/120mmHg 伴即将发生或进行性靶器官损害,需立即卧床休息,严密观察病情,持续监测血压,尽快应用适合的降压药物并进行有针对性的护理措施。

(2)预防意外伤害的发生:①评估患者有无发生坠床的危险。嘱患者起床或体位变化时避免用力过猛、突然变换体位,床上排尿,协助患者生活护理,加用床挡,避免坠床。②避免潜在的危险因素。如剧烈运动、迅速改变体位、活动场所光线昏暗、病室内有障碍物、地面湿滑等。③警惕体位性低血压反应。使用降压药后如有晕厥、恶心、乏力,立即平卧,采取头低足高位,增加脑部血流量;如有头晕、眼花、耳鸣等症状时应卧床休息。

四、观察与护理

(一)一般护理

1.病室环境

为患者提供一个安静、温湿度适宜的诊疗环境,衣服整洁宽松。

2.休息

早期高血压患者可以参加工作,但不要过度疲劳,坚持适当锻炼,如骑自行车、跑步、做体操、打太极拳等。要保证充足的睡眠,保持心情愉悦,避免精神激动,消除恐惧、焦虑、悲观等不良情绪。晚期血压持续增高,伴有心、肾、脑病时应卧床休息。

3.预防危险因素

积极预防和控制高血压的危险因素,如减轻体重、限制饮酒、戒烟、改进膳食结构、增加体育锻炼。

4.饮食

给予低盐、低脂、低热量饮食,以减轻体重。鼓励患者多食水果、蔬菜和纤维素食物,控制咖啡、浓茶等刺激性饮料。对服用排钾利尿药者应注意补充含钾高的食物,如蘑菇、香蕉、橘子等。

(二)病情观察与护理

对血压持续增高的患者,应每日测量血压 2～3 次,并做好记录,掌握血压变化规律。如血压波动过大,要警惕脑出血的发生。如在血压急剧增高的同时,出现头痛、视物模糊、恶心、呕吐、抽搐等症状,应考虑高血压脑病的发生。如出现端坐呼吸、喘憋、发绀、咳粉红色泡沫痰等,应考虑急性左心衰竭的发生。出现上述症状立即报告医师进行紧急救治。

(三)急救与护理

1.高血压危象的护理

(1)评估高血压程度,血压升高＞180/120mmHg 并发进行性靶器官功能不全的表现。

(2)绝对卧床休息,根据病情选择合适卧位,给予吸氧。立即建立静脉通道,遵医嘱使用降压药物。

(3)密切观察患者神志、心率、呼吸、血压及尿量的变化,及时调整降压药物,预防低血压的发生。

(4)定时进行心电、血压、血氧饱和度的监测,在静脉滴注降压药物时前 30 分钟内,每 5 分钟监测血压 1 次,使血压控制在理想范围内。硝普钠是治疗高血压危象时的首选药物,由于其降压迅速,使用时应选用输液泵输注,以便随时调整剂量,控制血压。同时注意硝普钠应现用现配,避光使用,防止见光变质。

(5)加强心理护理,消除患者紧张、恐惧感,必要时遵医嘱给予镇静药,保证患者充分休息,以提高降压药物的疗效,控制血压于稳定状态。

2.高血压脑病护理

(1)评估患者头痛的程度、持续时间,是否伴有头晕、耳鸣、恶心、呕吐症状。

(2)严密观察生命体征。观察患者脉搏、心率、呼吸、血压、瞳孔、神志、尿量变化情况,在用药时特别注意观察血压变化,血压不宜降得过快、过低,1～2小时测量1次血压,以便掌握血压波动情况。如发现异常立即报告医师。对神志不清或烦躁不安、抽搐的患者应加床挡,防止发生坠床。除去义齿,于上下齿之间置牙垫,以防咬伤舌头,保持呼吸道通畅。

(3)迅速降低血压。应在1～2小时将平均动脉压降低25%左右,可选用硝普钠50～100mg加入5%～10%葡萄糖注射液250～500mL中静脉滴注,开始速度易慢,视血压和病情可逐渐加量。

(4)控制抽搐。凡抽搐者可用地西泮10～20mg静脉推注,必要时30分钟后再注射1次,或苯巴比妥钠0.1～0.2g肌内注射,直至抽搐停止。

(5)降低颅内压,减轻脑水肿。高血压脑病时应治疗颅内压增高所致的脑水肿,及时给予降颅内压药物。如20%甘露醇250mL或25%山梨醇250mL快速静脉滴注,每隔4～6小时重复1次。

3.主动脉夹层动脉瘤护理

(1)主动脉夹层动脉瘤70%～80%是由于高血压所致,该病是一种预后很差的血管疾病,临床诊断48小时内死亡率高达36%～75%,如病变累及肾动脉死亡率可达50%～70%。疑似病例应立即密切观察心率、血压、呼吸、氧饱和度、肾功能和下肢循环情况,疼痛的部位及性质。

(2)有效镇痛、减慢心率、平稳降压,防止夹层撕裂,病情平稳后即刻实施介入术。术后严密观察腔内隔绝术后综合征,表现为"三高二低",即体温升高、白细胞计数升高和C-反应蛋白升高;红细胞、血小板降低。轻者给予小剂量肾上腺糖皮质激素及消炎镇痛类药物对症处理后,一般2周逐渐恢复。症状重者,血红蛋白低于80g/L和血小板计数低于60×10⁹/L时,遵医嘱输入全血和血小板治疗。

(四)健康教育

1.心理指导

高血压病的发病机制是除躯体因素外,心理因素占主导地位,强烈的焦虑、紧张、愤怒以及压抑常为高血压的诱发因素,因此教会患者自我调节和自我控制的能力。护士要鼓励患者保持豁达开朗愉快的心境和稳定的情绪,培养广泛的兴趣和爱好。同时指导家属为患者创造良好的生活氛围,避免引起患者情绪紧张、激动等不良刺激。

2.运动指导

高血压患者的休息与运动应根据患者的体质、病情适当调节。随病情好转,血压稳定,可适当从事一些工作、学习、劳动将有益身心健康。高血压患者应逐步控制体重在标准范围内,根据自身爱好和力所能及的运动量进行适当运动,如散步、慢跑、打太极拳、体操等有氧运动。运动时间初始为10～15分钟,一般为30分钟,3～5次/周,循序渐进。如运动出现胸闷、心慌等应立即停止运动。

3.血压监测指导

建议患者自购血压计,指导患者和家属正确测量血压的方法,做到"四定",即定体位、定血压计、定时间、定测量部位。观察血压变化每天 2 次,做好记录。复诊时为医师加减药物剂量提供参考。

4.用药指导

由于高血压是一种慢性病,需要长期的、终身的服药治疗,而这种治疗需要患者和家属配合,因此向其讲解服用药物的种类、用药方法、药物不良反应、服用药物的最佳时间,以便发挥药物的最佳效果和减少不良反应。出现不良反应,要及时报告医师,以便调整药物及采取必要的处理措施。服用降压药物期间,定时测量血压、脉搏,当血压突然升高或降低时要及时就医,不可随意增减或擅自停药。

第二节　心脏瓣膜病

心脏瓣膜病是心脏瓣膜及其附属结构(如瓣叶、瓣环、腱索及乳头肌等)因各种原因造成的以瓣膜增厚、黏连、纤维化、缩短为主要病理改变,以单个或多个瓣膜狭窄和(或)关闭不全为主要临床表现的一组心脏病。若瓣膜互相黏连、增厚、变硬、畸形致瓣膜开放受到限制,从而阻碍血液流通,称瓣膜狭窄;若瓣膜因增厚、缩短,以致不能完全闭合,导致部分血液返流,则称瓣膜关闭不全。二尖瓣最常受累,其次为主动脉瓣;若两个或两个以上瓣膜同时累及,临床上称为多瓣膜病。

引起本病的病因有炎症、黏液瘤样变性、退行性改变、先天性畸形、缺血性坏死、结缔组织疾病及创伤等。其中风湿性心脏病(简称风心病)是我国常见的心脏瓣膜病之一,它是由反复风湿热发生所造成的心脏瓣膜损害。风湿热是一种自身免疫性结缔组织疾病,主要累及心脏和关节,也可侵犯皮下组织、脑、浆膜及小血管等,与甲族乙型溶血性链球菌感染密切相关,患者多有反复链球菌扁桃体炎或咽峡炎病史。多发于冬春季节,寒冷潮湿环境下及医疗较差的地区。主要累及 40 岁以下人群,女性居多。最常累及的瓣膜是二尖瓣。急性风湿热后,至少需 2 年始形成明显二尖瓣狭窄。目前随着风湿热的减少,其发生率有所降低,而非风湿性的瓣膜病,如瓣膜黏液样变性和老年人的瓣膜钙化,日益增多。

一、二尖瓣疾病

(一)二尖瓣狭窄

1.病因、病理

二尖瓣狭窄的最常见病因是风湿热,近半数患者有反复链球菌感染病史如扁桃体炎、咽峡炎等。虽然青霉素在预防链球菌感染的应用,使风湿热、风湿性心瓣膜病的发病率下降,但是风湿性二尖瓣狭窄仍是我国主要的瓣膜病。急性风湿热后,需要两年多形成明显二尖瓣狭窄。急性风湿热多次发作较一次发作出现狭窄早。先天性畸形、结缔组织病也是二尖瓣狭窄的病因。

风湿热导致二尖瓣不同部位的粘连融合,导致二尖瓣狭窄,二尖瓣开放受限,瓣口截断面减少。二尖瓣终呈漏斗状,瓣口常为"鱼口"状。瓣叶钙化沉积常累及瓣环,使其增厚。

慢性二尖瓣狭窄可导致左心房扩大及房壁钙化,尤其在出现房颤时左心耳、左心房内易发生血栓。

2.病理生理

正常二尖瓣口的面积是 $4\sim6cm^2$,当瓣口面积减小到对跨瓣血流产生影响时,即定义为狭窄。二尖瓣狭窄可分为轻、中、重度三个狭窄程度,瓣口面积 $1.5cm^2$ 以上为轻度,$1\sim1.5cm^2$ 为中度,$<1cm^2$ 为重度。测量跨瓣压差可以判断二尖瓣狭窄的程度。重度二尖瓣狭窄跨瓣压差显著增加,可达 20mmHg。

随着瓣口的狭窄,当心室舒张时,血液自左房进入左室受阻,使左心房不能正常排空,致左心房压力增高,当严重狭窄时,左房压可高达 25mmHg,才可使血流通过狭窄的瓣口充盈左室,维持正常的心排血量。左房压力升高,致使肺静脉压升高,肺的顺应性减少,出现劳力性呼吸困难、心率增快,左房压会更高。当有促使心率增快的诱因出现时,急性肺水肿被诱发。

左心房压力增高,肺静脉压升高,使肺小动脉收缩,最终导致肺血管的器质性闭塞性改变产生肺动脉高压、增加右室后负荷,使右心室肥大,甚至右心衰竭,出现体循环淤血的相应表现。

3.临床表现

(1)症状:最常出现的早期症状是劳力性呼吸困难,常伴有咳嗽、咯血。首次出现呼吸困难常以运动、精神紧张、性交、感染、房颤、妊娠为诱因。随着瓣膜口狭窄加重,可出现阵发性夜间呼吸困难,严重时可导致急性肺水肿,咳嗽、咳粉红色泡沫痰。常出现心律失常是房颤,可有心悸、乏力、疲劳,甚至可有食欲减退、腹胀、肝区疼痛、下肢水肿症状。

部分患者首发症状为突然大量咯鲜血,并能自行止住,往往常见于严重二尖瓣狭窄患者。

(2)体征:可出现面部两颧绀红、口唇轻度发绀,称"二尖瓣面容"。

心尖部可触及舒张期震颤;心尖部可闻及舒张期隆隆样杂音是最重要的体征;心尖部第一心音亢进及二尖瓣开放拍击音;肺动脉瓣区第二心音亢进、分裂。

(3)并发症

①房颤:是早期常见的并发症,亦是患者就诊的首发症状。房颤发生率随左房增大和年龄增长而增加。发生前常出现房性期前收缩,初始是阵发性房扑和房颤,之后转为慢性房颤。

②急性肺水肿:是重度二尖瓣狭窄的严重并发症,如不及时救治,可能致死。

③血栓栓塞:约有 20% 患者发生体循环栓塞,偶尔为首发症状。发生栓塞的 80% 患者是有房颤病史。血栓脱落引起周围动脉栓塞,以脑动脉栓塞常见。左心房带蒂球形血栓或游离漂浮球形血栓可能突然阻塞二尖瓣口,导致猝死。而肺栓塞发生常是房颤或右心衰竭时,在右房有附壁血栓形成脱落所致。

发生血栓栓塞的危险因素有房颤。直径 $>55mm$ 的大左心房。栓塞史。心排血量明显降低。

④右心衰竭:是晚期常见并发症,也是二尖瓣狭窄主要死亡原因。

⑤感染:因本病患者常有肺淤血,极易出现肺部感染。

4.实验室检查

(1)X线:左房增大,后前位见左缘变直,右缘双心房影。左前斜位可见左主支气管上抬,右前斜位可见食管下端后移等。

(2)心电图:二尖瓣狭窄重者可有"二尖瓣型P波",P波宽度>0.12秒,并伴有切迹。

(3)超声心动图:是明确诊断和量化的可靠方法。

(4)心导管检查:当临床表现、体征与超声心动图检查的二尖瓣口面积不一致,而且考虑介入或手术治疗时,可进行心导管检查,正确判断狭窄程度。

5.治疗原则

内科治疗以保持和改善心脏代偿功能、积极预防及控制风湿活动及并发症发生为主。有风湿活动的患者应长期应用苄星青霉素肌内注射120万U/月。无症状者要避免剧烈活动和诱发并发症的因素。

外科手术是治疗本病的根本方法,如二尖瓣交界分离术、人工心瓣膜置换术等。对于中、重度单纯二尖瓣狭窄,瓣叶无钙化,瓣下组织无病变,左房无血栓的患者,也可应用经皮瓣膜球囊扩张术介入治疗。

(二)二尖瓣关闭不全

1.病因、病理

心脏收缩期二尖瓣的关闭要依靠二尖瓣的瓣叶、瓣环、腱索、乳头肌和左心室的结构及功能的完整性,任何部分出现异常均可导致二尖瓣关闭不全。

(1)瓣叶:风湿热损害最常见,约占二尖瓣关闭不全患者1/3,女性为多见。风湿性病变造成瓣膜僵硬、变性,瓣缘卷缩,瓣膜交界处的粘连融合,导致二尖瓣关闭不全。

各种原因所致二尖瓣脱垂,心脏收缩时进入左心房影响二尖瓣的关闭;感染性心内膜炎、肥厚型心肌病、先天性心脏病心内膜垫缺损均能使瓣叶结构及功能损害,导致二尖瓣关闭不全。

感染性心内膜炎、二尖瓣创伤性损伤、人工瓣损伤等都可造成瓣叶穿孔,发生急性二尖瓣关闭不全。

(2)瓣环:各种原因引起的左室增大或伴有左心衰竭,都可使瓣环扩大,导致二尖瓣关闭不全。但随心脏缩小、心功能改善,二尖瓣关闭不全情况也会改善。

二尖瓣环钙化和退行性变,多发生于老年女性患者,亦导致二尖瓣关闭不全。严重二尖瓣环钙化累及传导系统,可引起不同程度的房室或室内传导阻滞。

(3)腱索:先天性或各种继发性的腱索病变,如腱索过长、腱索的粘连挛缩或断裂,均可导致二尖瓣关闭不全。

(4)乳头肌:冠状动脉灌注不足致使乳头肌血供不足,使其功能失调,导致二尖瓣关闭不全。如是暂时性乳头肌缺血,出现二尖瓣关闭不全也是短暂的。乳头肌坏死是心肌梗死的常见并发症,会造成永久性二尖瓣关闭不全。虽然乳头肌断裂发生率低,但一旦发生,即可出现严重致命的二尖瓣关闭不全。

乳头肌脓肿、肉芽肿、淀粉样变和结节病等,也是二尖瓣关闭不全的病因。一侧乳头肌缺如、降落伞二尖瓣综合征等先天性乳头肌畸形,也可使二尖瓣关闭不全。

2.病理生理

心室收缩时,二尖瓣关闭不全,部分血液反流入左心房,使左心房承接肺静脉和反流的血液,而使左房压力增高,心室舒张期左心房有过多的血液流入左心室,左心室压力增高,导致左心房和左心室代偿性肥大。当左室功能失代偿,不仅心搏出量减少,而且加重反流,导致左房进一步扩大,最后引起左心衰竭,出现急性肺水肿,继之肺动脉高压。持续肺动脉高压又必然导致右心衰竭,最终为全心衰竭。

3.临床表现

(1)症状:轻者可无症状,风心病患者可从首次风湿热后,无症状期常可超过 20 年。重者出现左心功能不全的表现如疲倦、心悸、劳力性呼吸困难等,后期可出现右心功能不全的表现。

急性二尖瓣关闭不全,轻度反流可有轻度的劳力性呼吸困难。重度反流如乳头肌断裂,将立刻发生急性左心衰竭,甚至发生急性肺水肿或心源性休克。

(2)体征:心脏搏动增强并向左下移位;心尖区全收缩期粗糙吹风样杂音是最重要体征,第一心音减弱,肺动脉瓣区第二心音亢进。

(3)并发症:二尖瓣关闭不全的并发症与二尖瓣狭窄的并发症相似,但心力衰竭情况出现较晚。感染性心内膜炎较二尖瓣狭窄常见;房颤、血栓栓塞较二尖瓣狭窄少见。

急性二尖瓣关闭不全,重度反流,可短期内发生急性左心衰竭,甚至发生急性肺水肿或心源性休克,预后差。

4.实验室检查

(1)X 线:左房增大,伴肺淤血。重者左房左室增大,可有间质性肺水肿征。左侧位、右前斜位可见因二尖瓣环钙化而出现的致密、粗的 C 形阴影。

(2)心电图:急性者常见有窦性心动过速。重者可有左房增大左室肥厚,ST-T 非特异改变。也可有右心室肥厚征,常出现房颤。

(3)超声心动图:脉冲式多普勒超声、彩色多普勒血流显像明确诊断的敏感性高。

(4)放射性核素心室造影:通过左心室与右心室心搏量的比值评估反流程度,当比值>2.5 则提示严重反流。

(5)左心室造影:左心室造影是二尖瓣反流程度的"金标准",通过观察收缩期造影剂反流入左心房的量,评估二尖瓣关闭不全的轻重程度。

5.治疗原则

(1)急性:治疗的目的是降低肺静脉压,增加心排血量,纠正病因。内科治疗一般为术前过渡措施,降低心脏的前后负荷,减轻肺淤血,减少反流,增加心排血量。外科治疗是根本措施,根据病因、病情情况、反流程度和对药物治疗的反应,进行不同手术方式。

(2)慢性

内科治疗:①无症状、心功能正常者无需特殊治疗,应定期随访。②预防感染性心内膜炎;风心病患者应预防风湿活动。③房颤处理如二尖瓣狭窄,但除因心功能恶化需要恢复窦性心律外,多数只需控制心室率。慢性房颤、有栓塞史或左房有血栓的患者,应长期抗凝治疗。

外科治疗:是恢复瓣膜关闭完整性的根本措施。为保证手术效果,应在发生不可逆的左心室功能不全之前进行。手术方法有瓣膜修补术和人工瓣膜置换术两种。

二、主动脉瓣疾病

(一)主动脉瓣狭窄

1.病因、病理

(1)风心病:风湿性炎症使主动脉瓣膜交界处粘连融合,瓣叶纤维化、钙化、僵硬、挛缩畸形,造成瓣口狭窄。同时伴有主动脉瓣关闭不全和二尖瓣狭窄。

(2)先天性畸形:先天性二尖瓣畸形是最常见的先天性主动脉瓣狭窄的病因,而且二尖瓣畸形易并发感染性心内膜炎。成年期形成的椭圆或窄缝形狭窄瓣口,是成人孤立性主动脉瓣狭窄的常见原因。

(3)退行性病变:退行性老年钙化性主动脉瓣狭窄,常见于 65 岁以上老人,常伴有二尖瓣环钙化。

2.病理生理

由于主动脉瓣狭窄,使左心室后负荷加重,收缩期排血受阻而使左心室肥大,导致左心功能不全。

主动脉瓣狭窄严重时可以引起心肌缺血,其机制为:①左心室肥大、心室收缩压升高、射血时间延长,增加心肌耗氧量。②左心室肥大,心肌毛细血管密度相对减少。③心腔内压力在舒张期增高,压迫心内膜下冠状动脉。④左心室舒张末压升高使舒张期主动脉-左心室压差降低,冠状动脉灌注压降低。后两条造成冠状动脉血流减少。供血减少,心肌耗氧量增加,如果有运动等负荷因素,就可出现心肌缺血症状。

3.临床表现

(1)症状:劳力性呼吸困难、心绞痛、晕厥是主动脉瓣狭窄典型的三联征。劳力性呼吸困难为晚期肺淤血引起的首发症状,进一步可发生夜间阵发性呼吸困难、端坐呼吸,甚至急性肺水肿。心绞痛常因运动等诱发,休息后缓解。晕厥多数发生于直立、运动中或后即刻,少数也有在休息时发生。

(2)体征:主动脉瓣区可闻及响亮、粗糙的收缩期吹风样杂音是主动脉瓣狭窄最重要的体征,可向颈部传导。主动脉瓣区可触及收缩期震颤。

(3)并发症

①心律失常:约 10% 患者可发生房颤,将导致临床表现迅速恶化,可出现严重的低血压、晕厥、肺水肿。心肌供血不足时可发生室性心律失常。病变累及传导系统可致房室传导阻滞。室性心律失常、房室传导阻滞常是导致晕厥,甚至猝死的原因。

②心脏性猝死:一般发生在有症状者。

③感染性心内膜炎:虽不常见,但年轻患者较轻的瓣膜畸形也比老年钙化性瓣膜狭窄的患者,发生感染性心内膜炎的危险性大。

④心力衰竭:可见左心衰竭。因左心衰竭发生后,自然病程明显缩短,因而少见终末期的右心衰竭。

⑤消化道出血:出血多为隐匿性慢性,多见于老年瓣膜钙化患者,手术根治后出血常可

停止。

⑥栓塞:少见。

4.实验室检查

(1)X线:心影正常或左心房、左心室轻度增大,升主动脉根部可见狭窄后扩张。重者可有肺淤血征。

(2)心电图:重度狭窄者左心房增大、左心室肥厚并有 ST-T 改变。可有房颤、房室传导阻滞、室内阻滞及室性心律失常。

(3)超声心动图:是明确诊断、判断狭窄程度的重要方法。特别二维超声心动图探测主动脉瓣异常十分敏感,有助于确定狭窄的病因,但不能准确定量狭窄程度。应用连续波多普勒,测定通过主动脉瓣的最大血流速度,计算出跨膜压和瓣口面积。

(4)心导管检查:当超声心动图不能确定狭窄程度,又要进行外科手术治疗,应进行心导管检查。常以左心室-主动脉收缩期压差,判断狭窄程度,平均压>50mmHg 或峰压≥70mmHg为重度狭窄。

5.治疗原则

(1)内科治疗:治疗目的是明确狭窄程度,观察进展情况,选择合理手术时间。

①感染:预防感染性心内膜炎;预防风湿热活动。

②心律失常:积极治疗心律失常,预防房颤,一旦出现房颤,应及时转为窦性心律。

③心绞痛:可用硝酸酯类药治疗心绞痛。

④心力衰竭:限制钠盐摄入,谨慎使用洋地黄和利尿药药物,不可使用作用于小动脉的血管扩张药,避免使用 β 受体阻滞药等负性肌力药物。

⑤无症状:无症状的轻度狭窄患者要每 2 年复查 1 次。中、重度狭窄的患者每 6~12 个月复查 1 次,同时要避免剧烈体力活动。

(2)介入治疗:经皮球囊主动脉瓣成形术与经皮球囊二尖瓣成形术不同,临床应用范围局限。另外经皮球囊主动脉瓣成形术不能代替人工瓣膜置换术,只对高危患者在血流动力学方面产生暂时的轻微的益处,不能降低死亡率。

(3)外科治疗:人工瓣膜置换术是治疗成人主动脉瓣狭窄的主要方法。儿童、青少年的非钙化性先天性主动脉瓣严重狭窄者,可在直视下行瓣膜交界处分离术。

(二)主动脉瓣关闭不全

1.病因、病理

主要由于主动脉瓣和(或)主动脉根部疾病所致。

(1)急性

①创伤:造成升主动脉根部、瓣叶的损伤。

②主动脉夹层:使主动脉瓣环扩大、一个瓣叶被夹层挤压、瓣环或瓣叶被夹层血肿撕裂,常发生在马方综合征、特发性升主动脉扩张、高血压、妊娠。

③感染性心内膜炎:致使主动脉瓣膜穿孔、瓣周脓肿。

④人工瓣膜撕裂。

（2）慢性

①主动脉瓣疾病：绝大部分患者的主动脉瓣关闭不全是由于风心病所致,单纯主动脉瓣关闭不全少见,常因瓣膜交界处伴有程度不同狭窄,常合并二尖瓣损害。感染性心内膜炎是单纯性主动脉瓣关闭不全的常见病因,赘生物使瓣叶损害、穿孔,瓣叶结构损害、脱垂及赘生物介于瓣叶之间,均影响主动脉瓣关闭。即便感染控制,瓣叶纤维化、挛缩也继续发展。临床上表现为急性、亚急性、慢性主动脉瓣关闭不全。先天性畸形,其中在儿童期出现主动脉瓣关闭不全,二叶主动脉瓣畸形是单纯性主动脉瓣关闭不全的1/4。室间隔缺损也可引起主动脉瓣关闭不全。主动脉瓣黏液样变,瓣叶舒张期脱垂入左心室,致使主动脉瓣关闭不全。强直性脊柱炎也可瓣叶受损,出现主动脉瓣关闭不全。

②主动脉根部扩张疾病：造成瓣环扩大,心脏舒张期瓣叶不能对合。如梅毒性主动脉炎、马方综合征、特发性升主动脉扩张、重症高血压和（或）动脉粥样硬化而导致升主动脉瘤以及强直性脊柱炎造成的升主动脉弥散性扩张。

2.病理生理

由于主动脉瓣关闭不全,在舒张期左心室接受左心房流入的血液及主动脉反流来的血液,使左心室代偿性肥大和扩张,逐渐发生左心衰竭,出现肺淤血。

左心室心肌重量增加使心肌耗氧量增加,主动脉舒张压低致使冠状动脉血流减少,两方面造成心肌缺血,使左心室心肌收缩功能降低。

3.临床表现

（1）症状：轻者可无症状。重者可有心悸、心前区不适、心绞痛、头部强烈的震动感,常有体位性头晕。晚期可发生左心衰竭。

急性患者重者可出现低血压和急性左心衰竭。

（2）体征：第二主动脉瓣区可听到舒张早期叹气样杂音。颈动脉搏动明显;脉压增大;周围血管征常见,如点头征、颈动脉和桡动脉扪及水冲脉、股动脉枪击音、股动脉听诊可闻及双期杂音和毛细血管搏动征。主动脉根部扩大患者,在胸骨右侧第2、3肋间可扪及收缩期搏动。

（3）并发症：常见的是感染性心内膜炎;发生心力衰竭急性患者出现早,慢性患者则出现于晚期;可出现室性心律失常,但心脏性猝死少见。

4.实验室检查

（1）X线：急性期可有肺淤血或肺水肿征。慢性期左心房、左心室增大,升主动脉继发性扩张。并可累及整个主动脉弓。左心衰竭时可有肺淤血征。

（2）心电图：急性者常见有窦性心动过速和ST-T非特异改变,慢性者可有左心室肥厚。

（3）超声心动图：M型显示二尖瓣前叶或室间隔舒张期纤细扑动,是可靠诊断征象。急性患者可见二尖瓣期前关闭,主动脉瓣舒张期纤细扑动是瓣叶破裂的特征。

（4）放射性核素心室造影：可以判断左心室功能;根据左、右心搏量比值估测反流程度。

（5）磁共振显像：诊断主动脉疾病极为准确,如主动脉夹层。

（6）主动脉造影：当无创技术不能确定反流程度,并准备手术治疗时,可采用选择性主动脉造影,半定量反流程度。

5.治疗原则

(1)急性:外科人工瓣膜置换术或主动脉瓣修复术是根本的措施。内科治疗目的是降低肺静脉压,增加心排血量,稳定血流动力学。

(2)慢性

①内科治疗:积极控制感染;预防感染性心内膜炎;预防风湿热。应用青霉素治疗梅毒性主动脉炎。当舒张压>90mmHg时需用降压药。左心衰竭时应用血管紧张素转换酶抑制药和利尿药,需要时可加用洋地黄类药物。心绞痛可使用硝酸酯类药物。积极控制心律失常,纠正房颤。无症状的轻度、中度反流患者应限制重体力活动,每1～2年复查1次。无症状的中度主动脉瓣关闭不全和左室扩大者,也需使用血管紧张素转换酶抑制药,延长无症状期。

②外科治疗:人工瓣膜置换术或主动脉瓣修复术是严重主动脉瓣关闭不全的主要治疗方法,为不影响手术后的效果,应在不可逆心功能衰竭发生之前进行,但须遵守手术适应证,避免过早手术。

三、心瓣膜疾病护理措施

(一)活动与休息

按心功能分级安排适当的活动,合并主动脉病变者应限制活动,风湿活动时卧床休息,活动时出现不适,应立即停止活动并给予吸氧3～4L/min。

(二)饮食护理

给予高热量、高蛋白、高维生素易消化饮食,以协助提高机体免疫力。

(三)病情观察

1.体温观察

定时观测体温,注意热型,体温超过38.5℃时给予物理降温,半小时后测量体温并记录降温效果。观察有无风湿活动的表现,如皮肤出现环形红斑、皮下结节、关节红肿疼痛等。

2.心脏观察

观察有无心力衰竭的征象,监测生命体征和肺部、水肿、肝大的体征,观察有无呼吸困难、乏力、尿少、食欲减退等症状。

3.评估栓塞

借助各项检查评估栓塞的危险因素,密切观察有无栓塞征象,一旦发生应立即报告医师,给予溶栓、抗凝治疗。

(四)风湿的预防与护理

注意休息,病变关节应制动、保暖,避免受压和碰撞,可用局部热敷或按摩,减轻疼痛,必要时遵医嘱使用止痛药。

(五)心衰的预防与护理

避免诱因,积极预防呼吸道感染及风湿活动,纠正心律失常,避免劳累、情绪激动。严格控制入量及输液滴速,如发生心力衰竭置患者半卧位,给予吸氧,给予营养易消化饮食,少量多餐。保持大便通畅。

（六）防止栓塞发生

1.预防措施

鼓励与协助患者翻身,避免长时间蹲、坐,勤换体位,常活动下肢,经常按摩、用温水泡脚,以防发生下肢静脉血栓。

2.有附壁血栓形成患者护理

应绝对卧床,避免剧烈运动或体位突然改变,以免血栓脱落,形成动脉栓塞。

3.观察栓塞发生的征兆

脑栓塞可引起言语不清、肢体活动受限、偏瘫;四肢动脉栓塞可引起肢体剧烈疼痛、皮肤颜色及温度改变;肾动脉栓塞可引起剧烈腰痛;肺动脉栓塞可引起突然剧烈胸痛和呼吸困难、发绀、咯血、休克等。

（七）亚急性感染性心内膜炎的护理

应做血培养以查明病原菌;注意观察体温、新出血点、栓塞等情况。注意休息,合理饮食,补充蛋白质和维生素,提高抗病能力。

（八）用药护理

遵医嘱给予抗生素、抗风湿热药物、抗心律失常药物及抗凝治疗,观察药物疗效和不良反应。如阿司匹林导致的胃肠道反应,柏油样便,牙龈出血等不良反应;观察有无皮下出血、尿血等;注意观察和防止口腔黏膜及肺部有无二重感染;严密观察患者心率/律变化,准确应用抗心律失常药物。

（九）健康教育

1.解释病情

告诉患者及家属此病的病因和病程发展特点,将其治疗长期性和困难讲清楚,同时要给予鼓励,建立信心。对于有手术适应证的患者,要劝患者择期手术,提高生活质量。

2.环境要求

居住环境要避免潮湿、阴暗等不良条件,保持室内空气流通,温暖干燥,阳光充足,防风湿复发。

3.防止感染

在日常生活中要注意适当锻炼,注意保暖,加强营养,合理饮食,提高机体免疫力,加强自我保健,避免呼吸道感染,一旦发生,应立即就诊、用药治疗。

4.避免诱发因素

协助患者做好休息及活动的安排,避免重体力劳动、过度劳累和剧烈运动。要教育患者家属理解患者病情并要给予照顾。

要劝告反复发生扁桃体炎患者,在风湿活动控制后 2～4 个月可手术摘除扁桃体。在拔牙、内镜检查、导尿、分娩、人工流产等手术前,应告诉医师自己有风心病史,便于预防性使用抗生素。

5.妊娠

育龄妇女要在医师指导下,根据心功能情况,控制好妊娠与分娩时机。对于病情较重不能妊娠与分娩患者,做好患者及配偶的心理工作,接受现实。

6.提高患者依从性

告诉患者坚持按医嘱服药的重要性,提供相关健康教育资料。同时告诉患者定期门诊复诊,对于防止病情进展也是重要的。

第三节　心肌病

心肌疾病是除先天性心血管病、心脏瓣膜病、冠状动脉粥样硬化性心脏病、高血压心脏病、肺源性心脏病和甲状腺功能亢进性心脏病等以外的以心肌病变为主要表现,并伴有心肌功能障碍的一组心肌疾病。

心肌病分为四型即扩张型心肌病、肥厚型心肌病、限制型心肌病和致心律失常型右室心肌病。各类型心肌病病理生理特点为扩张型心肌病,左心室或双心室扩张,有收缩功能障碍;肥厚型心肌病,左心室或双心室肥厚,常伴有非对称性室间隔肥厚;限制型心肌病,收缩正常,心壁不厚,单或双心室舒张功能低下及扩张容积减小;致心律失常型右室心肌病,右心室进行性纤维脂肪变。

一、肥厚型心肌病

肥厚型心肌病(HCM)是以心肌非对称性肥厚,心室腔变小为特征,以左心室血液充盈受阻,舒张期顺应性下降为基本病态的心肌病。目前一般认为肥厚型心肌病的患病率为 1/500,在中国人群中约为 80/100000。HCM 是青年及运动员猝死的首要原因,而猝死常为首发表现,因而诊治较为困难。临床上根据左心室流出道有无梗阻分为梗阻性和非梗阻性两种类型。

(一)病因与发病机制

40%～60%的肥厚型心肌病是因为肌节蛋白基因突变,故 HCM 被公认为是一种由编码与肌节蛋白有关的基因突变所致的常染色体显性遗传病。其最主要的基因突变包括以下三种:心脏肌球蛋白重链基因(MYHT)、肌球蛋白结合蛋白 C 基因(MYBPC3)和心肌肌钙蛋白基因(TNNT2)。还有研究表明,修饰基因也参与了 HCM 形成,而与 HCM 有关的修饰基因包括血管紧张素 I 转化酶、血管紧张素 II -I 受体等。因此,有学者提出,诱发基因突变的重要背景是神经内分泌失常。

(二)临床表现

HCM 患者的临床表现具有多样性,个体差异很大。多数患者可以长期无症状或者有轻度的临床表现,尤其是非梗阻性患者。临床上以梗阻性患者的表现较为突出。

1.症状

(1)呼吸困难:是最常见的表现,大多数患者在活动后出现,是由于心室舒张末期压力和顺应性降低,肺静脉压升高,肺淤血所致。

(2)胸痛:多发生在劳累后。胸痛持续时间较长,对硝酸甘油反应不佳,可与心肌梗死相鉴别。可能与肥厚的心肌内细冠状动脉受压,心肌需氧量增加而冠状动脉供血不足有关。

（3）晕厥与头晕：15%～25%的患者至少发生过一次晕厥。约20%的患者主诉黑矇或瞬间头晕。左心室舒张末容量降低、左心腔小、不可逆性梗阻和肥厚，非持续性室性心动过速等因素与晕厥发生相关。

（4）猝死：心源性猝死为HCM的首发临床表现。老年患者表现在左心室肥厚较重、范围较大，而在青少年患者中表现为心肌细胞结构紊乱严重。

2.体征

主要体征有心脏轻度增大。心尖区内侧或胸骨左缘中下段闻及粗糙的收缩期吹风样杂音。其心脏杂音特点为增加心肌收缩力或减轻心脏负荷可使杂音增强；反之则杂音减弱。

3.并发症

（1）心力衰竭：心力衰竭的决定因素有左心室流出道梗阻（LVOTO），心房颤动和舒张功能不全。左心室流出道阶差大于30mmHg（1mmHg＝0.133kPa）是进展性心力衰竭和死亡的独立的决定性因素。

（2）心源性猝死：发生机制主要是原发性的室性心动过速和心室颤动。该并发症经常发生在无症状或者症状轻微的患者身上，而且没有任何先兆。

（三）实验室及相关检查

1.X线检查

心影增大多不明显，如有心力衰竭则心影明显增大。

2.心电图检查

最常见表现为左心室肥大，主要改变为ST-T压低，心房增大和左心室肥厚，可出现异常Q波。室内传导阻滞和室性心律失常亦常见。

3.超声心动图

是一项重要的非侵入性诊断方法，是临床主要诊断手段。典型表现为：室间隔非对称肥厚，室间隔与左心室后壁心肌厚度之比＞1.3～1.5或室间隔厚度＞15mm；左心室流出道狭窄；二尖瓣前叶收缩期前移贴近室间隔（SAM征）；主动脉瓣收缩中期呈部分性关闭。彩色多普勒血流显像可评价左心室流出道压力阶差。

4.心脏磁共振（CMR）

可直接反映心室壁肥厚和心室腔狭窄，对于特殊部位心肌壁肥厚和对称性肥厚更有诊断价值；对可疑HCM者，在超声心动图诊断不确定时，可行CMR检查。

5.其他

心导管检查及心血管造影有助确诊。心内膜活检可见心肌细胞畸形肥大、排列紊乱，有助于诊断。

（四）治疗

1.药物治疗

（1）心力衰竭和流出道梗阻症状的治疗：出现心力衰竭症状时，首选是药物治疗，可用β受体拮抗药或者维拉帕米。β受体拮抗药能减少运动诱发的流出道阶差，从而减轻流出道梗阻症状。维拉帕米可改善左心室的充盈，从而改善症状。然而，当静息时梗阻严重，特别是晚期心力衰竭时需避免使用维拉帕米。心力衰竭症状非常严重时，可加用利尿药。终末期充血性心力衰竭症状的 HCM 患者治疗策略与其他疾病导致的心力衰竭相似,如使用利尿药、ACEI 和地高辛等,这些患者最终需考虑心脏移植。

(2)心房颤动的治疗:在心房颤动急性发作期,对于血流动力学不稳定的患者,2014 欧洲指南推荐使用直接电复律治疗。HCM 患者一般能耐受慢性心房颤动,此时一般使用 β 受体拮抗药和维拉帕米控制心室率。反复发作的心房颤动则需要行复律治疗,而此时胺碘酮可能是最有效的药物。另外,为了防止血栓事件发生,HCM 患者一旦发现有心房颤动需要长期使用抗凝药物治疗,并加用维生素 K 拮抗药,使国际标准化比值保持在 2.0～3.0。如不能使用华法林等维生素 K 拮抗药时,可使用阿司匹林合并氯吡格雷。

(3)无症状患者的治疗和猝死的预防:对于无症状性,尤其是有高危因素的患者,最重要的是预防心源性猝死。为了对猝死进行更好的预防,需对患者进行危险因素分层,尤其是非持续性的室性心动过速。植入除颤器(ICD)是一个行之有效的方法,无论是用于二级预防还是一级预防,用胺碘酮药物预防心源性猝死并不实际,文献支持也较少。由于有更有效的治疗方法(如 ICD),β 受体拮抗药或者维拉帕米不能降低猝死风险。

2.外科手术干预

对于左心室流出道阶差超过 50mmHg,且不能通过药物缓解症状的梗阻性肥厚型心肌病(HOCM)患者,需要采取室间隔减容术,包括室间隔切除术和室间隔酒精消融术。手术的主要并发症为房室结传导阻滞、室间隔穿孔和主动脉瓣反流,通过术中的经食管超声的指导可明显减少上述并发症的发生。

3.酒精消融手术

是将无水酒精注入室间隔穿动脉(有时是左前降支的其他分支),造成局部室间隔瘢痕形成。这种方法在改善患者症状和提高运动耐量方面,可获得与手术相似的治疗效果。由于室间隔动脉供应的多变性,术前应常规行超声心肌造影,如果对比剂不能局限于二尖瓣与室间隔接触部位的室间隔基部,则不能行酒精消融术。

二、扩张型心肌病

扩张型心肌病(DCM)是一种以左心室或双侧心室扩张及收缩功能障碍为特征,可通过超声心电图明确诊断,临床表现为进行性心力衰竭、左心室收缩功能下降、室性及室上性心律失常、传导系统异常、血栓栓塞及猝死,并可发生在病程中任何阶段的疾病,是心力衰竭的第三大病因及心脏移植最常见原因。

(一)病因与发病机制

大量研究证明,DCM 的发病与肠道病毒、肝炎病毒、疱疹病毒和艾滋病病毒等病毒感染有关。部分 DCM 患者血清中可检测出较高滴度的 IgM 类抗柯萨奇 B 病毒独特型抗体。近年来,也有国内外许多学者先后提出,在 DCM 患者的血清中存在抗心肌 β_1 肾上腺素受体和 M_2 胆碱受体的自身抗体,并认为它们与 DCM 发病有关,进一步证明 DCM 的发病与病毒感染或自身免疫有关。

遗传因素及基因突变与 DCM 的研究目前也逐渐成为研究热点,不断有关于家族性扩张型心肌病(FDCM)的报道。到目前为止,相关报道可见在扩张型心肌病的家系中采用候选基因筛查和连锁分析策略已定位了 26 个染色体位点与该病相关,并已从中成功鉴定出 22 个致病基因。同时,部分研究表示 DCM 是由心肌结构蛋白突变所致的心脏疾病。

此外,还有相关研究认为 DCM 的发生和发展中有细胞凋亡机制参与。

(二)临床表现

1.症状

扩张型心肌病是原发性心肌病中最常见的类型,DCM 的发病是一个缓慢、隐匿的过程,早期表现为心室扩大、心律失常,可以没有心力衰竭症状;然后逐渐发展为充血性心力衰竭,一旦发生心力衰竭,患者病情则进行性恶化。

临床将 DCM 的病程分为三个阶段:

第一阶段:为无症状阶段,体检可以正常,X 线检查心脏可以轻度增大,心电图有非特异性改变,左心室舒张末期内径(LVEDd)为 $50\sim65mm$,射血分数(LVEF)在 $40\%\sim50\%$ 。

第二阶段:主要表现为极度疲劳、乏力、气促、心悸等症状,舒张早期奔马律,二尖瓣反流性杂音,左心室舒张末期内径(LVEDd)为 $65\sim75mm$,射血分数(LVEF)在 $20\%\sim40\%$ 。

第三阶段:为疾病晚期,肝大、水肿、腹水等充血性心力衰竭的表现,其病程长短不一,有的可相对稳定,有的心力衰竭进行性加重,短期内死亡。

2.体征

心脏扩大最常见,心尖部第一心音减弱,由于相对性二尖瓣关闭不全,心尖常有收缩期杂音,偶尔心尖部可闻及舒张期杂音,心力衰竭加重时杂音增强,心力衰竭减轻时杂音减弱或消失,约 75% 患者可闻及第三心音或第四心音。10% 患者血压升高,可能与心力衰竭时儿茶酚胺分泌增高、水钠潴留有关。心力衰竭控制后,血压恢复正常,亦有并存高血压者。

(三)实验室及其他检查

1.X 线检查

心脏扩大为突出表现,以左心室扩大为主,伴以右心室扩大,也可见左心房及右心房均扩大。心力衰竭时扩大明显,心力衰竭控制后,心脏扩大减弱,心力衰竭再次加重时,心脏再次扩大,呈"手风琴效应"。心脏冲动幅度普遍减弱,病变早期可出现节段性运动异常。主动脉正常,肺动脉轻度扩张,肺淤血较轻。

2.心电图

QRS 低电压,ST-T 改变,少数病例有病理性 Q 波;可有各种心律失常,以室性期前收缩最多见,心房颤动次之;可有不同程度的房室传导阻滞,以右束支传导阻滞较常见。

3.超声心动图

主要表现为大、薄、弱。大即心脏增大,以左心室扩大为主,左心室流出道扩大;薄为室间隔和左心室室壁变薄;弱为室壁运动弥散性减弱,射血分数降低;附壁血栓多发生在左心室心尖部,多合并二尖瓣、三尖瓣反流;左心室舒张末期内径 $>2.7cm/m^2$ 、舒张末期容积 $>80mL/m^2$ 。

4.放射性核素检查

放射性核素心肌灌注显影,主要表现为心腔扩大,尤其两侧心室扩大,心肌显影呈弥散性稀疏,但无局限性缺损区,心室壁搏动幅度减弱,射血分数降低。放射性核素心肌灌注显影不但可用于本病的诊断,也可用于本病与缺血性心肌病的鉴别诊断。

5.心导管检查

左心导管检测左心室舒张末压和射血分数,心室和冠状动脉造影有助于与冠心病鉴别。

6.其他

心内膜心肌活检有助于特异性心肌疾病和急性心肌炎鉴别。

(四)治疗

1.内科常规治疗

目前,针对 DCM 患者尚缺乏特异性药物,临床用药主要以改善患者心功能、延缓患者病情进展为主。大量研究发现,DCM 患者在临床上显著获益,包括降低患者心血管事件的发生,改善患者预后,提高生存质量及延长患者寿命,与使用血管紧张素转化酶抑制药(ACEI)、血管紧张素受体阻滞药(ARB)、β肾上腺素受体拮抗药、醛固酮拮抗药及血管扩张药相关。正如指南共识,"黄金三角"即 ACEI+β受体拮抗药+醛固酮受体拮抗药,应当根据患者病情尽早使用,除非有不良反应或禁忌证。当 DCM 患者出现心功能不全时,肾素-血管紧张素-醛固酮系统(RAAS)、交感神经系统均被激活,进而易引起心肌细胞重构,加快 DCM 的恶化。近期研究再次表明,β受体拮抗药可通过降低交感神经系统活性,减少心肌耗氧来改善患者心功能及降低心源性猝死。故目前临床提倡应根据患者病情尽早加用β受体拮抗药,降低患者心血管事件的发生,改善预后。而 ACEI 或 ARB 可以通过抑制 RAAS 而抑制心室重构。对于有症状、为纽约心脏病协会(NYHA)分级Ⅱ~Ⅳ级的患者,可加用利尿药或者盐皮质激素受体拮抗药,预防或减少顽固性体液潴留、恶性心律失常、猝死等后期并发症的发生。另外,地高辛被推荐使用于并发有心房颤动或者 NYHA Ⅱ~Ⅳ级的患者。对于经积极治疗后窦性心率仍≥70次/分者建议加用伊伐布雷定。多巴酚丁胺、磷酸二酯酶抑制剂或左西孟旦均可在短期内改善患者症状。新型小分子药物可以激动心脏肌球蛋白,增强心肌收缩力,目前正处于实验期,有望成为治疗 HF 的新药物。

2.置入器械治疗

对于部分 DCM 患者在使用优化药物治疗的基础上仍不能改善临床症状时,可通过介入手段进一步诊疗。据报道,置入双腔起搏器同步刺激左、右心室(CRT),可纠正双心室收缩不同步,改善心脏功能和血流动力学而不增加耗氧,能改善严重心力衰竭患者症状。置入 CRT 指征:NYHA 分级的Ⅰ~Ⅲ级或不卧床的Ⅳ级、伴有不同步或起搏适应证的患者。

3.左心室减容手术

DCM 患者特征之一表现为左心室扩大、收缩能力减弱。减容手术的原理是将扩大的左心室游离壁纵向部分切除,左心室心腔减小更趋向椭圆形,使左心室壁局部应力减小,减少心室耗氧量,从而改善心室功能,降低 DCM 患者病死率。

4.心脏移植

被认为是 DCM 患者终末期较为有效的外科治疗,目前也是一项较为成熟的治疗手段。

5.细胞移植

干细胞疗法在治疗缺血性心脏疾病的临床试验中已经显现出显著的疗效,但对 DCM 患者是否有显著疗效仍有待确定,目前缺少大规模临床试验,仍需进一步被证实。

6.基因治疗

有研究表明,DCM 患者中 20%～30% 是家族性的。该病具体遗传异质性特点,研究显示,DCM 发病机制是由于某些基因缺陷所导致,因此针对一些基因靶向治疗也渐渐成为该领域研究热点。基因治疗的探索将有助于寻找治疗家族遗传性 DCM 的方法。

7.免疫治疗及其他

NF-κB 诱导和 IgG3 心脏自身抗体的免疫吸附的临床应用已被用作免疫调节疗法,并且对于难治的 DCM 患者可提供新的治疗方法。用于治疗 DCM 患者慢性 HF 的常规药物,如 β 受体拮抗药、ACEI、ARB 及醛固酮拮抗药,这些药物在基础治疗上的抗炎免疫反应应当被重新评估。重组人生长激素、辅酶 Q10 及联合中药调理等其他治疗目前均有相关研究证实对 DCM 患者的预后有益。

三、常见护理问题

(一)疼痛

1.相关因素

与心脏扩大、心肌肥厚需要供血量增加,而冠状动脉供血相对不足有关。

2.临床表现

胸痛。

3.护理措施

(1)休息与活动:疼痛发作时应立即停止正在进行的活动,就地休息。

(2)心理护理:安慰患者缓解其紧张情绪,指导放松技术,如缓慢深呼吸、全身肌肉放松等。

(3)进行适当氧疗,采用 2～4L/min 的低流量持续吸氧。

(4)疼痛观察:评估患者疼痛的部位、性质、程度、持续时间并做好记录。嘱患者疼痛加剧时及时告知医护人员。密切观察患者的生命体征,包括呼吸、心率、血压等,严密观察心律失常和心力衰竭征象。

(5)用药护理:遵医嘱使用 β 受体拮抗药或钙通道阻滞药,注意有无心动过缓等不良反应。

(二)潜在并发症:心力衰竭

1.相关因素

与心肌病导致心脏增大、肥厚,收缩功能损害有关。

2.临床表现

呼吸困难、左侧心力衰竭和右侧心力衰竭症状均可出现。

3.护理措施

(1)休息:嘱患者卧床休息,限制活动,给予舒适体位,如抬高床头、半卧位。指导、协助患者有效翻身。

(2)吸氧:遵医嘱给予吸氧,保持鼻导管通畅。

（3）用药护理：扩张型心肌病患者对洋地黄耐受性差，使用时尤应警惕发生中毒。严格控制输液量与滴速，以免发生急性肺水肿。

（三）营养：低于机体需要量

1.相关因素

与患者胃肠道不适、腹痛、腹泻及饮食耐受性差有关。

2.临床表现

进食量少，食欲缺乏，体重减轻等。

3.护理措施

（1）基础护理：晨起、睡前及进食前后刷牙漱口，保持口腔清洁。进餐时指导患者采取半卧位或坐位以利于吞咽，并在饭后 2 小时内避免平卧姿势。

（2）饮食护理：指导患者少量多餐、细嚼慢咽。选择多样化、清淡易消化饮食，并保持食物的色、香、味、美，刺激患者食欲。避免干硬、油腻或者油炸食物。可少量多次摄取一些低脂肪食品。

（四）有感染危险

1.相关因素

与营养不良、机体免疫力降低有关。

2.临床表现

体温升高等。

3.护理措施

（1）基础护理：指导患者平时注意防寒保暖，防止受凉受湿，预防感冒和上呼吸道感染。保持室内空气流通，阳光充足。

（2）饮食护理：给予患者高蛋白、高热量、高维生素、易消化饮食。

（3）活动指导：指导患者平时坚持体育锻炼，增强体质。示范、指导患者经常进行深呼吸和有效咳嗽。

（4）用药护理：严格无菌操作，遵医嘱给予抗生素治疗。

四、健康教育

1.心理指导

指导患者保持乐观、平和心情，避免情绪激动，告诉家属当患者出现紧张焦虑或烦躁等不良情绪时，应给予理解并进行疏导。

2.饮食指导

患者应进食富含维生素、蛋白质和各种微量元素的食物，以促进心肌细胞功能恢复。有明显心力衰竭者应当合理控制钠盐的摄入量，每天维持 2～3g 的食用量。另外，还应当多摄入一些新鲜的果蔬食物和粗纤维食物，坚持少量多餐的进食原则，禁止食用各种刺激性食物，避免心律失常症状的发生。

3.用药指导

指导患者坚持服用抗心力衰竭、纠正心律失常的药物，以提高存活年限。说明药物的名称、剂量、用法,教会患者及其家属观察药物疗效及不良反应。对使用洋地黄类正性肌力药物者,示范并指导患者学会对脉搏情况进行观察,用药剂量应严格遵医嘱,若出现心律失常、恶心、呕吐和头痛等状况应及时就诊。使用血管扩张药过程中要避免用力过猛,因为血管扩张药容易引起患者直立性低血压,告知患者要严格观察血压变化情况,解释扩张药的使用容易出现嗅觉减退、虚脱、头晕、咳嗽等不良反应。

4.活动与休息指导

嘱患者保证充足的睡眠和适当的户外体育锻炼,提高体质,增强身体免疫能力。在天气寒冷时做好保暖措施,避免因寒冷而加重病情。

5.出院指导

嘱患者定期门诊随访,症状加重或出现不适时应立即就诊,防止病情进展、恶化。

第四节　心包炎

国内临床资料统计表明,心包疾病占心脏疾病住院患者的 $1.5\%\sim5.9\%$。心包炎按病因分类,分为感染性心包炎和非感染性心包炎。非感染性心包炎多由肿瘤、代谢性疾病、自身免疫性疾病、尿毒症等所致。按病情进展可分为急性心包炎(伴或不伴心包积液)、亚急性渗出性缩窄性心包炎、慢性心包积液、粘连性心包炎、慢性缩窄性心包炎等。临床上以急性心包炎和慢性缩窄性心包炎为最常见。

一、急性心包炎

急性心包炎是心包脏层与壁层间的急性炎症,可由细菌、病毒、自身免疫、物理、化学等因素引起。心包炎亦常是某种疾病的一部分表现或为某种疾病的并发症,为此常被原发病掩盖,但也可独立表现。根据急性心包炎病理变化,可以分为纤维蛋白性或渗出性两种。

(一)病因、病理、病理生理

1.病因

急性心包炎的病因有:①原因不明者,称为急性非特异性。②病毒、细菌、真菌、寄生虫、立克次体等感染。③自身免疫反应:风湿热、结缔组织疾病如系统性红斑狼疮、类风湿关节炎、结节性多动脉炎、白塞病、艾滋病;心肌梗死后综合征、心包切开后综合征;某药物引发如普鲁卡因胺、青霉素等。④肿瘤性:原发性如间皮瘤、脂肪瘤、纤维肉瘤,继发性如乳腺癌、肺癌、白血病、淋巴瘤等。⑤内分泌、代谢性疾病:如尿毒症、痛风、甲状腺功能减低、淀粉样变。⑥物理因素:如放射性、外伤如心肺复苏后、穿透伤、钝伤、介入治疗操作相关等。⑦邻近器官疾病引发如急性心肌梗死、胸膜炎、主动脉夹层、肺梗死等。

常见病因为风湿热、结核、细菌感染,近年来病毒感染、肿瘤、尿毒症性和心肌梗死性心包炎发病率显著增多。

2.病理

在急性期心包壁层、脏层上有纤维蛋白、白细胞和少量内皮细胞的渗出，无明显液体积聚，此时称为纤维蛋白性心包炎。以后如果液体增加，则为渗出性心包炎，液体多为黄而清的，偶可混浊不清、化脓性或呈血性，量可由 100mL 至 3L，一般积液在数周至数月内吸收，可伴随发生壁层与脏层的粘连、增厚、缩窄。

液体也可较短时间内大量积聚引起心脏压塞。急性心包炎心外膜下心肌有炎性变化，如范围较广可称为心肌心包炎。炎症也可累及纵隔、横膈和胸膜。

3.病理生理

心包腔正常时平均压力接近于零或低于大气压，吸气时呈轻度负压，呼气时近于正压。急性纤维蛋白性心包炎或积液少量不致引起心包内压力增高，故不影响血流动力学。如果液体迅速增多，心包无法伸展或来不及伸展以适应其容量的变化，造成心包内压力急剧上升，引起心脏受压，致使心室舒张期充盈受阻，周围静脉压亦升高，使心排血量降低，血压下降，导致急性心脏压塞临床表现发生。

（二）临床表现

1.症状

（1）胸痛：心前区疼痛是纤维蛋白性心包炎主要症状，如急性非特异性心包炎、感染性心包炎。疼痛常位于心前区或胸骨后，可放射到颈部、左肩、左臂及左肩胛骨，也可达上腹部，疼痛性质呈压榨样或锐痛，也可闷痛，常与呼吸有关，常因咳嗽、深呼吸、变换体位或吞咽而加重。

（2）呼吸困难：呼吸困难是心包积液时最突出的症状。严重的呼吸困难患者可呈端坐呼吸，身躯前倾、呼吸浅速、面色苍白、发绀。

（3）全身症状：可有干咳、声音嘶哑及吞咽困难等症状，常因压迫气管、食管而产生。也可有发冷、发热、乏力、烦躁、心前区或上腹部闷胀等。大量渗液可影响静脉回流，出现体循环淤血表现如颈静脉怒张、肝大、腹水及下肢水肿等。

（4）心脏压塞：心包积液快速增加可引起急性心脏压塞，出现气促、心动过速、血压下降、大汗淋漓、四肢冰凉，严重者可意识恍惚，发生急性循环衰竭、休克等。

如积液积聚较慢，可出现亚急性或慢性心脏压塞，表现为颈静脉怒张、静脉压升高、奇脉。

2.体征

（1）心包摩擦音：心包摩擦音是纤维蛋白性心包炎的典型体征，多位于心前区，以胸骨左缘第 3、4 肋间、坐位时身体前倾、深吸气最为明显，心包摩擦音可持续数小时或持续数天、数周，当积液增多将二层心包分开时，摩擦音即消失，如有部分心包粘连仍可闻及。心前区听到心包摩擦音就可做出心包炎的诊断。

（2）心包积液：心浊音界向两侧增大，皆为绝对浊音区；心尖搏动弱，且位于心浊音界的内侧或不能扪及；心音低钝、遥远；积液大量时可出现心包积液征，即在左肩胛骨下叩诊浊音和闻及因左肺受压引起的支气管呼吸音。

（3）心脏压塞：除有体循环淤血体征外。按心脏压塞程度，脉搏可表现为正常、减弱或出现奇脉。奇脉是大量积液患者，触诊时桡动脉搏动呈吸气性显著减弱或消失，呼气时又复原的现象。也可通过血压测量来诊断，即吸气时动脉收缩压下降 10mmHg 或更多。急性心脏压塞可因动脉压极度降低,奇脉难察觉出来。

3.并发症

(1)复发性心包炎:复发性心包炎是急性心包炎最难处理的并发症,在初次发病后数月至数年反复发病并伴严重的胸痛。发生率20%~30%,多见于急性非特异性心包炎、心脏损伤后综合征。

(2)缩窄性心包炎:缩窄性心包炎常见于结核性心包炎、化脓性心包炎、创伤性心包炎。

(三)实验室检查

1.化验检查

由原发病决定,如感染性心包炎常有白细胞计数增加、血沉增快等。

2.X线检查

对渗出性心包炎有一定价值,可见心影向两侧增大,心脏搏动减弱或消失;尤其是肺部无明显充血而心影显著增大是心包积液的X线表现特征。但成人液体量少于250mL、儿童少于150mL时,X线难以检出。

3.心电图

急性心包炎时来自心包下心肌的心电图异常表现为:①常有窦性心动过速。②ST段抬高,呈弓背向下,见于除aVR导联以外的所有导联,aVR导联中ST段压低。③一至数日后,ST段回到基线,T波低平或倒置,持续数周至数月后T波逐渐恢复正常。④心包积液时有QRS低电压。⑤包膜下心房肌受损时可有除aVR和V_1导联外P-R段压低。

4.超声心动图

对诊断心包积液迅速可靠。M型或二维超声心动图中均可见液性暗区以确定诊断。心脏压塞的特征为:右心房及右心室舒张期塌陷;吸气时室间隔左移,右心室内径增大,左心室内径减小等。

5.心包穿刺

抽取的积液做生物学、生化、细胞分类、查瘤细胞的检查等,确定病因;缓解心脏压塞症状;必要时在心包腔内给予抗菌或化疗药物等。

6.心包镜及心包活检

有助于明确病因。

(四)治疗原则

1.病因治疗

根据病因给予相应治疗,如结核性心包炎给予规范化抗结核治疗,化脓性心包炎应用敏感抗生素治疗等。

2.非特异性心包炎的治疗

(1)应用非甾体类抗炎药物治疗:可应用数月的时间,缓慢减量直至停药。

(2)应用糖皮质激素药物治疗:如果应用非甾体类抗炎药物治疗无效,则可应用糖皮质激素治疗,常用泼尼松40~60mg/d,1~3周,症状严重者可静脉应用甲泼尼龙。须注意当激素减量时,症状常可反复。

3.复发性心包炎的治疗

秋水仙碱 0.5～1mg/d,至少 1 年,缓慢减量停药。但终止治疗后部分患者有复发倾向。对顽固性复发性心包炎伴严重胸痛患者,可考虑外科心包切除术治疗。

4.心包积液、心脏压塞治疗

①结核性或化脓性心包炎要充分、彻底引流,提高治疗效果和减少心包缩窄发生率。②心包积液中、大量,将要发生心脏压塞的患者,行心包穿刺引流。③已发生心脏压塞患者,无论积液量多少都要紧急心包穿刺引流。④由于积液中有较多凝块、纤维条索状物,会影响引流效果或风险大的患者,可行心包开窗引流。

二、缩窄性心包炎

缩窄性心包炎是心脏被纤维化或钙化的心包致密厚实地包围,使心室舒张期充盈受限而引发一系列循环障碍的疾病。

(一)病因、病理、病理生理

1.病因

缩窄性心包炎继发于急性心包炎,病因以结核性心包炎为最常见,其次为化脓或创伤性心包炎。少数患者与急性非特异性心包炎、心包肿瘤及放射性心包炎等有关,也有部分患者其病因不明。

2.病理

急性心包炎随着渗液逐渐吸收,心包出现弥漫的或局部的纤维组织增生、增厚粘连、壁层与脏层融合钙化,使心脏及大血管根部受限。心包长期缩窄,心肌可萎缩。如心包显微病理示为透明样变性组织,提示为非特异性,如为结核性肉芽组织或干酪样病变,则提示为结核性。

3.病理生理

纤维化、钙化的心包使心室舒张期扩张受阻,心室舒张期充盈减少,使心搏量下降。为维持心排血量,心率增快。上、下腔静脉也因心包缩窄而回流受阻,出现静脉压升高,颈静脉怒张、肝大、腹水、下肢水肿,出现 Kussmaul 征。

Kussmaul 征:吸气时周围静脉回流增多而已缩窄的心包使心室失去适应性扩张的能力,致静脉压增高,吸气时颈静脉更明显扩张。

(二)临床表现

1.症状

常见症状为劳力性呼吸困难、疲乏、食欲缺乏、上腹胀满或疼痛。也可因肺静脉压高而导致症状如咳嗽、活动后气促。也可有心绞痛样胸痛。

2.体征

有颈静脉怒张、肝大、腹水、下肢水肿、心率增快,可见 Kussmaul 征。腹水常较皮下水肿出现得早、明显得多,这情况与心力衰竭中所见相反。

窦性心律,有时可有房颤。脉搏细弱无力,动脉收缩压降低,脉压变小。心尖搏动不明显,心音减低,少数患者在胸骨左缘第 3、4 肋间可闻及心包叩击音。

（三）实验室检查

1.X 线检查

心影偏小、正常或轻度增大；左右心缘变直，主动脉弓小而右上纵隔增宽（上腔静脉扩张），有时可见心包钙化。

2.心电图

窦性心律，常有心动过速，有时可有房颤。QRS 波群低电压、T 波低平或倒置。

3.超声心动图

对缩窄性心包炎的诊断价值远不如对心包积液诊断价值，可见心包增厚、僵硬、钙化，室壁活动减弱，舒张早期室间隔向左室侧移动等，但均非特异而恒定的征象。

4.右心导管检查

右心导管检查的特征性表现：是肺毛细血管压力、肺动脉舒张压力、右心室舒张末期压力、右心房压力均升高且都在相同或相近高水平，右心房压力曲线呈 M 或 W 波形，右心室收缩压轻度升高，舒张早期下陷及高原形曲线。

（四）治疗原则

1.外科治疗

应尽早施行心包剥离术。但通常在心包感染、结核被控制，即应手术并在术后继续用药1 年。

2.内科辅助治疗

应用利尿药和限盐缓解机体液体潴留，水肿症状；对于房颤伴心室率快的患者，可首选地高辛，之后再应用 β 受体阻滞药和钙拮抗药。

三、心包炎的护理

（一）一般护理

（1）积极治疗原发病，如抗结核、抗感染、抗风湿治疗和纠正尿毒症等。

（2）急性心包炎患者出现胸痛、发热及心包摩擦音时应卧床休息。待症状消失后，帮助患者逐渐增加活动量。缩窄性心包炎患者应注意休息，避免劳累，出现心脏压塞时应绝对卧床休息，应协助患者日常生活，做好晨晚间护理。

（3）给予患者高热量、高蛋白、高维生素和易消化饮食，以增强机体免疫力，补充分解代谢的消耗。对心功能不全及水肿者应予低盐饮食。

（4）对于合并水肿患者应准确记录 24 小时出入量，每天测腹围，每周测体重 2 次并予以记录。护理时保持皮肤干燥和清洁，注意翻身，定时按摩骨突处及受压处皮肤，严防皮肤破溃和感染。对于大量胸腔积液、腹水患者，护士应于穿刺前准备好穿刺器具等，并向患者耐心解释穿刺目的及注意事项，以消除其紧张情绪，取得配合。行胸腔穿刺前对咳嗽剧烈者可按医嘱给予镇咳药，术中协助医师操作，观察患者呼吸、血压、心率及一般情况等，准确留取标本，及时送检。胸腔穿刺后用多尾带包扎局部 6～8 小时。

（5）密切观察病情变化

①对发热者每天测量并记录体温4次。对高热患者可给予物理降温,如冷敷、32～34℃温水擦浴或30％～50％乙醇擦浴双侧腋窝、腹股沟等大血管部位。无效时酌情给予退热药。物理或药物降温30分钟后应重新测量体温并记录。对于出汗过多者,应注意有无面色苍白、四肢湿冷和心悸等症状,嘱患者适当多饮水。

②对心前区疼痛剧烈者,可给予镇痛药,必要时给予吗啡或行星状神经节封闭。

③注意患者有无心脏压塞症状,当出现时应当协助患者半卧位或前俯坐位。给予患者持续吸氧,氧流量视病情变化调节,在严密观察呼吸、心率、血压和意识的同时,立即通知医师并准备好抢救药物和心包穿刺用品等。对慢性心包炎患者,应定期行超声心动图、X线及静脉压检查,以了解心包积液的变化及心包缩窄的程度。

④观察心率和心律变化,出现心律失常时,宜及时记录心电图,酌情予以心电监护,并及时报告医师处理。

（二）心包穿刺的护理

心包穿刺可引流心包积液以解除心脏压塞症状,并有助于鉴别诊断。穿刺前应先做超声检查,了解进针途径及刺入心包处的积液层厚度。穿刺部位:①常于左侧第5肋间,心浊音界内侧1～2cm处(或在心尖冲动以外1～2cm处进针),穿刺针应向内、后推进,指向脊柱,患者取坐位;②胸骨剑突与左肋缘形成的角度处,刺入时针尖向上、略向后,紧贴胸骨后推进,患者取半坐位;③对疑有右侧或后侧包裹性积液者,可考虑选用右侧第4肋间胸骨缘处垂直刺入或于右背部第7或第8肋间肩胛中线处穿刺,为避免刺入心肌,穿刺时可将心电图机的胸前导联连接在穿刺针上。在心电图示波器及心脏B超监测下穿刺,如针尖触及心室肌则ST段抬高,但必须严密检查绝缘是否可靠,以免患者触电。另有使用有孔超声探头,穿刺针经由探头孔刺入,在超声波监测下进行穿刺,可观察穿刺针尖在积液中的位置及移动情况,使用完全可靠。

1.术前观察及护理

（1）心理护理:做好术前心理护理,耐心细致地向患者及其家属说明施术的目的和意义,解除其紧张恐惧心理,以取得配合。

（2）患者准备:①全面了解病史,护送患者行心脏超声检查和胸部X线检查,掌握适应证,明确其积液量,确定最佳穿刺部位,以甲紫标记;②监测血压、脉搏、呼吸及颈静脉怒张的程度,了解心脏压塞症状;③清洁皮肤,防止因备皮不慎损伤局部皮肤;④做好各种药物敏感试验;⑤常规检查血常规及出凝血时间等;⑥协助患者大小便,取半坐卧位,持续低流量吸氧,嘱患者在术中避免咳嗽,在心电图监护下密切观察心电图变化;⑦必要时对精神紧张患者术前给予镇静药。

（3）物品准备:带针芯的动静脉留置导管、50mL注射器、利多卡因、无菌穿刺包、肝素帽。另备心电图机、除颤仪、无菌培养基和常规生化检验标本容器,备齐各种抢救器械、药品。

2.术中配合

（1）调节最佳位置,选择穿刺点,常规消毒、铺巾,配合医师进行穿刺。

（2）在心电监护下,严密观察患者的神志、面色、血压、脉搏、呼吸及心电图的变化,如有异常立即与医师联系,必要时终止穿刺。

（3）严格无菌操作，防止医源性感染。

（4）正确选择留置导管，避免导管过硬而损伤心肌，导管太软则不易引流，推荐选用国产带针芯的动静脉留置导管，取材便宜且实用。

（5）每次抽液量要缓慢且放出心包液量不超过 500mL。放液后可根据病情需要注入药物。

3.置管术后观察及护理

（1）患者术后保持半卧位，安静休息，并持续低流量吸氧。

（2）持续心电监护 24～48 小时，严密观察体温、脉搏、呼吸、血压的变化，连续 3 天。

（3）准确记录心包引流量，并认真观察其颜色和黏稠度，做好采集标本的送检工作，为病因治疗提供依据。

（4）根据病情、心包积液的性质和量，复查心脏超声和胸部 X 线检查，采用间断开放引流，可采取每天 1 次、每 2 天 1 次、每 3 天 1 次的放液措施。

（5）妥善固定导管，防止脱落。采用二防线法，即将导管与近穿刺点处皮肤缝合一针后固定，外加无菌纱布固定，以防止患者活动时自行脱落或暴露外端的导管随负压吸入心包腔内而引起感染。

（6）防止感染，严格无菌操作。每次抽液后引流管与肝素帽接口处应用碘仿消毒。抽液后用肝素帽套紧，防止心包液漏出。每天更换无菌纱布，保持干燥。

（7）为防止引流管阻塞，每次抽液后向引流管内注入无菌生理盐水 2～3mL 或 10U/mL 肝素稀释液。

第四章　消化内科疾病护理

第一节　胃炎

胃炎是指任何病因引起的胃黏膜炎症,常伴有上皮损伤和细胞再生,是最常见的消化道疾病之一。按临床发病的缓急和病程的长短,可分为急性胃炎和慢性胃炎。

一、急性胃炎

急性胃炎是多种原因引起的急性胃黏膜炎症。临床常急性发病,可有明显上腹部症状,内镜检查可见胃黏膜充血、水肿、出血、糜烂、浅表溃疡等一过性的急性病变。急性胃炎主要包括:急性幽门螺杆菌(H.pylori)感染引起的急性胃炎、除幽门螺杆菌之外的病原体感染及其毒素对胃黏膜损害引起的急性胃炎和急性糜烂出血性胃炎。后者是指由各种病因引起的、以胃黏膜多发性糜烂为特征的急性胃黏膜病变,常伴有胃黏膜出血和一过性浅溃疡形成。

(一)病因与发病机制

引起急性糜烂出血性胃炎的常见病因有以下几种。

1.药物

常见的有非甾体类抗炎药(NSAID)如阿司匹林、吲哚美辛等,某些抗肿瘤药、口服氯化钾及铁剂等。

2.应激

严重创伤、大面积烧伤、大手术、颅内病变、败血症及其他严重脏器病变或多器官功能衰竭等均可使机体处于应激状态而引起急性胃黏膜损害。

3.乙醇

由乙醇引起的急性胃炎有明确的过量饮酒史,乙醇有亲脂性和溶脂能力,高浓度乙醇可直接破坏胃黏膜屏障,引起上皮细胞损害、黏膜出血和糜烂。

(二)临床表现

1.症状

急性糜烂出血性胃炎通常以上消化道出血为主要表现,一般出血量较少,呈间歇性,可自止,但也可发生大出血引起呕血和(或)黑粪。部分 H.pylori 感染引起的急性胃炎患者可表现为一过性的上腹部症状。不洁食物所致者通常起病较急,在进食污染食物后数小时至 24 小时发病,表现为上腹部不适、隐痛、食欲减退、恶心、呕吐等,伴发肠炎者有腹泻,常有发热。

2.体征

多无明显体征,个别患者可有上腹轻压痛。

(三)辅助检查

1.内镜检查

胃镜检查最具诊断价值,急性胃炎内镜下表现为胃黏膜局限性或弥散性充血、水肿、糜烂、表面覆有黏液和炎性渗出物,以出血为主要表现者常可见黏膜散在的点、片状糜烂,黏膜表面有新鲜出血或黑色血痂。

2.粪便隐血检查

以出血为主要表现者,粪便隐血试验阳性。

(四)治疗要点

(1)针对病因,积极治疗原发疾病。

(2)去除各种诱发因素。嗜酒者宜戒酒,如由非甾体类抗炎药引起,应立即终止服药并用抑制胃酸分泌药物来治疗,如患者必须长期使用这类药物,则宜同时服用抑制胃酸分泌药物。

(3)对症治疗:可用甲氧氯普胺(胃复安)或多潘立酮(吗丁啉)止吐,用抗酸药或 H_2 受体拮抗药如西咪替丁、雷尼替丁或法莫替丁等以降低胃内酸度,减轻黏膜炎症。保护胃黏膜可用硫糖铝、胶体铋等。

(五)护理要点

1.常规护理

(1)一般护理

①休息:患者要注意休息,减少活动,避免劳累。急性出血时应卧床休息。

②饮食:一般进无渣、温热、半流质饮食。少量出血时可给牛奶、米汤等流质饮食,以中和胃酸,利于胃黏膜的修复。呕血者应暂禁食,可静脉补充营养。

③环境:为患者创造整洁、舒适、安静的环境,定时开窗通风,保证空气新鲜及温、湿度适宜,使其心情舒畅。

④出血期间协助患者用生理盐水漱口,每天 2 次。

⑤评估:评估患者的心理状态,有针对性地疏导,解除患者的紧张情绪。

(2)药物治疗的护理观察药物的作用、不良反应、服用时的注意事项,如抑制胃酸的药物多于餐前服用、抗生素类多于餐后服用;并询问患者有无过敏史,严密观察用药后的反应;应用止泻药时应注意观察排便次数,观察粪便的颜色、性状及量,腹泻控制后及时停药;保护胃黏膜的药物多是餐前服用,个别药例外;应用解痉镇痛药,如山莨菪碱或阿托品,使用后会出现口干等不良反应,并且青光眼及前列腺增生症者禁用。保证患者每天的液体入量,根据患者情况和药物性质调节滴注速度,合理安排所用药物的前后顺序。

(3)高热的护理高热 39℃以上者应行物理降温,如头置冰袋或用冰水冷敷,用酒精或温水擦浴。效果不理想者遵医嘱给予解热药。对畏寒患者应注意保暖。患者退热时往往大量出汗,应及时给予更换衣裤、被盖,并进行保暖,防止湿冷受寒而导致上呼吸道感染。

(4)消化道出血的急救与护理

①患者有呕血、便血等出血病史,出现面色苍白,表情淡漠,出冷汗,脉搏细数,肠鸣音亢

进,应首先考虑有出血情况,严密观察血压。

②患者出现呕血,立即去枕平卧,头偏向一侧,绝对卧床,禁食,及时备好吸引器。

③立即通知值班医师或主管医师。

④迅速建立静脉通路(大号针头),同时验血型、交叉配血、加快患者的输液速度,如已有备血立即取血。

⑤测血压、脉搏、体温,每隔15～30分钟监测1次,并做好记录。

⑥给予吸氧,保持呼吸道通畅,同时注意保暖。

⑦密切观察病情变化,注意呕吐物及粪便的颜色、性质、量,做好记录。

⑧食管静脉曲张破裂出血,备好三腔二囊管,配合医师置三腔二囊管进行止血。

⑨按医嘱给予止血药及扩容药。

⑩正确记录24小时出入量,必要时留置导尿,做好重症护理记录。做好心理指导,消除紧张、焦虑情绪。如经内科治疗出血不止,应考虑手术治疗,做好术前准备。

(5)预防窒息及抢救护理

①应嘱患者呕血时不要屏气,尽量将血轻轻呕出,以防窒息。

②准备好抢救用品,如吸引器、鼻导管、气管插管和气管切开包等。

③出现窒息时立即开放气道,上开口器。

④立即清除口腔、鼻腔内血凝块,用吸引器吸出呼吸道内的血液及分泌物。

⑤迅速抬高患者床尾,使其成头低足高位。如患者意识清楚,鼓励用力咳嗽,并用手轻拍背部帮助支气管内淤血排出。如患者意识不清则应迅速将患者上半身垂于床边并一手托扶,另一手轻拍患侧背部。

⑥清除患者口、鼻腔内的淤血。用压舌板刺激其咽喉部,引起呕吐反射,使其能咯出阻塞于咽喉部的血块,对牙关紧闭者用开口器及舌钳协助。

⑦如以上措施不能使血块排出,应立即用吸引器吸出淤血及血块,必要时立即行气管插管或气管镜直视下吸取血块。气道通畅后,若患者自主呼吸未恢复,应行人工呼吸,给予高流量吸氧或按医嘱应用呼吸中枢兴奋药。

(6)腹痛的护理

①明确诊断后可遵医嘱给予局部热敷、按摩、针灸,或给予镇痛药物等缓解腹痛症状,同时应安慰、陪伴患者以使其精神放松,消除紧张、恐惧心理,保持情绪稳定,以增强患者对疼痛的耐受性。

②非药物镇痛方法:可以用分散注意力法,如数数、谈话、深呼吸等。

③行为疗法:如放松技术、冥想、音乐疗法等。

(7)恶心、呕吐与上腹不适的护理

①评估症状是否与精神因素有关,关心和帮助患者,消除紧张情绪。

②及时为患者清理呕吐物、更换衣物,协助患者采取舒适体位。

③避免不良刺激。严重呕吐患者要密切观察,及时纠正水、电解质平衡紊乱。一般呕吐物为消化液和食物时有酸臭味,混有大量胆汁时呈绿色,混有血液呈鲜红色或棕色残渣。

(8)呕血、黑粪的护理

①排除鼻腔出血及进食大量动物血、铁剂等所致呕吐物呈咖啡色或黑粪。

②必要时遵医嘱给予输血、补液、补充血容量治疗。

2.健康指导

(1)饮食指导

①急性期病情较重,排便次数多,常伴呕吐,严重者会出现脱水和电解质紊乱。此时应禁食,使胃肠道彻底休息,依靠静脉输液补充水和电解质。

②病情较轻的患者,可饮糖盐水,补充水和盐,纠正水盐代谢紊乱。

③病情缓解后的恢复期,首先试食流质饮食。

④一般患者呕吐停止后可选用清流质软食,注意少量多餐,以每天 6~7 餐为宜。开始可给少量米汤、藕粉、杏仁露等,待症状缓解、排便次数减少,可改为全流质食物。

⑤尽量少用产气及其他含脂肪多的食物,如牛奶及其他奶制品、蔗糖、过甜食物以及肉类。

(2)心理指导

①解释症状出现的原因:患者因出现呕血、黑粪或症状反复发作而产生紧张、焦虑、恐惧心理。护理人员应向其耐心说明出血原因,并给予解释和安慰。应告知患者,通过有效治疗,出血会很快停止,并通过自我护理和保健,可减少疾病的复发。

②心理疏导:耐心解答患者及家属提出的问题,向患者解释精神紧张不利于呕吐的缓解,特别是有的呕吐与精神因素有关,紧张、焦虑还会影响食欲和消化能力,而树立信心及情绪稳定则有利于症状的缓解。

③应用放松技术:利用深呼吸、转移注意力等放松技术,减少呕吐的发生。

(3)出院指导:向患者及家属进行卫生宣传教育,本病是胃的一种急性损害,只要去除病因和诱因就能治愈,也可以防止其发展为慢性胃炎。应向患者及家属讲明病因,如是药物引起,应告诫今后禁用此药;如疾病需要必须使用,应遵医嘱配合服用制酸药以及胃黏膜保护药。指导患者饮食要有规律性,少食多餐,避免刺激性食物和对胃有损害的药物,或遵医嘱从小量开始、饭后服药;要节制烟、酒。遵医嘱坚持服药,如有不适,及时来医院就诊,并定期门诊复查。嘱患者进食要有规律,避免食生、冷、硬及刺激性食物和饮料。

二、慢性胃炎

慢性胃炎系指不同病因引起的胃黏膜的慢性炎症或萎缩性病变,是一种十分常见的消化道疾病,占接受胃镜检查患者的 80%~90%,男性多于女性,随年龄增长发病率逐渐增高。根据病理组织学改变和病变在胃的分布部位,将慢性胃炎分为非萎缩性、萎缩性和特殊类型三大类。

(一)病因与发病机制

1.幽门螺杆菌(H.pylori)感染

目前认为 H.pylori 感染是慢性胃炎主要的病因。

2.饮食和环境因素

长期 H.pylori 感染增加了胃黏膜对环境因素损害的易感性;饮食中高盐和缺乏新鲜蔬菜及水果可导致胃黏膜萎缩、肠化生以及胃癌的发生。

3.自身免疫

胃体萎缩为主的慢性胃炎患者血清中常能检测出壁细胞抗体和内因子抗体,尤其是伴有恶性贫血的患者检出率相当高。

4.其他因素

机械性、温度性、化学性、放射性和生物性因子,如长期摄食粗糙性与刺激性食物、酗酒、咸食、长期服用非甾体类抗炎药或其他损伤胃黏膜的药物、鼻咽部存在慢性感染灶等。

(二)临床表现

1.症状

大多数慢性胃炎患者无任何症状。有症状者主要表现为非特异性的消化不良症状,如上腹部隐痛、进食后上腹部饱胀、食欲缺乏、反酸、嗳气、呕吐等。少数患者有呕血与黑粪,自身免疫胃炎可出现明显厌食和体重减轻,常伴贫血。

2.体征

本病多无明显体征,有时可有上腹部轻压痛,胃体胃炎严重时可有舌炎和贫血的相应体征。

(三)辅助检查

1.胃镜及胃黏膜活组织检查

它是最可靠的确诊方法,并常规做幽门螺杆菌检查。

2.幽门螺杆菌检测

包括侵入性(如快速尿素酶测定、组织学检查等)和非侵入性(如^{13}C或^{14}C尿素呼气试验等)方法检测幽门螺杆菌。

(四)治疗要点

1.消除或削弱攻击因子

(1)根除 H.pylori 治疗:目前根除方案很多,但可归纳为以胶体铋药为基础和以质子泵抑制药为基础的两大类。

(2)抑酸或抗酸治疗:适用于有胃黏膜糜烂或以胃烧灼感、反酸、上腹饥饿痛等症状为主者,根据病情或症状严重程度,选用抗酸药。

(3)针对胆汁反流、服用非甾体类抗炎药等作相关治疗处理。

2.增强胃黏膜防御

适用于有胃黏膜糜烂出血或症状明显者,药物包括兼有杀菌作用的胶体铋、兼有抗酸和胆盐吸收的硫糖铝等。

3.动力促进药

可加速胃排空,适用于上腹饱胀,早饱等症状为主者。

4.中医中药

辨证施治,可与西药联合应用。

5.其他

应用抗抑郁药,镇静药。适用于睡眠差,有精神因素者。

(五)护理措施

1.基础护理

(1)休息与体位:急性发作或症状明显时应卧床休息,以患者自觉舒适体位为宜。平时注意劳逸结合,生活有规律,避免晚睡晚起或过度劳累,保持心情愉快。

(2)饮食:注意饮食规律及饮食卫生,选择营养丰富易于消化的食物,少量多餐,不暴饮暴食。避免刺激性和粗糙食物,勿食过冷过热易产气的食物和饮料等。养成细嚼慢咽的习惯,使食物和唾液充分混合,以帮助消化。胃酸高时忌食浓汤、酸味或烟熏味重的食物,胃酸缺乏者可酌情食用酸性食物如山楂等。

(3)心理护理:因腹痛等症状加重或反复发作,患者往往表现出紧张、焦虑等心理,有些患者因担心自己所患胃炎会发展为胃癌而恐惧不安。护理人员应根据患者的心理状态,给予关心、安慰,耐心细致地讲授有关慢性胃炎的知识,指导患者规律的生活和正确的饮食,消除患者紧张心理,使患者认真对待疾病,积极配合治疗,安心养病。

2.疾病护理

(1)疼痛护理:上腹疼痛时可给予局部热敷与按摩或针灸合谷、足三里等穴位,也可用热水袋热敷胃部,以解除胃痉挛,减轻腹痛。

(2)用药护理:督促并指导患者及时准确服用各种灭菌药物及制酸药等,以缓解症状。

3.健康教育

(1)适当锻炼身体,保持情绪乐观,提高免疫功能和增强抗病能力。

(2)避免服用对胃有刺激性的药物(如水杨酸钠、吲哚美辛、保泰松和阿司匹林等)。

(3)嗜烟酒者与患者、家属一起制订戒烟酒的计划并督促执行。

(4)经胃镜检查肠上皮化生和不典型增生者,应定期门诊随访,积极治疗。

第二节　消化性溃疡

消化性溃疡(PU)主要指发生在胃和十二指肠球部的慢性溃疡,由于溃疡的形成与胃酸及胃蛋白酶的消化作用有关,故称为消化性溃疡,凡是能与酸接触的胃肠道任何部位均可发生溃疡,但以胃溃疡(GU)和十二指肠溃疡(DU)多见,其中十二指肠溃疡更为常见。消化性溃疡在人群中发病率约为10%,可发病于任何年龄,以中年多见。DU好发于青壮年,GU好发于中老年,男性患病较女性多见。

一、病因与发病机制

PU的病因及发病机制迄今尚不完全清楚,比较一致的观点是:PU的发生是多种因素相互作用,尤其是对胃十二指肠黏膜有损害,作用的侵袭因素与黏膜自身防御/修复因素之间失去平衡所致。当侵袭因素增强和(或)防御/修复因素削弱时,就可能出现溃疡,这是溃疡发生的基本机制。GU和DU发病机制各有侧重,前者着重于防御/修复因素的削弱而后者则侧重于侵袭因素的增强。

(一)胃十二指肠黏膜防御和修复机制

（1）胃黏膜屏障。

（2）黏液-HCO_3^-屏障。

（3）黏膜的良好血液循环和上皮细胞强大的再生能力。

（4）外来及内在的前列腺素和表皮生长因子等。

一般而言，只有当某些因素损害了这一机制才可能发生胃酸/胃蛋白酶侵袭黏膜而导致溃疡形成。

(二)胃十二指肠黏膜损害机制

近年的研究已明确，幽门螺杆菌（Hp）感染和非甾体类抗炎药（NSAID）是损害胃十二指肠黏膜屏障导致 PU 的最常见病因。

1.幽门螺杆菌感染

胃黏膜受 Hp 感染，在其致病因子如尿素酶、细胞空泡毒素及其相关蛋白等作用下，出现局部炎症反应及高促胃液素血症，生长抑素合成、分泌水平降低，胃蛋白酶及胃酸水平升高，造成胃、十二指肠黏膜损伤引起炎症，进而发展成溃疡。

2.非甾体类抗炎药

NSAID 除了降低胃、十二指肠黏膜的血流量，对胃黏膜的直接刺激和损伤作用外，还可抑制环氧化酶活性，从而使内源性前列腺素合成减少，削弱胃黏膜的保护作用。

3.胃酸和胃蛋白酶

消化性溃疡的最终形成是由于胃酸/胃蛋白酶对黏膜的自身消化所致。胃蛋白酶是主细胞分泌的胃蛋白酶原经盐酸激活转变而来，它能降解蛋白质分子，对黏膜有侵袭作用，其活性受到胃酸制约，胃酸的存在是溃疡发生的决定因素。

4.其他因素

吸烟、遗传、胃十二指肠运动异常、应激和精神因素、饮食失调等。

二、临床表现

典型的 PU 具有以下特点：①慢性过程；②发作呈周期性；③发作时上腹部疼痛呈节律性。

1.症状

（1）上腹痛：是消化性溃疡的主要症状，性质可为钝痛、灼痛、胀痛或剧痛，但也可仅为饥饿样不适感。一般不放射，范围比较局限，多不剧烈，可以忍受。GU 疼痛多位于剑突下正中或偏左，DU 多位于上腹正中或稍偏右。节律性疼痛是消化性溃疡的特征性临床表现，GU 多在餐后 0.5～1 小时痛，下次餐前消失，表现为进食-疼痛-缓解的规律；而 DU 疼痛常在两餐之间发生（饥饿痛），直到再进餐时停止，规律为疼痛-进食-缓解，疼痛也可于睡前或午夜出现，称夜间痛。

（2）部分病例无上述典型疼痛，而仅表现为上腹隐痛不适、反酸、嗳气、恶心、呕吐等消化不良的症状，以 GU 较 DU 为多见。病程较长的患者因影响摄食和消化功能而出现体重减轻，或因慢性失血而有贫血。

2.体征

发作期于上腹部有一固定而局限的压痛点,缓解期无明显体征。

3.并发症

(1)出血:是消化性溃疡最常见的并发症,DU 比 GU 易发生。出血量与被侵蚀的血管大小有关,可表现为呕血与黑粪,出血量大时甚至可排鲜血便,出血量小时,粪便隐血试验阳性。

(2)穿孔:当溃疡深达浆膜层时可发生穿孔,若与周围组织相连则形成穿透性溃疡。穿孔通常是外科急诊,最常发生于十二指肠溃疡。表现为腹部剧痛和急性腹膜炎的体征。当溃疡疼痛变为持续性,进食或用抗酸药后长时间疼痛不能缓解,并向背部或两侧上腹部放射时,常提示可能出现穿孔。此时腹肌紧张,呈板状腹,有压痛、反跳痛,肝浊音界缩小或难以叩出,肠鸣音减弱或消失,X 线片可见膈下游离气体。

(3)幽门梗阻:见于 2%~4% 的病例,主要由 DU 或幽门管溃疡周围组织充血水肿所致。表现为餐后上腹部饱胀,频繁呕吐宿食,严重时可引起水和电解质紊乱,常发生营养不良和体重下降。

(4)癌变:少数 GU 可发生癌变,尤其是 45 岁以上的患者。

三、实验室检查

1.胃镜及胃黏膜活组织检查

是确诊 PU 的首选检查方法,胃镜下可直接观察胃和十二指肠黏膜并摄像,还可以直视下取活组织做幽门螺杆菌检查和组织病理学检查,对诊断消化性溃疡和良恶性溃疡的鉴别准确性高于 X 线钡剂检查。

2.X 线钡剂检查

适用于对胃镜检查有禁忌或不愿接受胃镜检查者。多采用钡剂和空气双重对比造影方法。

3.幽门螺杆菌检测

可分为侵入性和非侵入性两大类。侵入性方法需经胃镜取胃黏膜活组织进行检测,目前常用的有快速尿素酶试验、组织学检查和幽门螺杆菌培养。其中快速尿素酶试验操作简便、快速、费用低,是侵入性检查中诊断 Hp 感染的首选方法。非侵入性检查主要有 ^{13}C 或 ^{14}C 尿素呼气试验、血清学检查和粪便 Hp 抗原检测等,前者检测 Hp 感染的敏感性和特异性高,可作为根除 Hp 治疗后复查的首选方法。

4.胃液分析

GU 患者胃酸分泌正常或稍低于正常,DU 患者则常有胃酸分泌过高。但溃疡患者胃酸分泌水平个体差异很大,与正常人之间有很大的重叠,故胃酸测定对 PU 诊断的价值不大,目前临床已较少采用。

5.粪便隐血试验

活动性 DU 或 GU 常有少量渗血,使粪便隐血试验阳性,经治疗 1~2 周转阴。若 GU 患者粪便隐血试验持续阳性,应怀疑有癌变可能。

四、治疗要点

消化性溃疡以内科治疗为主,目的是消除病因、控制症状,促进溃疡愈合、防止复发和避免并发症的发生。目前根除 Hp 和抑制胃酸的药物是治疗溃疡病的主流,黏膜保护药物也起重要的作用。

(一)药物治疗

1.降低胃酸药物

包括抗酸药和抑制胃酸分泌药两类。

(1)抗酸药:为一类弱碱药物,口服后能与胃酸作用形成盐和水,能直接中和胃酸,并可使胃蛋白酶不被激活,迅速缓解溃疡的疼痛症状。常用药物有氢氧化铝凝胶、铝碳酸镁、复方氢氧化铝、乐得胃等。

(2)抑制胃酸分泌的药物

①H_2 受体拮抗药(H_2RA):能阻止组胺与其 H_2 受体相结合,使壁细胞分泌胃酸减少。常用药物有西咪替丁、雷尼替丁和法莫替丁。不良反应较少,主要为乏力、头晕、嗜睡和腹泻。

②质子泵抑制药(PPI):作用于壁细胞分泌胃酸终末步骤中的关键酶 H^+-K^+-ATP 酶(质子泵),使其不可逆失活,从而有效地减少胃酸分泌,其抑酸作用较 H_2RA 更强而持久,是已知的作用最强的胃酸分泌抑制药。常用的药物有奥美拉唑、兰索拉唑、泮托拉唑、雷贝拉唑和埃索美拉唑等。

2.保护胃黏膜药物

(1)胶体次枸橼酸铋(CBS):在酸性环境中,通过与溃疡面渗出的蛋白质相结合,形成一层防止胃酸和胃蛋白酶侵袭的保护屏障。CBS 还能促进上皮分泌黏液和 HCO_3^-,并能促进前列腺素的合成;此外,CBS 还具有抗 Hp 的作用。一般不良反应少,但服药能使粪便成黑色。为避免铋在体内过量的蓄积,不宜长期连续服用。

(2)硫糖铝:其抗溃疡作用与 CBS 相仿,但不能杀灭 Hp。由于该药在酸性环境中作用强,故应在三餐前及睡前 1 小时服用,且不宜与制酸剂同服,不良反应轻,主要为便秘。

(3)米索前列醇:具有抑制胃酸分泌、增加胃十二指肠黏膜的黏液和碳酸氢盐分泌和增加黏膜血流等作用。常见不良反应为腹泻,因可引起子宫收缩,孕妇忌服。

3.根除幽门螺杆菌治疗

根除 Hp 可使大多数 Hp 相关性溃疡患者完全达到治疗目的。目前推荐以 PPI 或胶体铋为基础加上两种抗生素的三联治疗方案。疗程 1 周,Hp 根除率 90% 以上。对于三联疗法失败者,一般用 PPI+铋剂+两种抗生素组成的四联疗法。

(二)手术治疗

适用于伴有急性穿孔、幽门梗阻、大量出血经内科积极治疗无效者和恶性溃疡等并发症的消化性溃疡患者。

五、护理措施

1.病情观察

观察腹痛的部位、性质、程度、发作规律及与饮食、服药的关系,以判断是胃溃疡还是十二指肠溃疡,为疾病的治疗提供依据。剧烈腹痛要警惕穿孔及上消化道出血。注意观察大便颜色,及早发现黑便。

2.起居护理

生活要有规律,避免过度劳累和精神紧张。对溃疡活动期、大便隐血试验阳性者应嘱其卧床休息,以促进溃疡愈合。

3.饮食护理

(1)进餐方式:指导患者定时进餐,细嚼慢咽,避免暴饮暴食,以维持正常消化活动的节律。在溃疡活动期,以少量多餐为宜,每天进餐4～5次,避免餐间零食和睡前进餐,使胃酸分泌有规律。一旦症状控制,应尽快恢复正常的饮食规律。饮食不宜过饱,以免胃窦部过度扩张而增加促胃液素的分泌。

(2)食物结构:选择营养丰富,易消化的食物,补充足够的热量、蛋白质、维生素。除并发出血或症状较重外,一般无需规定特殊食谱。主食最好以面食为主或以软饭、米粥为主。蛋白质食物具有中和胃酸的作用,可以促进溃疡的愈合和修复,但牛奶中的钙含量高,吸收后刺激胃酸分泌,故不宜多饮,可在两餐间适量摄取脱脂牛奶。脂肪到达十二指肠时虽能刺激小肠分泌抑促胃液素而抑制胃酸分泌,但同时又可引起胃排空减慢,胃窦扩张,致胃酸分泌增加,故脂肪摄取应适量。

(3)食物禁忌:避免食用生、冷、硬、油炸、辛辣食物和粗纤维多的蔬菜及水果,忌食浓茶、咖啡。戒除烟酒嗜好。

4.用药护理

指导患者正确服药,注意服药时间、服药禁忌及药物不良反应。

(1)碱性抗酸剂:饭后1小时服用,片剂嚼服,乳剂摇匀。避免与奶制品同时用,不宜与酸性食物及饮料同用。

(2)H_2受体拮抗剂:餐中或餐后即刻服用,也可一日剂量睡前服。若需同时服用抗酸剂,则两药应间隔1小时以上。西咪替丁有乏力、皮疹、血清氨基转移酶升高、粒细胞减少、男性乳房发育等不良反应;雷尼替丁疗效优于西咪替丁,且不良反应少,无抗雄激素作用;法莫替丁疗效优于前两者,极少数人有头痛、头晕、腹泻和便秘不良反应。药物可随母乳排出,哺乳期应停止用药。

(3)质子泵抑制剂:每日晨餐前或空腹口服。奥美拉唑可引起头晕,特别是用药初期,应嘱患者用药期间避免开车等须高度集中注意力的工作。此外,奥美拉唑有延缓地西泮及苯妥英钠代谢和排泄的作用,联合应用时需谨慎。

(4)胃黏膜保护剂:餐前1小时与睡前服用,片剂要嚼碎。合并应用制酸药,须在硫糖铝服前半小时或服后1小时给予。不宜与多酶片同服。不良反应有便秘、口干、恶心等。

5.对症护理

(1)疼痛:疼痛较重时嘱患者卧床休息。详细了解疼痛的规律和程度,指导患者缓解疼痛的方法。如 DU 表现为空腹痛或午夜痛,指导患者在疼痛前或疼痛时进食碱性食物或服用碱性抗酸剂。轻度疼痛可采取局部热敷或压迫止痛。

(2)出血:当出现大出血时应嘱患者卧床休息,并立即配合医生进行抢救,给予紧急输血、补充血容量、吸氧、止血等处理。

(3)穿孔:若出现穿孔应早期发现病情,立即给予禁食、禁水、胃肠减压、静脉输液等处理,争取在穿孔后 6~8 小时内明确诊断,及早手术。

(4)幽门梗阻:如发生幽门梗阻,严重者应立即禁食,给予胃肠减压、静脉输液和补充电解质,以维持水、电解质及酸碱平衡,必要时可每晚睡前用 3% 盐水做胃灌洗,准确记录出入水量。完全性梗阻,需手术治疗时,应立即配合做好术前准备。

6.心理护理

不良的心理因素可诱发和加重病情,而消化性溃疡的患者因疼痛刺激或并发出血,易产生紧张、焦虑不良情绪,使胃黏膜保护因素减弱,损害因素增加,病情加重,故应为患者创造安静、舒适的环境,减少不良刺激;同时多与患者交谈,使患者了解本病的诱发因素、疾病过程和治疗效果,增强治疗信心,克服焦虑、紧张心理。

六、健康教育

(1)帮助患者及家属了解本病的主要病因,诱发和加重溃疡病的相关因素,建立合理的饮食习惯和食物结构。

(2)指导患者生活规律,劳逸结合,保持乐观情绪,避免精神过度紧张,注意季节转换对溃疡病的影响。

(3)指导患者按医嘱正确服药,学会观察药效及不良反应。慎用或勿用致溃疡的药物,如阿司匹林、咖啡因、泼尼松、利血平等。

(4)嘱患者按期复诊。平素注意观察上腹痛的节律性及大便颜色,若上腹疼痛节律发生变化或加剧,或出现黑便时,应及时就诊。

第三节　胃癌

一、流行病学特征及病因

(一)流行病学特征

胃癌是世界上也是我国最常见的恶性肿瘤之一。据报道 2002 年全球每年估计新发胃癌934000 例,在所有恶性肿瘤中位于第 4 位,仅次于肺癌、乳腺癌和大肠癌。世界范围内胃癌死亡数居恶性肿瘤第 2 位,仅次于肺癌。2007 年中国胃癌标化发病率男性为 32.33/10 万,女性为 13.89/10 万,标化死亡率男性为 22.55/10 万,女性为 9.98/10 万。全国胃癌 5 年发病率和死亡率变化趋势不明显。2008 年上海市胃癌标化发病率男性为 26.59/10 万,女性为 13.06/10 万,分别位于肿瘤发病率的第 2 位和第 4 位。胃癌标化死亡率男性为 17.83/10 万,女性为 9.11/10 万,分别位于肿瘤死亡率的第 2 位和第 3 位。

(二)相关危险因素和保护因素

1.饮食因素

膳食在胃癌发生过程中扮演着重要角色,盐腌、烟熏食品被认为是胃癌危险因素,高盐食物可破坏胃黏膜完整性,表现为黏膜变性坏死及糜烂灶形成,长期高盐饮食可使胃黏膜上皮呈现不同程度的异型增生,乃至癌变。烟熏食物中含有 3,4-苯并芘,具有很强的致癌作用。新鲜蔬菜、水果则具有保护作用,蔬菜、水果中含有大量重要的维生素及香豆素类、黄酮类、异黄酮类等复杂的复合物,其抗癌具体机制并不十分明确。已知抗氧化剂维生素 C、β-胡萝卜素等能抑制硝酸盐向亚硝酸盐转化这一内源性的过程,大蒜素不但能杀伤体外培养的胃癌细胞,而且能抑制体内胃癌移植瘤的生长。绿茶中丰富的茶多酚具有抗氧化活性,能抑制有很强致癌作用的亚硝基化合物的产生以抑制多种化学致癌物如苯丙芘、黄曲霉毒素等诱导的突变。研究显示随饮绿茶年限增长、浓度增高和饮用量的增加,保护作用增强,呈明显的剂量效应关系。

2.环境因素

从对日本移民研究中发现,夏威夷的日本移民第 1 代胃癌发病率与日本本土居民相似。第 2 代即有明显下降,而至第 3 代则接近当地的胃癌发病率,提示环境因素与胃癌发病有关。

3.微生物因素

(1)幽门螺杆菌:流行病学调查表明,胃癌发病率与当地胃幽门螺杆菌(HP)感染率呈正相关。目前认为 HP 感染是胃癌的致病因素,在胃癌发病过程中发挥重要作用。Meta 分析发现,HP 感染患者发生胃癌的比数比为 1.92。研究提示感染 HP 可使胃黏膜产生急性、慢性炎症,黏膜上皮损伤,细胞增殖增加;HP 使胃液中氨浓度增高,中和胃酸,便于细菌生长,并促使硝酸盐降解为亚硝酸盐及亚硝胺而致癌。这提示 HP 感染可能协同导致胃癌。

(2)其他微生物因素:研究证实真菌所产生的毒素是强烈的致癌物,也与胃癌的发生有关。我国胃癌高发区居民常食霉变食物,在胃液中可检出杂色曲菌、黄色曲菌等真菌。此外真菌本身也可合成亚硝胺,从而起到间接致癌作用。

(3)遗传因素:A 型血者胃癌发病率比其他人群高 15%～20%,也有研究发现胃癌发病有家族聚集倾向,均提示胃癌发病可能与遗传因素相关。

(4)肥胖:是贲门癌的一项重要危险因素,肥胖能加剧胃食管反流,导致 Barrett 食管,一种胃食管连接处的癌前病变。

(5)基因改变:胃癌发生和发展是多阶段、多步骤的过程,出现了一系列基因改变,包括原癌基因激活、抑癌基因失活、细胞间黏附减弱、新生血管形成以及微卫星不稳定等。

(三)癌前状态和癌前病变

1.癌前状态

(1)胃溃疡:胃溃疡虽可癌变,但恶变率不高。溃疡周围的黏膜上皮在反复炎性刺激和修复过程中,再生上皮易受致癌因素的作用而发生恶变。

（2）胃息肉：多发性息肉的癌变率高于单发性息肉，腺瘤性息肉高于增生性息肉。息肉直径大于 2cm，基底范围大，无蒂者，易于癌变，应积极予以手术切除。

（3）慢性萎缩性胃炎：与胃癌发生有密切关系。由于壁细胞萎缩而导致胃酸分泌量减少，患者常有胃溃疡胃酸低下或缺乏，促进胃内亚硝胺类化合物的合成，增加了胃内致癌物质的浓度。慢性萎缩性胃炎的患者其胃排空时间延长，增加胃黏膜与致癌物的接触时间。

（4）残胃：常见于胃大部切除胃空肠吻合术后，残胃黏膜慢性炎性病变，术后 5～10 年有残胃癌发生的可能，但以术后 20～25 年发生者最多。

2.癌前病变

（1）胃黏膜不典型增生：大部分良性、慢性胃病患者的胃黏膜上皮，可以产生异型性增生，是主要的癌前病变，分轻、中、重三级，重度异型性增生易与分化较高的早期癌混淆。有重度异型性增生者 75％～80％ 可能发展成胃癌。

（2）肠上皮化生：好发于胃窦部，并可逐渐向移行带及体部小弯侧扩展。分为完全型肠上皮化生（Ⅰ型）和不完全肠上皮化生（Ⅱ型）两种类型。完全型肠上皮化生胃黏膜变成几乎与小肠上皮一样的形态，不完全型肠上皮化生即杯状细胞间有分泌黏液的柱状细胞，但缺乏吸收细胞。有研究显示肠上皮化生发生胃癌的危险度为 6.4。

二、病理分类

（一）胃癌的大体分型

（1）早期胃癌是指肿瘤浸润不超过黏膜下层者。早期胃癌的分型由日本胃肠道内镜学会于 1962 年制定，目前广泛运用。

Ⅰ型为隆起型，癌灶突向胃腔。

Ⅱ型为浅表型，病灶比较平坦没明显的隆起或凹陷，分为 3 个亚型：Ⅱa 浅表隆起型、Ⅱb 浅表平坦型、Ⅱc 浅表凹陷型。

Ⅲ型为凹陷型，有较深的溃疡。

（2）进展期胃癌是指肿瘤浸润超过黏膜下层或浆膜层，此时肿瘤可发生直接浸润性扩散，且多伴有淋巴、腹膜和（或）血行转移，故也称中、晚期胃癌。进展期胃癌分期主要根据肿瘤在黏膜面的形态和胃壁内浸润方式确定。

Borrmann Ⅰ型（结节伞型）：肿瘤主要向腔内生长，隆起呈结节、息肉状，表面可有溃疡，溃疡较浅，切面界限较清楚。该型病变局限，浸润倾向不大，转移发生较晚。

Borrmann Ⅱ型（局限溃疡型）：溃疡较深，边缘隆起，肿瘤较局限，周围浸润不明显。

Borrmann Ⅲ型（浸润溃疡型）：溃疡基底较大，边缘呈坡状，周围及深部浸润明显，切面界限不清。

Borrmann Ⅳ型（弥漫浸润型）：癌组织在胃壁内呈弥漫浸润性生长，主要是在黏膜下层、肌层及浆膜下浸润。临床上常称之为"革囊胃"或"皮革胃"。

（二）组织学分型

胃癌的组织学分类主要使用 WHO 的国际分型标准，分为腺癌肠型、腺癌弥漫型、乳头状腺癌、管状腺癌、黏液腺癌、印戒细胞癌、腺鳞癌、鳞状细胞癌、小细胞癌、未分化癌、类癌、其他。

不同的组织学类型具有不同的生物学表现,其与肿瘤的预后、发病年龄、转移方式有密切的关系,在肿瘤诊治中具有重要意义。

(三)胃癌的浸润和转移

1.直接浸润

是指肿瘤细胞沿组织间隙向四周扩散。其向上可浸润至食管下段,向下可浸润至幽门下、十二指肠上段;其向外可浸出浆膜,继而侵犯临近器官,如肝、胆、胰、脾、横结肠、肠系膜、腹膜等,是肿瘤切除困难和切除不能的主要原因。

2.淋巴道转移

文献报道早期胃癌淋巴结转移率为 $3.3\%\sim33\%$,进展期胃癌的淋巴结转移率为 $56\%\sim77\%$。胃癌的远处淋巴结转移有沿胸导管的锁骨上淋巴结转移和少数左腋下淋巴结转移,以及沿圆韧带淋巴管的脐部转移。

3.血道转移

胃癌最常见的血道转移部位是肝,其主要通过门静脉转移,其次是肺,少数可转移到胰腺、骨、脑等部位。

4.腹腔种植转移

是指胃癌细胞浸润浆膜后,脱落至腹膜腔,形成种植性转移。种植性病灶可以分布在腹腔的任何器官表面。腹膜的转移在临床上体检时可发现腹壁增厚、变韧、紧张度增加,盆底的种植转移可通过肛指检查发现盆底的种植结节。

三、临床表现

(一)症状

胃癌的发生和发展是一个缓慢长期的过程,因此,症状的出现也是一个从隐匿、间断逐渐到持续加重的过程。胃癌的常见症状如下。

1.腹部胀痛

是最常见的症状,初始疼痛比较隐匿、间断,逐渐发展为持续。约 80% 的患者有疼痛的表现。

2.食欲减退和消瘦

是常见症状,肿瘤引起胃蠕动减弱致食欲减退,以至消瘦,个别患者消瘦非常明显。

3.进食梗阻和呕吐

进食梗阻多见于贲门癌;呕吐是幽门或胃窦肿瘤造成梗阻所致,这种呕吐往往量大,有大量宿食。

4.呕血、黑便、贫血

约 30% 的胃癌患者有上消化道出血的表现。一般出血量小,多数可以自行停止,但多表现为反复出血。长期出血可以造成贫血。大量出血表现为呕血,有时需急诊手术止血。

(二)体征

早期胃癌多无明显的体征,大多数体征是晚期胃癌的表现。

1.上腹部压痛

压痛往往较弥散,定位不明确,少数患者压痛明显,并伴有肌紧张、肌卫、反跳痛。

2.淋巴结肿大

锁骨上淋巴结转移及腋下淋巴结转移。

3.腹水、盆底种植结节

由于肿瘤在腹腔内播散,造成腹水以及盆底种植结节。通过腹水检查可以查出癌细胞;通过肛指检查可以查出盆底的种植转移结节。

4.梗阻、黄疸

由于胃窦或幽门部肿瘤可使胃腔变小,导致幽门梗阻,胃癌腹腔播散可以造成肠道粘连,形成消化道梗阻;肝门的淋巴结肿大和广泛的肝转移可以造成黄疸。

5.贫血貌、消瘦、恶病质

均是晚期肿瘤的表现,在胃癌中非常常见。

四、诊　断

(一)病史

胃癌早期诊断困难,因此仅占胃癌住院患者的 15% 左右。

(1)原因不明的食欲缺乏,上腹不适,消瘦。

(2)原因不明的呕吐,黑便或大便隐血阳性。

(3)有长期胃病史,近期症状加重或既往无胃病史,短期出现胃部症状。

(4)胃溃疡、息肉、萎缩性胃炎,应有计划地随访。多年胃良性疾患做胃大部切除,近期出现消化道症状。

(二)X 线检查

X 线检查是胃癌主要的检查方法,具有无创、价廉、高效的特性,可以获得 90% 的诊断准确率。数字胃肠 X 线检查与低张双重造影相结合,可以检出大多数早期胃癌病灶。

(三)胃镜检查

胃镜经历多年的发展,从硬管、半可屈式、纤维胃镜,直到现今广泛使用的电子胃镜、超声胃镜。胃镜对胃黏膜病变和胃癌的诊断,特别是早期诊断具有极大的意义。胃镜的定性价值极大,但定位价值欠佳,而 X 线钡剂检查定位诊断非常可靠,两者结合可获得准确的定性和定位诊断。

(四)CT 检查

CT 检查是一种常用的胃癌检查方法,胃癌的 CT 检查主要通过对胃壁厚度、肿瘤的浸润深度、周围器官的侵犯、淋巴结的肿大、腹腔其他器官的改变来诊断胃癌。对于胃癌的定位、范围的确定、浸润深度、周围器官的侵犯、淋巴结的转移有极大的临床价值,特别在术前帮助判断肿瘤能否切除有肯定价值。

(五)螺旋 CT 仿真内镜

CT 仿真内镜成像(CTVE),CTVE 可清楚显示胃的大体解剖形态,对于进展期胃癌

（AGC），可以较好地显示肿瘤的隆起、环堤、黏膜纠集中断等征象，进而对病变分型。目前运用 CTVE 对早期胃癌（EGC）的诊断价值尚不明确。胃 CTVE 成像是一种新的影像技术。在评价胃腔内、外结构和远处转移及肿瘤分期等诸多方面具有一定优势。

（六）MRI 检查

MRI 检查弥补了传统方法的不足，它能清楚地显示癌肿在胃腔内外、壁内生长，周围器官的侵犯和远处转移情况，尤其是胃癌的异常信号特征，在胃癌的诊断和鉴别诊断上具有其他影像学检查无法比拟的优越性。随着 MRI 技术的迅速发展，目前 MRI 胃癌诊断与术前分期可为临床提供丰富有价值的信息，尤其对不适宜 CT 检查的患者，MRI 可作为一种有效的替代检查方法。

（七）PET 检查

PET 检查是通过探测人体内代谢功能的动态变化来诊断肿瘤性病变，通常采用氟脱氧葡萄糖（FDG）作为示踪剂。PET 检查可用于辅助胃癌的术前分期、随访复发、对治疗的反应以及判断预后。

（八）超声内镜检查

超声内镜是将内镜与超声相结合，既可以通过胃镜直接观察到黏膜表面的病变形态，又可进行超声扫描获得胃壁各层次的组织学特征及周围邻近重要脏器的超声影像，它能更清楚地显示胃壁各层的结构从而明确病灶的性质和肿瘤的浸润深度。超声胃镜对判断病变的浸润深度、有无邻近脏器的侵犯以及周围有无肿大淋巴结等准确性较高，能在术前对肿瘤浸润胃壁的深度和范围做出较为准确的估计，从而对确定治疗或手术方案等提供了方便，可以最大限度地减少晚期胃癌患者不必要的开关腹手术。

（九）细胞和病理学检查

1.脱落细胞学检查

胃脱落细胞学检查是一种简单、有效的定性检查方法。但是由于脱落细胞较少，细胞形态变化大，诊断较困难，需有丰富的临床经验。胃的脱落细胞获得有下列途径：线网气囊法、加压冲洗法、胃镜刷片法。由于脱落细胞的检查有一定的漏诊、误诊率，在临床上多以病理活检确诊。

2.胃黏膜活组织检查

胃黏膜的活检主要通过胃镜检查进行。胃组织活检的诊断正确率较高，误诊主要由于没活检到肿瘤组织，有时由于胃活检所取组织较小，无法鉴别诊断。

五、治疗

胃癌治疗已经取得了很大的发展，目前国内早期胃癌的 5 年生存率为 89%～95%，进展期胃癌的治愈性手术后 5 年生存率为 37%～53%，总的胃癌 5 年生存率为 20%～30%。胃癌的手术率、手术切除率、治愈性切除率、5 年生存率均取得了很大的提高。近年来胃癌的微创手术治疗也在临床开展应用。外科手术仍是胃癌首选的治疗方法，手术及术前、术后辅助放化疗，已成为胃癌标准治疗模式。

（一）外科治疗

目前,将切除 2/3 以上胃的 D2 根治术作为胃癌根治切除的标准术式,据此进一步将胃切除和(或)淋巴结清扫范围小于标准根治术的手术定义为缩小手术,反之则定义为扩大手术,缩小手术包括内镜下黏膜切除术(EMR)、内镜黏膜下切除术(ESD)、经腹腔镜胃局部切除术、腹腔镜辅助胃部分切除术以及剖腹局限性手术。扩大手术包括淋巴结清扫范围超过第 2 站的 $D2^+$～D3 根治术,以及各种类型的联合脏器切除术。

1.早期胃癌的术式选择

对早期胃癌的手术治疗正日益趋向缩小手术和微创手术。

(1)EMR:对于小于 2cm 的黏膜内癌(分化良好,无溃疡形成)首选 EMR。

(2)缩小手术:其他黏膜内癌及小于 1.5cm 的黏膜下癌(分化良好)行缩小手术。

2.进展期胃癌的术式选择

一般认为,Ⅲa 期之前的进展期胃癌经手术为主的综合治疗后可获得治愈效果,而Ⅲb 期和Ⅳ期患者多数只能实行姑息性手术。

(1)根治性手术:胃癌的治愈性手术是指将原发肿瘤与转移淋巴结以及受侵犯的周围组织一并切除,以达到治愈目的的手术。它强调三个方面:远近切端无肿瘤残留;清除的淋巴结站数大于转移的淋巴结站数;临近组织器官中无肿瘤残留。肿瘤手术分为两大部分:肿瘤切除和淋巴结清扫,消化道的重建。其中肿瘤切除是主要的。依据切除的大小可将其分为:胃局部切除术、胃大部切除术、全胃切除术、胃合并联合器官切除术。具体切除范围和适用病情如下。

①胃大部切除:是胃癌切除的主要形式,根据切除胃的部位又分为近端胃大部切除和远端胃大部切除。

②全胃切除:主要用于肿瘤病变超过两个分区以上的胃癌。但近年多数专家认为在保证切缘和淋巴结清扫的情况下,尽量保留部分胃,对于减少手术并发症、改善术后生活质量有重要价值。

③胃合并联合器官切除:肿瘤侵犯临近器官时要做胃的联合器官切除。

④手术切缘:胃癌的手术切缘是胃癌手术很重要的部分。保证手术切缘阴性是根治性手术的标准之一。在手术过程中,避免切缘阳性主要靠直接观察和冰冻病理检查。

⑤淋巴结清扫:胃癌手术的淋巴结清扫根据淋巴结清扫的站数分为 D1、D2、D3、D4,其分别清扫第 1、第 2、第 3、第 4 站淋巴结。D2 淋巴结清扫作为胃癌根治手术的标准术式已趋向共识,进展期胃癌根治术中原则上应常规进行 D2 淋巴结清扫。

(2)姑息性切除:指肿瘤晚期无法根治性切除时,尽量切除肿瘤原发灶的手术。姑息手术的目的在于缓解临床症状,提高生活质量,甚至延长生存期。可分为近端胃大部切除、远端胃大部切除、全胃切除、短路手术。短路手术是指原发肿瘤已无法切除,并造成幽门梗阻,可做胃空肠吻合术,起到解除梗阻,缓解症状,提高生活质量的作用。

（二）胃癌的化疗

胃癌确诊时大部分病例已属进展期,单纯手术疗效差,作为综合治理的重要组成,化疗是胃癌治疗的重要手段之一。

1.术前新辅助化疗

主要适用于Ⅲb期和Ⅳ期胃癌患者。新辅助化疗能起到降低肿瘤分期,提高根治性切除率,延长生存期的目的。目前新辅助化疗大多采用术前3个疗程的方案,一般采用ECF方案(表柔比星+顺铂+氟尿嘧啶)。

2.术后辅助化疗

化疗的目的是杀灭超出术野的、腹腔种植的、肝脏转移的少量肿瘤细胞,以减少复发和转移,延长生存时间。术后辅助化疗方案2011年胃癌临床实践指南(中国版第1版)建议采用ECF方案、改良ECF方案、氟尿嘧啶+铂类。

3.姑息性化疗

指对肿瘤姑息性切除或未能切除肿瘤的化学治疗,化疗的目的是杀灭或抑制肿瘤、减轻患者痛苦、延长生存期。

4.胃癌化疗的常用化疗方案

(1)单药化疗

①S-1:是氟尿嘧啶类口服剂,由替加氟(FT)结合吉美嘧啶(CDHP)、奥替拉西(Oxo)的复方制剂。每日 $50\sim80mg/m^2$,连续 $14\sim21$ 日,每 $3\sim4$ 周重复。

②卡培他滨每日 $1650\sim2500mg/m^2$,连续14日,每 $3\sim4$ 周重复。

(2)联合化疗

①CF方案:亚叶酸钙(LV) $200mg/m^2$,静脉滴注,第 $1\sim5$ 日;氟尿嘧啶 $425mg/m^2$,静脉滴注第 $1\sim5$ 日。每3周重复。

②FOLFOX4:奥沙利铂 $85mg/m^2$,静脉滴注(2小时)第1日;亚叶酸钙 $200mg/m^2$,静脉滴注(2小时),第 $1\sim2$ 日;氟尿嘧啶 $400mg/m^2$,静脉推注,第 $1\sim2$ 日,氟尿嘧啶 $600mg/m^2$,静脉滴注(22小时),第 $1\sim2$ 日。每2周重复。

③FOLFOX6:奥沙利铂 $100mg/m^2$,静脉滴注(2小时)第1日;亚叶酸钙 $400mg/m^2$,静脉滴注(2小时),第 $1\sim2$ 日;氟尿嘧啶 $400mg/m^2$,静脉推注,第1日;氟尿嘧啶 $2400\sim3000mg/m^2$,静脉滴注(46小时)。每2周重复。

④ECF方案:表柔比星 $50mg/m^2$,静脉滴注,第1日;顺铂 $60mg/m^2$,静脉滴注,第1日;氟尿嘧啶 $200mg/m^2$,持续静脉滴注,连续21日。每4周重复。

⑤EOX方案:表柔比星 $50mg/m^2$,静脉滴注,第1日;奥沙利铂 $130mg/m^2$,静脉滴注(2小时)第1日;卡培他滨 $825mg/m^2$,口服,第 $1\sim14$ 日。每3周重复。

⑥DCF方案:多西他赛 $75mg/m^2$,静脉滴注,第1日;顺铂 $60mg/m^2$ 静脉滴注,第1日;氟尿嘧啶 $750mg/m^2$,静脉滴注,第 $1\sim5$ 日。每4周重复。

(三)放射治疗

1.术前放疗

主要适用于局部晚期胃癌,肿瘤与周围组织浸润或粘连,估计完全切除肿瘤有困难,通常与化疗同步进行,放疗剂量在 $20\sim40Gy$。目前有关胃癌术前放疗或放化疗尚无规范方案,疗效有待进一步评估。

2.术中放疗

主要适用于胃癌原发灶已切除,肿瘤浸润浆膜面或伴有周围组织浸润,以及伴有胃周围淋巴结转移者。术中放疗具有可给予残余肿瘤或肿瘤床单次较大剂量的照射,而周围的正常组织可得到较好的保护。

3.术后放疗

胃癌术后辅助放疗主要适用于伴有浆膜浸润和(或)区域淋巴结转移的患者。术后放疗常与化疗同步进行,放射剂量为20~60Gy,常规分割照射。术后放化疗可降低局部复发率。

4.放疗并发症

常见的放疗并发症包括放射性胃肠炎、造血功能抑制、肝肾功能损害和一过性胰腺炎等。并发症较轻时可在停止放疗后数周内自愈,严重时可导致消化道出血、穿孔等。

六、护理要点

1.一般护理

早期胃癌经过治疗后可从事轻体力工作,但应避免劳累。中、晚期患者则多卧床静养,避免体力消耗。保持环境安静、舒适,减少不良刺激。长期卧床的患者,应鼓励其进行深呼吸和有效咳嗽,定时更换体位,以防止肺炎及肺不张。鼓励患者多进食,给予适合患者口味的高热量、高蛋白易消化饮食,可少量多餐。对有吞咽困难者及不能进食的中晚期患者,遵医嘱给予胃肠外营养,以维持机体营养平衡。

2.病情观察

胃癌疼痛时,应密切观察疼痛的部位、性质、程度,有无伴随恶心、呕吐、消化道出血,有无进行性加重的吞咽困难及幽门梗阻等表现。如有突发腹部剧痛及腹膜刺激征,应怀疑急性穿孔,须及时通知医生并协助做好相关检查或术前准备。

3.用药护理

近年来,新一代的化疗药物被用于胃癌患者,提高了胃癌的治疗水平。这些化疗药物除了具有细胞毒性药物的一般不良反应(静脉炎、胃肠反应、骨髓抑制、脱发等)外,也具有各自特殊的毒性反应,护士应做好相应的护理,使药物的毒性不良反应降至最低。

(1)神经毒性:奥沙利铂骨髓抑制轻微,不产生心脏毒性,没有肾损害及听力损害,但周围神经损害是奥沙利铂最常见的不良反应。神经毒性以急性、短暂的症状较为常见,并可能出现可逆的累积性的感觉神经异常,主要表现为四肢麻木、刺痛感,有时可以出现口腔周围、上消化道及上呼吸道的痉挛及感觉障碍。冷刺激可激发或加重急性感觉障碍及感觉异常。护理如下:

①奥沙利铂必须用5%葡萄糖注射液溶解、稀释,禁用生理盐水、碱性制剂等一起使用,也不能用含铝的静脉注射器具,以免产生难溶物质及铂被铝氧化置换而增加其毒性。

②化疗前必须向患者详细告知奥沙利铂的神经毒性,以利于患者观察发现,及时告知医务人员。

③从用药之日起至用药周期结束,每天评估患者口周、肢端感觉及其他外周神经反应的程

度及持续时间,做好记录,并及时反馈给医生。

④指导患者化疗期间不能接触冷刺激,应使用温水洗脸、漱口及避免进食冷饮等,天气寒冷时在注射肢体远端置热水袋,热水袋温度低于 $50℃$,并加棉被,穿贴身松软保暖衣服,戴手套等。

⑤遵医嘱配合应用神经营养剂,如 Vit B_1、Vit B_6 或复合维生素 B 等。

⑥滴注奥沙利铂出现外渗禁止冷敷,以免诱发或加重毒副反应,可选用 5% GS 20mL＋地塞米松5mg＋2%普鲁卡因 2mL 局部封闭,疗效较好。

(2)腹泻:胃癌患者接受 FOFIRI(伊立替康联合氟尿嘧啶)、XELIRI(伊立替康联合卡培他滨)方案治疗容易出现腹泻。腹泻分为急性腹泻和迟发性腹泻,多在化疗第一周期出现。护理如下:

①注药前嘱患者禁食 2 小时,遵医嘱给予预防性药物,如阿托品等。

②一旦出现稀便即遵医嘱给予苯丁哌胺(易蒙停)抗腹泻治疗。

③指导患者进食少渣、无刺激性饮食,鼓励多饮水,每日 3000mL 以上。

(3)口腔黏膜炎:胃癌患者使用氟尿嘧啶时口腔黏膜损害发生率较高,护理如下:

①指导患者进食高蛋白、高热量、细软、温度适宜,不含辛辣刺激性的食物,戒烟酒。

②餐前、餐后及睡前及时漱口,清除食物残渣,宜用软毛牙刷及无刺激性牙膏刷牙,禁用牙签剔牙。

③出现口腔黏膜炎时及时用生理盐水 250mL＋庆大霉素 8 万 U 与碳酸氢钠交替漱口;疼痛者可用庆大霉素与 $VitB_{12}$＋0.5%普鲁卡因交替漱口;在溃疡面上涂以 0.5%金霉素甘油或锡类散等促进溃疡愈合。

(4)手足综合征:手足综合征(HFS)也叫肢端红斑,目前已被证明是卡培他滨的剂量限制性毒性所致,有较高的发病率。按照美国国立癌症研究所(NCI)的分级标准分为 3 度,Ⅰ度:轻微的皮肤改变或皮炎(如红斑、脱屑)或感觉异常(如麻木感、针刺感、烧灼感),但不影响日常活动;Ⅱ度:皮肤改变伴疼痛,轻度影响日常活动,皮肤表面完整;Ⅲ度:溃疡性皮炎或皮肤改变伴剧烈疼痛,严重影响日常生活,明显组织破坏(如脱屑、水疱、出血、水肿)。护理如下:

①做好关于化疗药物的健康宣教,促使患者自觉监测 HFS 症状和体征,减少 HFS 发生率和程度。

②告知患者用药期间避免日光照射,洗浴时水温不可过高。穿宽松的衣服和舒适、透气的鞋袜,以避免对皮肤产生不必要的压迫;坐或躺在松软的表面上且尽可能抬高腿部促进血液回流,减轻水肿。

③遵医嘱进行预防性治疗,口服大剂量 $VitB_6$ 预防治疗能减少 HFS 的发生。对于出现HFS 的患者,给予大剂量 $VitB_6$ 治疗的同时保持患者皮肤湿润,可控制患者局部症状的加重。

4.对症护理

(1)吞咽困难:贲门癌患者出现吞咽困难时应评估患者进食梗阻的程度,是否仅在进食干燥食物时有哽噎感,还是逐步加重,甚至发展到进半流食、饮水都有困难。指导患者饮食以温热食物为宜,避免进食冷食及辛辣刺激性食物,以免引起食道痉挛,发生恶心呕吐,疼痛等。当患者出现哽噎感时,不要强行吞咽,否则会刺激局部癌组织出血、扩散、转移和疼痛。在哽噎严重时应进流食或半流食,对于完全不能进食的贲门癌患者,应采取静脉输注高营养物质以维持机体代谢需要。

(2)幽门梗阻:禁食,进行胃肠减压,遵医嘱静脉补充液体和营养物质。

5.心理护理

护士应及时了解患者及家属的心理状态,并给予心理上的安慰和支持。适时提供疾病治疗及检查的信息,及时解答患者及家属所提出的疑问。帮助患者面对现实,调整情绪,以积极的态度应对疾病。对采取了保护性隐瞒病情措施的患者,应与医生沟通,统一内容回答患者的疑问。对晚期患者要充满爱心,给予人文关怀,使患者能较安详、无憾有尊严地离开人世。

6.健康教育

(1)宣传与胃癌发生的相关因素,指导群众注意饮食卫生,避免或减少摄入可能的致癌物质,如熏烤、腌制和霉变食物。提倡多食富含维生素 C 的新鲜蔬菜、瓜果。

(2)防治与胃癌有关的疾病,如慢性萎缩性胃炎、胃息肉、胃溃疡等,定期随访并做内镜检查,以便及时发现癌变。

(3)重视可疑征象,对下列情况应深入检查并定期复查:原因不明的上腹部不适、隐痛、食欲缺乏及进行性消瘦,特别是中年以上者;原因不明的呕血、黑便或大便潜血阳性者;原有长期胃病史,近期症状加重者;中年既往无胃病史,短期出现胃部症状者;多年前因胃良性疾病做胃大部切除手术,近年又出现消化道症状者。

第四节　急性胰腺炎

急性胰腺炎(AP)是胰腺腺泡受损后,胰酶在胰腺内被激活并溢出胰管,使胰腺甚至其邻近组织被消化,造成胰腺的水肿、坏死和出血。临床上主要表现为上腹剧痛,常伴有恶心、呕吐,甚至休克等,是临床上常见的急腹症之一。

一、病因与发病机制

在正常情况下,胰腺具有避免自身消化的生理性防御屏障,它合成的胰酶绝大部分是无活性的酶原,酶原颗粒与细胞质是隔离的,胰腺腺泡的胰管内含有胰蛋白酶抑制物质,灭活少量的有生物活性或提前激活的酶。当酶原进入十二指肠后才能被激活以消化食物。如果酶原在胰腺内被激活,则胰腺被自身所消化,并引起急性胰腺炎。造成酶原被激活的因素如下:

1.胆石症与胆道疾病

胆石症、胆道感染或胆道蛔虫等均可引起急性胰腺炎,其中胆石症在我国最为常见。急性胰腺炎与胆石关系密切,由于在解剖上 70%～80% 的胰管与胆总管汇合成共同通道开口于十二指肠壶腹部,一旦结石嵌顿在壶腹部,将会导致胰腺炎与上行胆管炎,即"共同通道学说"。目前除"共同通道"外,尚有其他机制,可归纳为:①梗阻:由于上述各种原因导致壶腹部狭窄或(和)Oddi 括约肌痉挛,胆道内压力超过胰管内压力(正常胰管内压高于胆管内压),造成胆汁逆流入胰管,引起急性胰腺炎;②Oddi 括约肌功能不全:胆石等移行中损伤胆总管、壶腹部或胆道炎症引起暂时性 Oddi 括约肌松弛,使富含肠激酶的十二指肠液反流入胰管,损伤胰管;③胆道炎症时细菌毒素、游离胆酸、非结合胆红素、溶血磷脂酰胆碱等,能通过胆胰间淋巴管交通支扩散到胰腺,激活胰酶,引起急性胰腺炎。

2.大量饮酒和暴饮暴食

酗酒、暴饮暴食可使胰腺分泌剧烈增加,并刺激 Oddi 括约肌痉挛和十二指肠乳头水肿,形成功能性胰管梗阻,使胰管内的压力骤增,引起胰腺泡及胰小管破裂,释出活性胰酶,产生自身消化作用而致病。长期酒癖者常有胰液内蛋白含量增高,易沉淀而形成蛋白栓,致胰液排出不畅。

3.胰管阻塞

胰管结石或蛔虫、胰管狭窄、肿瘤等均可引起胰管阻塞,当胰液分泌旺盛时胰管内压增高,使胰管小分支和胰腺泡破裂,胰液与消化酶渗入间质,引起急性胰腺炎。

4.其他

创伤和手术,特别是胰胆或胃手术、腹部钝挫伤;某些感染(如腮腺炎及伤寒等)、某些药物(如噻嗪类利尿药、肾上腺糖皮质激素等)、高血钙及高脂血症等,也是诱发急性胰腺炎的因素。动脉硬化、结节性动脉周围炎等致胰腺缺血可使胰腺免疫力减弱,在其他因素损害下引发胰腺炎。此外,精神、免疫因素亦可诱发本病。5%～25%的急性胰腺炎病因不明,称为特发性胰腺炎。

上述各种病因导致胰腺腺泡内酶原激活,可发生胰腺自身消化的连锁反应。各种消化酶原激活后,其中起主要作用的活化酶有磷脂酶 A_2、激肽释放酶或胰舒血管素、弹性蛋白酶和脂肪酶。磷脂酶 A_2 在少量胆酸参与下分解细胞膜的磷脂,产生溶血磷脂酰胆碱和溶血脑磷脂,其细胞毒作用引起胰实质凝固性坏死、脂肪组织坏死及溶血。激肽释放酶可使激肽酶原变为缓激肽和胰激肽,使血管舒张和通透性增加,引起水肿和休克。弹性蛋白酶可溶解血管弹性纤维,引起出血和血栓形成。脂肪酶参与胰腺及周围脂肪坏死和液化作用。上述消化酶共同作用,造成胰腺实质及邻近组织的病变,细胞的损伤和坏死又促使消化酶释出,形成恶性循环。胰腺组织损伤过程中产生大量炎性介质和细胞因子,如氧自由基、血小板活化因子、前列腺素、白细胞三烯等可通过血液循环和淋巴管途径,输送到全身,引起多脏器损害,成为急性胰腺炎的多种并发症和致死原因。

二、分型

急性胰腺炎的基本病理变化是水肿、出血和坏死,一般分为间质性(水肿型)和出血性(坏死型)。

1.急性间质性(水肿型)胰腺炎

表现为间质的水肿、充血和炎细胞浸润,胰腺本身及其周围可有少量脂肪坏死。本型约占急性胰腺炎的 90%以上。病情较轻,临床恢复顺利。

2.急性出血性(坏死型)胰腺炎

腺泡及脂肪组织坏死,血管坏死,破裂出血,腹腔内可有血性渗出液。急性出血性胰腺炎少见,但病情重、预后差。

三、临床表现

急性胰腺炎可见于任何年龄,以青壮年为多,女性较男性发病率高。因病理变化的性质与程度不同,临床表现亦轻重不一。水肿型胰腺炎症状相对较轻,呈自限性经过;出血坏死型胰腺炎起病急骤,症状严重,变化迅速,常伴休克及多种并发症。

(一)症状

1.腹痛

腹痛为本病的主要表现和首发症状,见于90%以上患者,极少数年老体弱患者可无腹痛或者极轻微。急性腹痛,常在胆石症发作后不久,大量饮酒或暴饮暴食后发病。

部位:腹痛常位于中上腹。以胰头部炎症为主者,常在中上腹偏右;以胰体、胰尾炎症为主者,常在中上腹及左上腹部,并向腰背放射。

程度与性质:轻重不一,轻者上腹钝痛,能耐受;重者绞痛、钻痛或刀割痛,常呈持续性伴阵发性加剧。

持续时间:水肿型患者腹痛3～5天即缓解。出血坏死型病情重,腹痛持续时间较长。由于渗出液扩散,引起弥漫性腹膜炎,可全腹痛。

缓解方式:疼痛在弯腰屈膝位或上身前倾位时可减轻。不能为一般胃肠解痉药缓解,进食可加剧。

腹痛的机制主要是:①胰腺的急性水肿,炎症刺激和牵拉其包膜上的神经末梢;②胰腺的炎性渗出液和胰液外溢刺激腹膜和腹膜后组织;③胰腺炎症累及肠道,导致肠胀气和肠麻痹;④胰管阻塞或伴胆囊炎、胆石症引起疼痛。

2.恶心、呕吐及腹胀

起病即伴恶心、呕吐,常在进食后发生。呕吐物常为胃内容物,重者可吐出胆汁或咖啡渣样液体,呕吐后腹痛并不减轻。多同时有腹胀,出血坏死型者常腹胀显著,或有麻痹性肠梗阻。

3.发热

水肿型胰腺炎者可有中度发热(<38.5℃),少数为高热,一般持续3～5天。出血坏死型发热较高,且持续不退,特别是在胰腺炎或腹腔有继发感染时,常呈弛张高热。发热系胰腺炎症或坏死产物进入血液循环,作用于中枢神经系统体温调节中枢所致。

4.低血压及休克

出血坏死型胰腺炎常发生。在病初数小时内出现,提示胰腺有大片坏死,也可逐渐出现,或在有并发症时出现。休克的发生机理为:①血容量不足,因血液和血浆大量渗出,呕吐丢失体液和电解质引起;②胰舒血管素原被激活,血中缓激肽生成增多,可引起血管扩张、血管通透性增加,血压下降;③坏死的胰腺释放心肌抑制因子(MDF)使心肌收缩不良;④并发感染或胃肠道出血。

5.水、电解质及酸碱平衡紊乱

多有轻重不等的脱水,呕吐频繁者可有代谢性碱中毒。出血坏死型者尚有明显脱水与代谢性酸中毒,并常伴有血钾、血镁降低。因低钙血症引起手足搐搦者,为重症与预后不佳的征兆。部分伴血糖增高,偶可发生糖尿病酮症酸中毒或高渗性昏迷。

(二)体征

1.全身状况

水肿型者一般情况尚可,出血坏死型者因高热、剧烈腹痛、频繁恶心呕吐等表现为窘迫焦虑、表情痛苦、辗转不安、脉率过速、血压降低、呼吸加快。

2.水肿型者腹部体征

往往较轻,上腹有中度压痛,与主诉腹痛程度不相称。可有腹胀和肠鸣音减少,无腹肌紧张与反跳痛。

3.出血坏死型胰腺炎体征

(1)压痛、腹膜刺激征:患者上腹或全腹压痛明显,并有腹肌紧张,反跳痛,肠鸣音减弱或消失,可出现移动性浊音,并发脓肿时可扪及有明显压痛的腹块。伴麻痹性肠梗阻且有明显腹胀。

(2)皮下瘀斑:少数患者因胰酶及坏死组织液穿过筋膜与肌层渗入腹壁下,可见两侧腹部皮肤呈灰紫色斑(Grey-Turner 征,即双侧或者单侧腰部皮肤出现蓝-绿-棕色大片不规则瘀斑)或脐周皮肤青深(Cullen 征,即脐周围或下腹壁皮肤发蓝为腹腔内大出血的征象)。

(3)黄疸:可于发病后1~2天出现,常为短暂性阻塞性黄疸,多在几天内消退。黄疸的发生主要是由于肿大的胰头部压迫胆总管所致。如黄疸持续不退并加深,则多由胆总管结石引起。起病后第2周出现黄疸,应考虑并发胰腺脓肿或假囊肿压迫胆总管或由于肝细胞损害所致。

(4)胸腹水:胰液渗入腹腔及肠系膜,或经腹膜后途径进入胸导管时,则产生腹膜炎与胸膜炎(左侧多见),胸腹水多呈血性和紫褐色,其中淀粉酶异常增高。

(5)手足搐搦:系脂肪组织坏死分解出的脂肪酸与钙结合成脂肪酸钙,导致血钙大量被消耗所致,也与胰腺炎时刺激甲状腺分泌降钙素有关。

(三)并发症

通常见于出血坏死型胰腺炎。

1.局部并发症

(1)胰腺脓肿:发生于急性胰腺炎胰腺周围的包裹性积脓。见于重症 AP 的后期,多在发病 2~3 周后。

(2)胰腺假性脓肿:为急性胰腺炎后形成的有纤维组织或肉芽囊壁包裹的胰液积聚。常在重症 AP 发病后 3~4 周出现。

2.全身并发症

(1)感染:重症 AP 因免疫力下降,极易发生感染,感染可引起败血症。早期以革兰阴性杆菌为主,后期常为混合菌,严重病例因大量使用广谱抗生素可合并真菌感染。

(2)多器官功能衰竭:出血坏死型使多器官受累,常见的是急性肺功能衰竭,可有呼吸困难和发绀。还可发生肾功能衰竭、肝功能衰竭、心功能衰竭、胰性脑病、消化道出血、弥散性血管内凝血等。

(3)慢性胰腺炎和糖尿病:恢复期患者因胰腺腺泡大量破坏及胰腺内外分泌功能不全,可导致慢性胰腺炎,表现为腹痛、消瘦、营养不良、腹泻或脂肪痢等。糖尿病与胰岛 B 细胞破坏,胰岛素分泌减少有关,发生率约 4%。

四、辅助检查

1.实验室检查

(1)淀粉酶测定:大多数急性胰腺炎患者血清淀粉酶在起病 6～8 小时即开始升高,于 24 小时达高峰,48～72 小时后下降,5 日后恢复正常。发病初期检查,一般超过正常值的 3 倍可确诊。但应注意,病情的严重性与淀粉酶升高的程度并不一致。出血坏死性胰腺炎由于胰腺细胞广泛破坏,血清淀粉酶可能正常或低于正常。肾功能正常者尿淀粉酶在起病 12～14 小时开始升高,1～2 周后恢复正常。所以若就诊较晚,血清淀粉酶测定正常,测定尿淀粉酶仍有意义。尿淀粉酶大于 1000 苏氏单位/L 具有诊断意义。有胸水或腹水的病例,取胸水或腹水检查淀粉酶,对后期病例有助于诊断。

(2)血清脂肪酶测定:血清脂肪酶升高常在起病 48～72 小时后开始,持续时间较长,可达 1～2 周。因此,对后期病例血、尿淀粉酶已恢复正常者,脂肪酶测定有助于诊断。

(3)C 反应蛋白(CPR)测定:是组织损伤和炎症的非特异性标志物。在胰腺坏死时 CPR 可明显增高,有助于监测急性胰腺炎的严重性。

(4)其他检查:早期 WBC 升高,计数可达$(10～20)×10^9/L$,以中性粒细胞升高为主。血糖、血钙测定,可出现暂时性低钙血症(血钙<2.0mmol/L)和暂时性血糖增高。若血钙< 1.5mmol/L 或持久性空腹血糖>10mmol/L,是脏器严重损害的表现,提示预后不良。血清正铁血白蛋白试验对急性出血坏死型胰腺炎早期诊断有帮助。

2.影像学检查

腹部 B 超检查常作为常规初筛检查。CT 鉴别轻症和重症胰腺炎,以及附近器官是否累及具有重要价值。早期腹部平片,有利于排除其他急腹症,特别是消化性溃疡合并穿孔。可发现胆结石及麻痹性肠梗阻、慢性复发性胰腺炎胰腺钙化灶。

五、诊断要点

有胆道疾病,酗酒、暴饮暴食等病史,根据典型的临床表现和相关检查,排除其他急腹症,常可做出诊断。区别轻症与重症胰腺炎十分重要,因两者的临床预后截然不同。有以下表现立当按重症胰腺炎处置:①临床症状:烦躁不安、四肢厥冷、皮肤呈斑点状等休克症状;②体征:腹肌强直、腹膜刺激征、Grey-Turner 征或 Cullen 征;③实验室检查:血钙显著下降 2mmol/L 以下,血糖>11.2mmol/L(无糖尿病史),血尿淀粉酶突然下降;④腹腔诊断性穿刺有高淀粉舌性的腹水。

六、治疗要点

急性胰腺炎治疗原则重点在于控制炎症发展,减少并发症发生,全身支持及对症治疗。

（一）轻症胰腺炎

以内科治疗为主。

1.减少胰腺分泌

（1）禁食、胃肠减压：禁食直到患者腹痛消失后开始进少量流质饮食。如患者伴有明显腹痛、恶心呕吐、腹胀时，进行胃肠减压。

（2）抑酸剂：可用 H_2 受体阻滞剂或质子泵抑制剂减少胃酸，以抑制胰腺分泌。兼有预防应激性溃疡的作用。

（3）生长抑素及其类似物：具有抑制胰液和胰酶分泌，抑制胰酶合成的作用，还可减轻 Oddi 括约肌痉挛。在 AP 早期应用，可迅速控制病情，使血尿淀粉酶快速下降并减少并发症，缩短病程。施他宁剂量为 $250\mu g/h$；生长抑素的类似物奥曲肽为 $25\sim50\mu g/h$，持续静脉滴注，疗程 $3\sim7$ 天。

2.止痛

剧烈疼痛可导致休克，因此镇痛对 AP 患者很重要。可用阿托品或 654-2 肌内注射，每日 $2\sim3$ 次，但有肠麻痹或严重腹胀者不宜使用。疼痛剧烈者可同时加用哌替啶 $50\sim100mg$。不宜使用吗啡，以免引起 Oddi 括约肌痉挛，加重病情。0.1% 普鲁卡因静脉滴注也可使疼痛减轻。

3.抗感染治疗

由于我国 AP 发生常与胆道疾病有关，故临床上习惯应用，如怀疑合并感染，则必须应用。MAP 根据病情可酌情选用。SAP 常规给予抗生素控制感染，以喹诺酮类或亚胺培南为佳，可联合应用对厌氧菌有效的药物如甲硝唑。

4.维持水、电解质平衡

静脉补充液体及电解质（钾、钠、钙、镁等离子），维持有效血容量。

5.内镜下 Oddi 括约肌切开术（EST）

适用于胆源性胰腺炎合并胆道梗阻或胆道感染者。

6.中医中药

有一定疗效，可减轻腹胀。主要有柴胡、黄连、黄芩、大黄、枳实、厚朴、木香、芒硝、白芍等随症加减，煎剂灌肠。

（二）重症胰腺炎

必须采取综合措施，抢救性治疗。除上述治疗外还应采取一些措施：

1.监护

转入 ICU，针对器官功能衰竭及代谢紊乱采取相应措施。

2.抗休克

重症患者常有休克，应维持有效血容量，除积极补液补充电解质外，可给予白蛋白、鲜血或血浆代用品，如右旋糖酐。若循环衰竭症状不见好转或有心力衰竭，则可加用升压药物或强心剂。同时应注意弥散性血管内凝血的发生，及早给予治疗。

3.降低胰酶活性

抑胰酶药物只能对胰酶起消耗作用，对胰腺炎病程、预后无影响。仅用于 SAP 早期，疗效尚有待证实。

抑肽酶:抑制肠肽酶。用法:10 万～25 万 U,静脉滴注,每日 2 次,1～2 周。

加贝酯:可强力抑制胰蛋白酶、弹力纤维酶、激肽、凝血酶原及补体活力,对 Oddi 括约肌有松弛作用。用法:100～300mg,静脉滴注,每日 1 次,2～3 日病情好转后,可逐渐减量。有恶心、皮疹、暂时性血压下降等不良反应。

尿抑制素:能抑制多种酶,疗效高,可用于各种类型胰腺炎。用法:乌司他丁 20 万～50 万 U,加入 5％葡萄糖液 500mL 中,静脉滴注 1～2 小时,每日 1～3 次。注意本药不能与其他抑肽酶同用。

4.营养支持

营养支持对重症胰腺炎患者尤为重要。早期一般采用全胃肠外营养(TPN),补充维生素、电解质、水及能量;如无肠梗阻,应尽早进行空肠插管,过渡到肠内营养(EN)。营养支持可增强肠道黏膜屏障,防止肠内细菌移位引起胰腺坏死合并感染。谷氨酰胺制剂有保护肠道黏膜屏障作用,可加用。

5.多器官受累的治疗

急性出血坏死型胰腺炎发生多器官受累,应针对病情特殊处理。如强心苷类抗心力衰竭,抗凝剂纠正血管内凝血。治疗成人呼吸窘迫综合征(ARDS)、急性肾功能衰竭等。

6.腹腔灌洗

此措施适用于出血坏死型胰腺炎伴腹腔内大量渗液者,或伴有急性肾功能衰竭者,灌洗可将腹腔内大量有毒性作用的酶、肽类连同渗液一起排出体外。

7.外科治疗

手术治疗适用于下列情况:①出血坏死型胰腺炎经内科治疗无效时;②胰腺炎并发脓肿、假性囊肿或肠麻痹坏死;③胰腺炎合并胆石症、胆囊炎者;④胰腺炎与其他急腹症如胃穿孔、肠梗阻等难以鉴别时。

七、常见护理问题

(一)组织灌注量改变

1.相关因素

与呕吐、禁食、胃肠减压,重症急性胰腺炎有出血、坏死,腹腔、腹膜后有大量渗液,坏死组织、感染毒素促使大量血管活性物质产生,血管通透性增加等有关。

2.临床表现

可表现为脉搏加快、血压降低、呼吸加快、面色灰白、表情淡漠或烦躁不安、出冷汗、肢端厥冷、少尿等症状。严重者出现发绀、呼吸困难、谵妄、昏迷、血压测不到、无尿、尿素氮(BUN)＞100mg/dL、肾衰竭等休克症状。

3.护理措施

(1)动态观察血压、心率和呼吸频率、神志、尿量、皮肤黏膜色泽及弹性有无变化,观察有无口干及出汗。监测血氧饱和度和血气分析。进行血流动力学监测,如动脉压、中心静脉压

（CVP）的监测等。

（2）及时补充有效循环血量：对于重症急性胰腺炎患者，根据 CVP 的动态变化确定输液速度和补液量。CVP<0.49kPa(5cmH$_2$O)提示血容量不足，应及时补液。补液种类为复方氯化钠溶液、5%葡萄糖氯化钠溶液、5%～10%葡萄糖溶液、右旋糖酐 40、白蛋白、血浆或全血。如无心肺疾病，输液速度可加快，尽快补充已丢失的血容量，还要补充扩大的毛细血管床，一般会明显超过估计的液体损失量。

（3）减少胰腺坏死与渗出：原发病的治疗是休克治疗的根本，胰腺坏死和渗出减少，体液的丢失液相应减少，有利于循环血量的补充，同时也会减少炎性细胞因子对血管的作用。

（4）准确记录出入量，监测肝肾功能，维持水、电解质平衡，纠正水、电解质紊乱和酸碱失衡。

（二）营养失调：低于机体需要量

1.相关因素

急性胰腺炎为高分解代谢性疾病，尤其是重症急性胰腺炎易造成营养失调。营养状态的好坏，直接关系到机体的抗病能力以及救治成功率。

2.临床表现

表现为消瘦、胰腺脓肿、败血症全身感染症状等。

3.护理措施

（1）在对重症急性胰腺炎患者进行营养治疗时，需根据治疗目标，即能量正氮平衡来进行密切监测。

（2）对于重症急性胰腺炎患者，目前主张采用阶段性营养支持，即先肠外营养，根据患者的个体情况，将所需的营养物质配制到营养大袋内，由中心静脉输入；然后肠外营养与肠内营养并用，即肠外营养的同时联合肠内营养；最后是全肠内营养的过程，所有营养素均从肠内供给，并根据患者的适应情况由管饲改为口服，从流质逐渐过渡到少量脂肪、适量蛋白质等易消化饮食。肠内营养剂型先采用短肽类制剂，再过渡到整蛋白类制剂。无论是静脉、管饲还是口服治疗，每天能量根据患者的身高和体重计算，供应量必须足够。氨基酸、糖类和脂肪比例根据病情的严重程度进行调整。

（3）重症急性胰腺炎患者肠内营养管饲宜选择螺旋鼻空肠管。有研究表明，食物分解产物可刺激胃、肠黏膜，使促胰液素的分泌量增加，但食物距幽门越远刺激作用越少。经空肠给予要素饮食可避免头、胃、肠三相的胰腺分泌，使胰腺保持静止修复状态，符合胰腺炎治疗的要求。置管前做好患者的解释工作，协助患者采取坐位或半坐位。当插管进入咽喉部时可让患者喝少量的水，以便管道顺利进入食管到达所需位置。为了避免管道在胃内打圈，可在插管前和拔除引导钢丝前在管腔内注入冰开水 20mL。置管后在鼻外固定留有 15cm 空余，肌内注射甲氧氯普胺，嘱患者取右侧卧位，让鼻肠管随胃蠕动顺利通过幽门进入十二指肠至空肠。如无胃动力患者可直接在 X 线透视和内镜帮助下送至所需位置。如空肠管头端超过十二指肠悬韧带 30～40cm 则开始提供营养。

（4）加强鼻空肠管的日常护理：为避免发生管腔堵塞并确保正常使用，每次暂停输注时，用25～50mL 冷开水冲洗管道，平均 8 小时冲洗管道一次。鼻饲液温度应控制在 36～41℃，冬季可用温控器或热水袋焐于管周以提高输注液的温度。夏季要防止气温过高导致营养变质。经常巡视观察，多倾听患者主诉，调节合适的滴速，速度太快易发生不耐受症状，如腹胀、腹泻、恶心、欲吐等。肠内营养遵循量由少到多，浓度由低到高，速度由缓到快的原则，逐渐达到患者所需的量及浓度要求。妥善固定管道，防止扭曲、滑脱。

(5)做好患者营养评估，定时监测血、尿糖，血电解质及肝肾功能变化；准确测量体重；记录24小时出入量及大便的量和次数，留尿测氮平衡以评价肠内、外营养效果。

(三)疼痛

1.相关因素

主要是由胰腺包膜的肿胀、腹膜后的渗出、化学性腹膜炎和胰胆管的堵塞和痉挛所致。

2.临床表现

疼痛以中上腹及左上腹为主，并向腰背部放射。疼痛持续时间较长，并由于胰腺出血坏死、大量液体渗出，引起全腹痛。

3.护理措施

(1)倾听患者主诉，及时进行疼痛评估，了解疼痛的部位、强度、性质、持续时间、发生规律等，做好记录，及时报告医师。

(2)遵医嘱给予禁食、禁水及胃肠减压，抑制胃酸分泌，从而减少对胰腺的刺激，使胰腺处于休息状态。合理安排施他宁、善宁等药物静脉注射速度，持续抑制胰腺分泌。采用中医药治疗，如芒硝腹部外敷，有利于减少胰腺渗出；中药大黄胃管注入及灌肠以通肠、保护胰腺细胞。中医治疗有助于从根本上控制疾病发展从而减轻疼痛症状。

(3)根据患者疼痛程度遵医嘱给予肌内注射镇痛药物，如布桂嗪、盐酸哌替啶等，观察镇痛效果和生命体征有无变化，并做好疼痛评估。必要时遵医嘱给予PCA泵镇痛。

(4)安慰鼓励患者，告知疼痛发生的原因，解除紧张情绪。各项操作轻柔。协助患者采取舒适体位，并采取转移其注意力的方法减轻其疼痛症状。

(5)确保胃管的在位通畅，达到有效吸引。加强留置胃管的舒适护理。有研究表明，长期留置胃管对鼻腔、食管黏膜均将造成一定程度的损伤，如黏膜水肿、充血、糜烂。给予复方薄荷滴鼻剂滴鼻，3~4滴/次，3次/天，同时口服液状石蜡每次10mL，3次/天，对鼻腔及食管黏膜损伤有积极的防护作用。

(6)严密监护，做好安全防护。必要时给予上、下肢的约束，防止其疼痛期间自行拔出各管道，从而增加反复插管的痛苦。

(四)潜在并发症:系统性并发症

1.相关因素

重症急性胰腺炎，由于胰腺组织大量坏死、渗出，胰腺炎症介质或坏死产物进入血液循环，可造成多器官功能障碍。

2.临床表现

肺间质水肿或成人型呼吸窘迫综合征(ARDS)；低血压和休克；急性肾衰竭；弥散性血管内凝血(DIC)；胰性脑病；消化道出血；心律失常、心功能不全等。

3.护理措施

(1)严密监测生命体征的变化,尤其呼吸和血氧饱和度。持续予以吸氧,纠正低氧血症是ARDS治疗的首要任务。早期轻症者吸入高浓度氧(50%以上),维持 PaO_2 在 60mmHg 以上。上述治疗无效或重症患者应采用机械通气,通常采用呼气末正压通气(PEEP)。PEEP 能改善 ARDS 的换气功能。

(2)准确记录患者的出入量,监测肾功能。重症急性胰腺炎患者中有 20% 左右出现肾衰竭,病死率高达 80%。在纠正或排除血容量不足、脱水后,每天尿量<400mL,血肌酐和 BUN 进行性升高,考虑急性肾衰竭。在减少胰腺进一步坏死、渗出,合理补充血容量,改善肾功能的基础上给予血滤治疗可提高救治成功率。

(3)由于大量炎性介质释放损害心肌,造成心肌收缩力下降,导致心力衰竭,同时也会引起各种类型的心律失常。连续心电监护,及早发现心律失常及其先兆。合理安排输液次序和速度。如患者出现呼吸困难、咳嗽、咯血、失眠,肺底听诊有湿啰音伴哮鸣音时,给予坐位或半卧位,按医嘱给予镇静、利尿、血管扩张药、强心药、皮质激素等药物治疗,高流量吸氧 6~8L/min,加用乙醇湿化,通过吸入 20%~30% 乙醇湿化的氧气,降低肺泡泡沫的表面张力,使泡沫破裂,从而改善通气。加强心理支持,保持环境安静舒适,温度适宜,避免不良刺激。

(4)密切观察患者神志变化。如患者出现很难用现有证据解释的精神异常,定向力障碍,或有幻想、幻觉、躁狂状态等时,应考虑是否有胰性脑病的发生。除按医嘱给神经营养药外,还要加强安全防护,使用床栏、约束带,专人陪护。

(5)注意观察患者皮肤、黏膜、牙龈、伤口及穿刺部位有无出血及瘀斑,检查患者分泌物和排泄物的颜色、性状、量,观察有无出血症状。监测肝功能和凝血状况,积极防治 DIC 的发生。

重症急性胰腺炎起病急,变化快,并发症多,治疗护理量大,因此需要业务素质较高的护理人员护理。护士应扎实地掌握基础理论和专科知识,熟练操作各种监护仪和呼吸机等急救仪器,能及时发现病情变化,正确分析监护结果,为医师诊断和制订治疗方案提供有价值的信息。监护内容详见危重护理记录单。

(五)有感染的危险

1.相关因素

肠道细菌和内毒素移位是导致重症急性胰腺炎并发感染、脓毒血症和死亡的重要原因之一;各种侵入性导管,如气管插管、中心静脉管、腹腔灌洗引流管、导尿管的留置均会增加感染的机会。有研究表明,重症急性胰腺炎死因主要是胰腺及胰周组织的继发感染及导管相关感染的发生。因此,必须加强重症监护病房的感染预防。

2.临床表现

体温升高,可呈持续高热;体温保持在 38.5℃ 左右,不升不降;体温不升,保持低体温。呼吸明显加快。窦性心律过速或过缓,并可出现不同程度的心律失常。血压下降,甚至休克。

3.护理措施

(1)严密观察体温变化,定期遵医嘱查血、尿、粪、痰、引流液的细菌及真菌培养。血培养采动脉血可提高阳性检出率。

(2)遵医嘱使用佳乐同欣、甲硝唑、特治欣等药物抗感染,掌握给药时间、剂量,使用时应现配现用,注意观察药物的不良反应。

(3)加强生活护理:勤翻身叩背,教会患者有效咳嗽,促进痰液的排出,必要时按医嘱给予雾化吸入。口腔护理每天2～3次,观察口腔黏膜有无破溃、白斑,可用2.5%碳酸氢钠溶液预防口腔真菌感染。会阴护理每天2次,对于肥胖、出汗较多或分泌物较多的患者可用妇炎洁清洗。灌肠后大便次数增多的患者要注意加强肛周护理。

(4)控制院内感染的发生,严格无菌操作。定期更换各种导管、延长管、套管、肝素帽、贴膜等。妥善固定各种管道,防脱出和污染。对于出现ARDS机械通气的患者,要加强呼吸机管道的护理,严格按流程和无菌要求操作。每班检查气囊充气量,防插管移位和气道漏气。保持呼吸道通畅,及时有效清除呼吸道分泌物。吸痰时避免吸引负压过大,以免损伤气道黏膜。每次吸痰时间不宜过长,不超过15秒,以免加重缺氧。

(5)保持空气新鲜,每天紫外线消毒2次,定期监测监护室的空气培养。开窗通风时要注意保暖。每床床尾备有快速消毒液,提高医务人员消毒手的依从性。出入监护室医务人员要更换鞋子,戴口罩。严格控制探视人员和探视时间,探视人员进入时穿上隔离衣、鞋套、戴口罩。卫勤人员定期擦拭、消毒地面、治疗车、输液架、床架、监护仪等。

(6)早期肠内营养,减少肠道细菌易位,改善机体免疫功能。

(六)有皮肤完整性受损的危险

1.相关因素

与长期卧床、营养失调等有关。

2.临床表现

骶尾部、背部、足跟等部位发生压疮。

3.护理措施

(1)每班检查全身皮肤,做好评估,尤其受压部位有无红肿、破损,做好防范措施。

(2)重症急性胰腺炎由于病程较长,组织易缺血缺氧,常规使用气垫床。

(3)加强皮肤护理,每天擦身2～3次。保持衣裤、床单位清洁、干燥、平整。避免各种导线、导管受压造成皮肤损伤。使用便器时避免拖、拉、拽等动作。

(七)焦虑

1.相关因素

与起病急、病情重、病程长、担心预后有关。

2.临床表现

烦躁、失眠、抑郁等症状。

3.护理措施

(1)主动向患者及家属介绍该病的发病原因、治疗及预后等情况,在鼓励其增加信心的基础上告知家属和患者需配合的注意事项。

(2)及时了解患者不同阶段的不同心理变化,有针对性地给予心理支持。

(3)做各项有创检查和治疗时要用隔帘,尽可能减少不良刺激。

(4)保持病房安静、舒适,温湿度适宜。

(5)对于过度紧张、烦躁、疲劳、无法入睡的患者遵医嘱给予镇静药物,避免过多的氧消耗。

八、健康教育

(一)心理指导

急性胰腺炎患者发病前大多数平素体健,一旦发病心理承受能力差,尤其重症急性胰腺炎病情重、病程长、费用高,易出现悲观失望情绪。责任护士一定要细心观察,能时刻感受到患者的心理变化,有针对性地给予指导和心理支持,增加康复信心。同时,要多给予家属安慰、鼓励和帮助,有助于患者能更好地配合治疗和护理。

(二)饮食指导

1.急性期

急性发作期需严格禁食,抑制胰腺分泌。轻症急性胰腺炎一般禁食3~5天。重症急性胰腺炎一般禁食时间较长,禁食期间遵医嘱给予肠外营养,待血、尿淀粉酶正常,生命体征相对稳定,肠蠕动恢复,可以给予留置鼻、空肠营养。

2.恢复期

病情缓解、症状基本消失后,可给予无脂高糖类流质饮食,如果汁、米汤、菜汁等。禁食浓鸡汤、甲鱼汤、牛奶、豆浆等食物。病情逐渐稳定后饮食可逐渐增加,逐步采用低脂半流质、低脂软食。禁食高脂、高胆固醇食物,如肥肉,动物内脏及鱼子、蛋黄、油煎、油炸食品等,禁辛辣、刺激性食物或调味品等。戒烟、戒酒。

(三)用药指导

1.急性期

告知各种药物的作用及输注速度的要求,家属和患者不得随意调整,以免发生不良反应或无法达到药效。

2.恢复期

按医嘱给予得酶通补充胰蛋白酶,嘱餐中服,米雅、培非康调整肠道菌群,餐后服用。

(四)休息指导

急性期嘱患者绝对卧床休息,待病情稳定后,可在床边适当活动,活动量要循序渐进,以不感疲劳为宜。恢复期要劳逸结合,避免疲劳,养成良好的作息习惯。

(五)出院指导

发放健康宣教单,告知恢复期注意事项,每2~4周复查一次,如有腹痛、体温升高等病情变化,随时就诊。遵医嘱按时服药。胆源性MAP恢复后应尽早行胆囊切除术,以防AP复发。胆源性MSAP或SAP患者,为预防感染,应推迟胆囊切除术至炎症缓解、液体积聚消退或稳定后实施。酒精性胰腺炎,要劝患者戒酒。高脂血症性胰腺炎,用药物降脂并监控三酰甘油水平。

(六)电话回访

出院1~2周由责任护士负责电话回访,指导患者和家属合理饮食、作息和服药,避免诱发因素,从而提高生活质量。

第五节　肝硬化

肝硬化是一种常见的慢性、进行性、弥散性肝病，由一种或几种病因长期或反复作用引起。病理组织学上有广泛肝细胞变性坏死、肝细胞结节性再生、结缔组织增生及纤维化，导致正常肝小叶结构破坏和假小叶形成，肝逐渐变形、变硬而发展为肝硬化。临床上以肝功能损害和门静脉高压为主要表现，晚期常出现消化道出血、肝性脑病、继发感染等严重并发症。本病是我国常见病和主要死亡病因之一。

一、病因与发病机制

肝硬化可由多种病因引起，现将各种病因详述如下。

1. 病毒性肝炎

一般经过慢性活动性肝炎逐渐发展而来，称为肝炎后肝硬化，主要见于乙型、丙型或乙型加丁型感染。而甲型、戊型病毒性肝炎不演变为肝硬化。

2. 日本血吸虫病

反复或长期感染血吸虫患者，由于虫卵沉积在汇管区，虫卵及其毒性产物的刺激引起大量结缔组织增生，导致肝纤维化和门静脉高压症。

3. 酒精中毒

长期大量酗酒，乙醇及其中间代谢产物（乙醛）的毒性作用引起酒精性肝炎，继而发展为肝硬化。

4. 胆汁淤积

肝外胆管阻塞或肝内胆汁淤积持续存在时，可使肝细胞发生变性、坏死，逐渐发展为胆汁性肝硬化。

5. 循环障碍

多见于慢性充血性心力衰竭、缩窄性心包炎等，可致长期肝细胞淤血缺氧、坏死和纤维组织增生，逐渐发展为心源性肝硬化。

6. 工业毒物或药物

长期反复接触化学毒物如四氯化碳、磷、砷等，或长期服用甲基多巴、双醋酚汀、四环素等可引起中毒性肝炎，最终演变为肝硬化。

7. 其他

长期吸收不良和营养失调导致肝损害；某些代谢障碍疾病引起代谢产物沉积在肝，损害肝细胞，久之可发展为肝硬化。

上述各种病因，最后均可导致类同的病理变化：广泛肝细胞变性坏死，残存肝细胞再生，形成不规则结节状细胞团、汇管区（门静脉、肝动脉、肝管三者在肝内走行区）及肝包膜有大量纤维组织增生，形成纤维间隔，包绕再生结节或改建残留肝小叶为伪小叶，这些病变引起肝内血液循环障碍，血管床缩小、闭塞或扭曲，即成为门静脉高压症的病理基础。

二、病理

上述各种病因长期作用于肝脏,其导致肝硬化的病理改变过程基本一致,即导致广泛的肝细胞变性坏死、再生结节形成和弥散性结缔组织增生、假小叶形成。这些病理变化逐步发展,造成肝内血管受压、扭曲、变形、闭塞,致使肝血管床变小,肝内动、静脉小分支、门静脉之间发生异常吻合形成短路,致使肝内血循环障碍,形成了门脉高压的病理解剖基础,同时导致肝细胞的营养代谢障碍,促使肝硬化病变的进一步发展和肝脏功能的不断降低。

三、临床表现

肝硬化往往起病缓慢,症状隐匿。在肝硬化初期,患者的临床表现取决于原发疾病;患者的年龄和性别比例也因原发病不同而异,乙型肝炎肝硬化、酒精性肝硬化所致的肝硬化以中年以后的男性多见,自身免疫性肝炎所致的肝硬化以青年和中年女性多见,原发性胆汁淤积性肝硬化以中年和老年女性多见,遗传性病因导致的肝硬化以青少年多见。临床上根据患者肝脏功能的代偿状况将肝硬化分为肝功能代偿期和肝功能失代偿期。

(一)代偿期

许多患者无任何不适症状,部分患者以乏力、食欲缺乏为主要症状,可伴有低热、恶心、厌油腻、腹胀、腹泻及上腹不适等症状。症状常与劳累有关,休息和治疗后可缓解。男性可有性欲减退,女性可有月经减少或过早闭经。患者多有体重减轻,肝脏可轻度肿大,质中等度硬,伴轻度压痛。脾脏亦可有轻、中度肿大。肝功能正常或轻度异常。

(二)失代偿期

失代偿期主要表现为肝功能减退和门静脉高压所致的症状和体征。肝功能减退主要表现为肝脏合成及代谢、排泄功能障碍;门脉高压主要表现食管-胃底静脉曲张及破裂出血;而肝性脑病、腹水及其相关并发症(自发性细菌性腹膜炎、肝肾综合征)等是由肝功能减退和门脉高压共同所导致。

1.肝功能减退的临床表现

(1)全身症状与体征:一般状况和营养状况均较差,消瘦、乏力、精神不振,可有不规则低热、面色灰暗黝黑(肝病面容)、皮肤干枯粗糙、浮肿、口腔炎症及溃疡、夜盲等症,部分患者出现与病情活动或感染有关的不规则发热症状。

(2)消化道症状:食欲缺乏是最常见的症状,甚至厌食,食后饱胀不适,有时伴恶心、呕吐、腹泻。症状的产生与胃肠道淤血肿胀、消化吸收障碍和肠道菌群失调等因素有关。患者可出现腹胀、腹痛、肝区隐痛。腹胀可能与低钾血症、胃肠积气、肝脾肿大和腹水有关。腹痛、肝区隐痛常与肝肿大累及包膜有关。脾肿大、脾周围炎可引起左上腹疼痛。若肝细胞有进行性或广泛性坏死时可出现黄疸。

(3)出血倾向和贫血:患者常可发生鼻衄、牙龈出血、皮肤紫癜和胃肠出血,女性出现月经过多等。症状的产生与肝脏合成凝血因子减少、纤溶酶增加、脾功能亢进和毛细血管脆性增加导致的凝血障碍有关。患者常出现不同程度的贫血,贫血症状与营养不良、肠道吸收障碍、消化道慢性失血及脾功能亢进有关。

（4）内分泌失调：由于肝功能减退,对雌激素、醛固酮和抗利尿激素的灭活减少,患者体内的雌激素和醛固酮、抗利尿激素的水平增高。雌激素水平的增高可通过负反馈作用,致雄激素和肾上腺糖皮质激素分泌减少。可出现下述症状或体征：①肝掌和蜘蛛痣。②男性患者有性欲减退、睾丸萎缩、乳房发育和女性阴毛分布等;女性出现月经失调、停经、不孕和乳房萎缩等,发生原因与雌、雄激素比例失调有关。③糖耐量降低及糖尿病症状,发生原因与肝及外周靶细胞发生胰岛素免疫有关。④水肿及腹水,由于体内醛固酮、抗利尿激素的增多引起。⑤皮肤色素沉着,好发于颜面部及其他暴露部位,与肾上腺皮质激素减少有关。

2.门静脉高压的表现

侧支循环的建立与开放,及腹水、脾大是门静脉高压的三大临床表现,尤其侧支循环的开放,对门静脉高压的诊断有特征性意义。

（1）腹水：是失代偿期最显著的表现。腹水出现前,患者常有腹胀,以进餐后明显。大量腹水时,患者腹部膨隆,皮肤紧绷发亮,并因膈肌上移,出现呼吸困难、心悸。部分患者可出现胸水。腹水形成的主要因素有：①门静脉高压：其一可导致腹腔脏器毛细血管床静水压增高,组织间液回流减少而漏入腹腔;其二导致肝静脉回流受阻,使肝淋巴液生成增多,超过胸导管引流的能力而渗入腹腔;②低蛋白血症：使血浆胶体渗透压降低,血管内液外渗至组织间隙;③内分泌失调所致的抗利尿激素增多引起钠水潴留;④有效循环量不足导致肾血流量减少,肾小球滤过率降低,排钠和排尿量减少。

（2）侧支循环的建立与开放：门静脉高压时,来自消化器官和脾脏的回心血受阻,使门、腔静脉交通支扩张、血流量增加,建立起侧支循环。临床上重要的侧支循环有：①食管和胃底静脉曲张;②腹壁静脉曲张;③痔静脉曲张,痔核形成。

（3）脾大：门静脉高压可致脾脏淤血性肿大,多为轻、中度肿大,部分可达脐下。后期可出现脾功能亢进,表现为红细胞、白细胞和血小板均减少。

3.肝脏情况

早期肝脏肿大,表面尚平滑,质中等度硬;晚期肝脏缩小,可呈结节状,表面不光滑,质地坚硬,一般无疼痛。但当肝细胞进行性坏死或并发炎症时可有压痛、叩击痛。

（三）并发症

1.上消化道出血

上消化道出血为最常见的并发症。多由于食管下段与胃底静脉曲张破裂导致,部分出血为并发急性胃黏膜糜烂或消化性溃疡导致。以发生突然、大量呕血、伴黑便为特征,常诱发肝性脑病,是出血性休克甚至急性死亡直接原因之一。

2.感染

因门腔静脉侧支循环开放以及低蛋白血症和白细胞减少导致的机体免疫力下降,增加了细菌入侵繁殖的机会,常并发感染,如肺炎、胆道感染、大肠杆菌性败血症、自发性腹膜炎等。自发性腹膜炎是指腹腔内无脏器穿孔的急性腹膜细菌性感染。其主要原因是肠道内细菌异常繁殖并经肠壁进入腹腔,以及带菌的淋巴液漏入腹腔引起感染。致病菌多为大肠杆菌及副大肠杆菌,厌氧菌也是致病菌之一。一般起病较急,主要表现为腹痛、腹胀、发热、腹水迅速增长,出现腹膜刺激征,严重者发生感染性休克。

3.肝性脑病

这是晚期肝硬化最严重的并发症和最常见的死亡原因。

4.原发性肝癌

原发性肝癌大部分在肝硬化基础上发生。患者短期内肝脏迅速增大、持续性肝区疼痛、腹水多呈血性、不明原因的发热,应警惕癌变的可能,需做进一步检查。

5.肝肾综合征

由于大量腹水致有效循环血量减少、肾血管收缩、肾血流量减少、肾小球滤过量下降引起。表现为少尿、无尿、稀释性低钠血症,低尿钠和氮质血症等,肾脏本身无器质性改变,故又称为功能性肾衰竭。上消化道出血、休克、大量的腹水和强烈利尿、内毒素血症和电解质、酸碱平衡紊乱等与并发症的发生密切相关。

6.电解质和酸碱平衡紊乱

肝硬化患者在腹水出现前一般已存在,出现腹水后,电解质和酸碱平衡紊乱更为严重。常见的有:①低钠血症,与长期摄入不足、长期利尿和大量放腹水使钠丢失增多以及水钠潴留所致的稀释性低钠血症有关;②低钾血症与代谢性碱中毒,与进食少、呕吐、腹泻、长期使用利尿剂或葡萄糖制剂、继发性醛固酮分泌增多等有关。

四、辅助检查

(一)实验室检查

1.血、尿常规

失代偿期时可有不同程度贫血,脾功能亢进时全血细胞计数减少;尿内可有蛋白、红细胞;黄疸时尿中检测胆红素阳性,尿胆原增加。

2.肝功能检查

代偿期肝功能正常或轻度异常,失代偿期则多有异常。

(1)转氨酶:轻、中度增高,以丙氨酸氨基转移酶(ALT)显著,肝细胞广泛大量坏死时则可能有天门冬氨酸氨基转移酶(AST)升高,AST活力大于ALT。

(2)血清蛋白:血清总蛋白正常、降低或增高,血清白蛋白降低,球蛋白却增高,白蛋白/球蛋白(A/G)的比值降低或倒置。

(3)凝血酶原时间:有不同程度的延长。

(4)血清蛋白电泳:白蛋白减少,γ球蛋白增多。

3.免疫功能检查

血清IgG、IgA、IgM增高,以IgG最显著;病毒性肝炎患者的病毒标志物呈阳性反应。

4.腹水检查

一般应为漏出液,若患者发生癌变、自发性腹膜炎等并发症时,腹水性质可发生改变。

(二)其他辅助检查

1.影像检查

常用的影像学手段如B超、X线、CT、核磁共振成像(MRI)等可以发现肝硬化和(或)门脉高压的征象。如肝包膜增厚、肝表面轮廓不规则、肝实质的回声不均匀增强或CT值增高或呈结节状,各肝叶比例改变,脾脏厚度增加及门静脉、脾静脉直径增宽等。食管静脉曲张时,食管X线吞钡检查可见食管下段虫蚀样或蚯蚓样充盈缺损,胃底静脉曲张时可见菊花样充盈缺损。

2.内镜检查

消化道内窥镜可直观静脉曲张的部位和程度,阳性率较X线检查高;并可在直视下对出血部位进行止血治疗。

3.肝组织病理学检查

在B超引导下采用自动穿刺针进行肝活检组织病理学检查,显示典型的肝硬化结节形成。肝活检可靠性及安全性很高,患者的痛苦也较小,但也有其局限性,如病变不均一有可能造成取样误差,且不可能对同一患者反复多次进行穿刺,因而不便于观察动态变化或治疗效果。

五、诊断要点

肝硬化诊断的"金标准"是肝活检组织病理学检查,并根据有病毒性肝炎、长期酗酒、血吸虫病或营养失调等病史,肝功能减退与门静脉高压症的临床表现,影像学肝质地坚硬,以及实验室肝功能试验异常等可以确诊。

六、治疗要点

对于肝硬化的治疗主要是病因治疗、一般对症支持治疗及预防和治疗各种并发症。最重要的是从整体观念出发,给患者制定一个系统的、规范的临床治疗方案及长期随访监测计划。

(一)病因治疗

对慢性乙型和丙型肝炎所致的肝硬化,如果病毒复制仍然活跃,可给予相应的抗病毒、降酶、退黄治疗;对于失代偿期的肝硬化患者应禁用干扰素等有可能加重肝功能损害的药物。对于酒精性肝硬化患者应立即严格戒酒。对于胆汁淤积性肝硬化应及早给予大剂量熊去氧胆酸治疗。对于自身免疫性肝炎所致的肝硬化若仍有疾病活动,应给予激素或激素加硫唑嘌呤治疗。只有去除或有效控制病因,才能有效延缓、阻断甚至逆转肝硬化的发展。

(二)一般治疗

包括休息、饮食、营养支持疗法,维持水、电解质和酸碱平衡,特别注意钾盐的补充;酌情应用氨基酸、血浆及白蛋白等。

(三)降低门静脉压力

常用心得安,应从小量开始,递增给药。用法:每次10～20mg,每日3次或每次40mg,每日2次。其他硝酸酯类,如消心痛,或钙通道阻滞剂也可选用。

(四)并发症的治疗

1.腹水治疗

(1)卧床休息、限制水钠摄入。常规限钠能使基础尿钠排出量相对较高的患者腹水消退。

(2)利尿剂的应用:大多数腹水患者需要加用利尿剂治疗,约90%的患者对限钠和利尿剂治疗有反应。主要使用安体舒通和速尿,二者有协同作用,可避免电解质紊乱和过度利尿。使用安体舒通和速尿的比例为100mg：40mg。

（3）腹腔穿刺放液及补充血容量：大量腹水出现明显压迫症状时，可穿刺放液以减轻症状，同时按放腹水量每升补充白蛋白6～8g，以提高血浆胶体渗透压，可有效预防大量排放腹水造成的循环改变和肾脏损害。有证据表明在白蛋白的扩容配合下，每次放腹水大于5L是安全的，一次最大放液量可达15～20L。

（4）自身腹水浓缩回输：腹水浓缩回输是利用半透膜的有限通透性，让水和小分子物质通过，保留白蛋白等成分，通常可将腹水浓缩2～6倍，钠盐被大量清除。浓缩后的腹水经外周静脉回输至患者体内，可提高血浆白蛋白浓度和血浆胶体渗透压，增加有效血容量，改善肾功能，抑制醛固酮和抗利尿激素的分泌，减少外源性白蛋白和利尿剂的应用。但有感染的腹水禁止回输。

（5）手术置管介入方式：近年来，有证据证实通过体内置入支架或分流管，以使腹水生成减少和出路增加，是难治性腹水治疗的有效方法，如经颈静脉肝内门体分流术（TIPS）、腹腔静脉分流术（PVS）等。

2.上消化道出血的治疗

对已发生上消化道大出血者，按上消化道出血治疗原则采取综合措施进行治疗。

3.肝性脑病的治疗

对于已出现肝性脑病患者。

（五）手术治疗

如脾切除术、肝移植，是近年来治疗肝硬化的方法。

七、主要护理问题

（1）活动无耐力与肝功能减退、大量腹水有关。

（2）营养失调低于机体需要量与肝功能减退、门静脉高压引起食欲减退、消化和吸收障碍有关。

（3）体液过多与肝功能减退、门静脉高压引起钠水潴留有关。

（4）焦虑与担心疾病预后、经济负担等有关。

（5）有皮肤完整性受损的危险与营养不良、水肿、皮肤瘙痒、长期卧床有关。

（6）潜在并发症：上消化道出血、肝性脑病、感染、肝肾综合征。

八、护理措施

1.休息与活动

肝功能代偿期患者可参加一般轻工作；肝功能失代偿期或有并发症者，须卧床休息，病室环境要安静、舒适；大量腹水患者可采取半卧位、坐位或取其自觉舒适的体位，使膈肌下降，以利于减轻呼吸困难；肢体水肿者，可抬高下肢，以利静脉回流，减轻水肿。并告知患者休息有利于保证肝、肾血流量，避免加重肝脏负担，促进肝功能的恢复；卧床休息时使用床栏，防止坠床。

2.病情观察

(1)密切观察患者精神、表情、行为、言语、体温、脉搏、呼吸、血压的变化以及有无扑翼样震颤、皮肤黏膜、胃肠道有无出血等，及时发现有无感染、出血征兆及肝性脑病先兆表现。

(2)观察患者的食欲、有无恶心呕吐、对饮食的爱好等；评估其营养状况，包括每日营养摄入量、体重、化验室检查的有关指标变化。

(3)观察腹水和皮下水肿的消长情况，准确记录出入液量、测量腹围及体重，在患者有进食量不足、呕吐、腹泻时，或遵医嘱使用利尿剂及放腹水后更应加强观察。

(4)及时送检各类标本，监测血常规、大便隐血、肝功能、电解质及血氨等的变化，尤其在使用利尿剂、抽腹水后和出现吐泻时应密切观察电解质的改变。

3.饮食护理

既保证饮食中的营养供给又必须遵守必要的饮食限制是改善肝功能、延缓肝硬化病情进展的基本措施。以高热量、高蛋白质、低脂、维生素、矿物质丰富而易消化的食物为原则，并根据病情变化及时调整，必要时遵医嘱给予静脉内营养补充。严禁饮酒。分述如下：

(1)总热量：充足的热量可减少对蛋白质的消耗，减轻肝脏负担，有利于组织蛋白的合成。肝硬化患者要有足够的热量，每日食物热量以2500～2800千卡较为适宜。按体重计，每日每千克体重约需热量35～40千卡。

(2)蛋白质：蛋白饮食对保护肝细胞、修复已损坏的肝细胞有重要意义，应适量供给，一般每日供给100～120克。血浆蛋白减少时，则需大量补充蛋白质，可供1.5～2g/kg·d，有腹水或使用糖皮质激素治疗者可增至每天2～3g/kg·d。但在肝功能严重受损或出现肝昏迷先兆症状时，则要严格限制进食蛋白量，控制在30g/d左右，以减轻肝脏负担和减少血中氨的浓度。蛋白质主要来源以豆制品、鸡蛋、牛奶、鱼、瘦肉、鸡肉等为主，尤其是豆制品，因其所含的蛋氨酸、芳香氨基酸和产氨氨基酸较少，且含可溶性纤维，可避免诱发肝性脑病或防止便秘。

(3)糖类：供应要充足，每日以300～500克为宜。充足的糖类可保证肝脏合成并贮存肝糖原，对防止毒素对肝细胞的损害是必要的。但是过多地进食糖类，不仅影响食欲，而且容易造成体内脂肪的积聚，诱发脂肪肝及动脉硬化等症，患者体重也会日渐增加，进一步加重肝脏的负担，导致肝功能日渐下降。

(4)脂肪：适量摄入可保证足够的总热量，也有助于增加患者的食欲，但不宜过多。肝硬化患者的肝脏胆汁合成及分泌均减少，使脂肪的消化和吸收受到严重影响。过多的脂肪在肝脏内沉积，不仅会诱发脂肪肝，而且会阻止肝糖原的合成，使肝功能进一步减退。一般来说，每日以40～50克为宜。禁用动物油，可采用少量植物油。

(5)维生素：维生素要全面而丰富。B族维生素对促进消化、保护肝脏和防止脂肪肝有重要生理作用。维生素C可促进新陈代谢并具有解毒功能。脂溶性维生素A、D、E对肝都有不同程度的保护作用。新鲜蔬菜和水果含有丰富维生素，如苹果、柑橘、柚子等，日常食用可保证维生素的摄取。

(6)矿物质：肝硬化患者体内多有锌和镁离子的缺乏，在日常饮食中应适量摄取含锌和镁丰富的饮食，如瘦猪肉、牛肉、羊肉、鱼类以及绿叶蔬菜或乳制品等。

(7)盐和水：有腹水者，应予少盐或无盐饮食，大量腹水时，钠盐的摄入量限制在0.6～

1.2g/d。水的摄入量限制在 1500mL/d 以内。如血清钠小于 130mmol/L,每日摄水量应控制在 1000mL 以下。若有稀释性低钠血症,血清钠小于 125mmol/L,摄水量应限制在 300～500mL/d(由于 1g 钠约潴留 200mL 水,故限制钠的摄入比水更为重要)。要教会患者如何安排每日摄入的食盐量,并向患者介绍各种食物的成分,例如含钠量高的食物有咸肉、咸鱼、酱菜、罐头食品及酱油、含钠味精等,应尽量减少食用;多食含钠较少的粮谷类、瓜茄类和水果等。

(8)少食多餐:肝硬化患者的消化能力降低,每次进食不宜过量,以免加重肝脏负担。要少食多餐,尤其是在出现腹水时,更要注意减少进食量,以免增加饱胀不适的感觉。食谱应多样化,讲究色美味香及软烂可口易消化,以增加患者的食欲。

(9)避免食物诱发上消化出血:有食管胃底静脉曲张者,应避免进食坚硬、粗糙的食物,以防止刺伤食道造成破裂出血。可指导患者进食菜泥、果泥、肉末、软饭、面食等,且进餐时应细嚼慢咽;服用片剂的药物应先磨成粉末再行服用。

4.对症护理

(1)上消化道出血。

(2)皮肤黏膜出血的护理:①避免外力碰撞身体或肢体局部长时间束缚(如测血压、静脉穿刺扎止血带等),导致皮下出血;②做好口腔护理,保持口腔清洁和完整,避免感染和出血。指导患者选择合适的牙具,避免使用刷毛太硬的牙刷,切勿用牙签剔牙,以防牙龈损伤或出血;③有牙龈出血者,用软毛牙刷或含漱液清洁口腔;④避免用力擤鼻、挖鼻孔,鼻衄时,可以局部冰敷。

(3)腹水/水肿的皮肤护理:①选择宽松合适、柔软舒适的衣裤,以免衣物过紧影响肢体血液循环;②协助患者勤修剪指甲,告知勿搔抓皮肤以免破损感染;③每日温水擦身,动作宜轻柔,避免用力擦拭致破损或皮下出血,尤其是水肿部位。指导患者避免使用碱性香皂与沐浴液,并使用性质温和的护肤乳液,以减轻皮肤干燥及瘙痒症状;④长期卧床患者协助床上翻身,预防压疮的发生;⑤阴囊水肿明显时,可使用软垫或托带托起阴囊,以利于水肿消退和防止摩擦破损。

(4)腹腔穿刺放腹水护理:①协助医师准备穿刺用物及药品;②术前向患者说明穿刺的目的、注意事项,并测量体重、腹围、生命体征,嘱患者排空小便,以免误伤膀胱;③术中观察患者面色、脉搏、呼吸及有无不适反应;④术毕以无菌敷料覆盖穿刺部位,并以腹带加压收紧包扎,以免腹内压骤降致回心血量突然减少发生虚脱;⑤协助患者取侧卧位,以减轻穿刺点的表面张力,防止和(或)减轻溢液,术后至少卧床休息 12 小时;⑥及时送检腹水标本,记录抽出腹水的量、性质和颜色;⑦术后注意观察患者血压、脉搏、神志、尿量及不良反应;监测血电解质的变化;⑧观察穿刺部位敷料有无渗出,渗出液量及色,及时更换浸湿敷料、腹带。

5.用药护理

①指导患者正确的服药方法、时间及有可能出现的不良反应,并观察服药后的效果,慎用安眠镇静剂。②使用利尿剂应注意:遵医嘱小剂量、间歇利尿;监测神志、体重、尿量及电解质,利尿治疗以每天减轻体重不超过 0.5kg 为宜,以免诱发肝性脑病、肝肾综合征;使用排钾利尿剂者应注意补钾;观察腹水,渐消退者可将利尿剂逐渐减量。③指导患者不可随意增减药量及

擅自服用他药,以免加重肝功能损害。

6.心理护理

关心体贴患者,懂得去聆听其倾诉,了解其疾苦,排解其忧郁,消除其顾虑,以积极乐观的生活态度影响患者,增强患者战胜疾病,应对变化的信心、力量和能力。同时要让患者明白七情伤体的道理,自觉地克服不良情绪,而做到心境平和,气机调畅,提高机体的抗病力。

第六节 原发性肝癌

原发性肝癌为原发于肝脏的恶性上皮细胞肿瘤,主要包括肝细胞癌(HCC)、肝内胆管癌以及肝细胞和肝内胆管混合癌,在我国90%以上为HCC,其他两型各占不到5%。原发性肝癌是死亡率很高的常见癌症,可发生于任何年龄段,以40~49岁为最多见,男性多于女性,男女之比为2:1~5:1。

一、病因与发病机制

1.病因

HCC是原发性肝癌的主要组成部分,其病因尚未完全清晰,可能与多种因素的综合作用有关。

(1)病毒性肝炎:原发性肝癌患者中约有1/3有慢性肝炎史,主要为乙型和丙型肝炎。乙型肝炎病毒(HBV)和丙型肝炎病毒(HCV)是造成肝硬化和HCC的最重要的病因。在我国以HBV感染为主,西方则以HCV感染为主。HCV与HBV合并感染者,肝癌相对危险性呈叠加作用。HBV感染与肝内胆管癌关系不大。

(2)黄曲霉毒素:世界卫生组织国际癌症研究所(ISRC)认为黄曲霉毒素B1(AFB1)是人类致癌剂。AFB1主要存在于霉变的玉米或花生,其摄入量与肝癌死亡率成正比。

(3)饮水污染:我国肝癌高发的农村地区与饮水污染有密切关系。污染严重的塘水或宅沟水中含水藻毒素,如微囊藻毒素,是一种强的促癌因素;AFB1与微囊藻毒素联合作用为肝癌的重要病因之一。但饮水污染可能还包括诸多其他致癌、促发物质。

(4)烟酒:吸烟、饮酒与HBsAg阴性肝癌有关,且有协同作用。

(5)其他因素:肝癌的发生还与遗传、口服避孕药、有机氯类农药、亚硝胺类、糖尿病及华支睾吸虫感染等有关。

2.发病机制

肝癌的发病机制尚不明确。正常肝细胞在各种致癌因素的长期作用下,加上遗传易感性,可导致肝细胞遗传特异性的改变,这种改变的积累导致癌前病变,并发展为早期癌,进一步发展为侵袭性癌。

二、病理

1.分型

原发性肝癌按大体形态分为块状型(包括单块状、融合块状、多块状)、结节型(包括单结节、融合结节、多结节)、弥漫型和小癌型。根据癌肿生长方式可分为:膨胀型、浸润型、混合型、弥漫型、特殊型。

2.转移

包括血行转移、淋巴转移、种植转移三种,其中以血型转移多见,如侵犯肝内门静脉导致肝内播散,肝内血行转移发生最早、也最常见;侵犯肝静脉可播散至肺及全身,其次为骨、肾上腺、主动脉旁淋巴结等。淋巴转移最早见于肝门淋巴结。肝癌结节破裂可出现腹膜种植。

三、临床表现

1.症状

原发性肝癌患者起病较隐匿,早期多无任何临床症状和体征,通常 5cm 以下的小肝癌无症状,为亚临床肝癌,一般通过体检发现。一旦出现症状而就诊者病程多已进入中晚期,患者主要表现有:

(1)肝区疼痛:多呈持续性胀痛或钝痛。当肝表面的癌节结破裂时,可突然出现剧痛和急腹症的表现,如出血量大,还会引起晕厥或休克。

(2)全身症状:进行性消瘦,乏力,营养不良等,重者出现恶病质。发热,一般为低热,偶达39℃以上,呈持续性或午后低热或弛张型高热。

(3)胃肠道症状:可有食欲减退,恶心、呕吐及腹泻等。

(4)转移灶症状:胸腔转移时可出现咳嗽、咯血、气短,颅内转移可有头痛、呕吐和神经定位体征等。

2.体征

(1)肝肿大:呈进行性发展,质地坚硬,表面可扪及大小不等的结节或巨块,常有压痛。

(2)黄疸:为晚期表现,多因肿瘤压迫肝胆管、肝功能损害或胆管癌栓引起。

(3)肝硬化征象:脾肿大、腹水、静脉侧支循环建立、肝掌、蜘蛛痣等。

3.并发症

(1)肝性脑病:为肝癌终末期的严重并发症,占死亡原因的34.9%,消化道出血、大量利尿或高蛋白饮食等是常见的诱因。

(2)消化道出血:占死亡原因的15.1%,合并肝硬化或门静脉、肝静脉癌栓者,可因门静脉高压而引起食管、胃底静脉曲张破裂,发生呕血和/(或)黑便。晚期还可因胃肠道黏膜糜烂、凝血功能障碍而导致广泛出血。

(3)肝癌结节破裂出血:发生率9%~14%。肝癌组织坏死、液化可致自发破裂或因外力而破裂。若局限于肝包膜下,可有急骤疼痛;若破入腹腔可引起急性腹痛及腹膜刺激征。严重者可致出血性休克或死亡。

(4)继发感染:因癌肿长期消耗、机体免疫力下降,尤其是放射治疗、化学治疗导致白细胞减少,患者易并发肺炎、肠道感染、自发性腹膜炎、真菌感染等。

四、辅助检查

1.肿瘤标志物的检测

肿瘤标志物是癌细胞产生释放的某种物质,常以抗原、酶、激素、代谢产物的形式存在于肿瘤细胞内或患者体液中,根据其生化或免疫特性可以识别或诊断肿瘤。

(1)甲胎蛋白(AFP):是肝癌特异性最强的标志物,通常正常值 $20\mu g/L$,我国肝癌患者 $60\%\sim70\%$ 高于正常值。AFP 仅次于病理学诊断,是早期诊断的重要方法之一,也是反映病情变化和治疗效果的敏感指标,并有助于检出临床期复发与转移。

(2)异常凝血酶原(APT):肝癌的另一个特征性标志物,以 $\geqslant250\mu g/L$ 为诊断标准。采用改良酶免疫法测定,肝癌患者检测阳性率达 81%,$<2cm$ 肝癌患者阳性率为 62%。

(3)γ-谷氨酰转肽酶同工酶 II(γGT-II):在原发性和转移性肝癌的阳性率可提高到 90%,特异性达 97%,在小肝癌中阳性率为 79%。

(4)血清岩藻糖苷酶(AFU):诊断原发性肝癌阳性率为 $70\%\sim80\%$,但肝硬化、慢性肝炎的假阳性较高。

2.其他实验室检查

(1)肝功能:包括胆红素、白/球蛋白、丙氨酸氨基转移酶(ALT)、γ-谷氨酰转肽酶同工酶(γGT)、凝血酶原时间等。

(2)病毒标志物与免疫学检查。

3.超声显像

超声显像是肝癌最常用的非侵入性影像学检查方法,可明确肝癌的位置、数目、卫星结节、肝内血管癌栓、与肝内血管关系以及肝硬化情况,并可用于引导穿刺活检或瘤内无水乙醇注射。彩色多普勒超声和超声造影有助于了解血供情况。

4.CT

CT 是目前常规性检查手段,有助于提供较全面的信息,如肿瘤大小、部位、数目、瘤内出血与坏死。

5.MRI

包括:①平扫:SET_1、T_2 和质子加权图等常规序列。②增强扫描:常规增强扫描为 SET_1 加权图+Gd-DTPA 增强;动态增强扫描为梯度回波快速序列扫描+Gd-DTPA 增强。后者效果更好。

6.其他

如超声显像引导下的肝穿活检可获得病理诊断。

五、诊断要点

肝癌的早期诊断主要依赖于 AFP 和超声显像的检查,特别是对肝癌高危人群的定期筛查。临床诊断应根据临床症状、体征,包括肝癌的临床表现与肝外转移灶并排除转移性肝癌;

结合 AFP、APT 等肿瘤标志物的检测结果及影像学资料等进行诊断,病理活检结果有助于明确诊断。

六、治疗要点

早期肝癌应尽量采取手术切除,对不能切除的大肝癌,应采用多模式的综合治疗。

1.手术治疗

原发性肝癌目前最好的根治方法是手术治疗,诊断明确者应争取尽早手术。手术指征:①诊断明确或高度怀疑肝癌,而无远处转移者。②肝功能代偿,无肝炎明显活动征象,无明显黄疸和腹水者。③肝癌结节破裂而肿瘤有可能切除者。④无严重心、肺、肾和血液系统疾病,非年老体弱患者。若剖腹探查肿瘤已不适宜于切除,术中选择肝动脉插管进行局部化学药物灌注或肝血管阻断术,也可以将二者结合,治疗效果优于全身治疗。有条件可以进行肝移植。

2.局部治疗

(1)经导管动脉内化疗栓塞(TACE):是通过碘化油栓塞供应肿瘤的动脉,并作化疗的局部灌注,适用于肝功能尚可而非晚期、不能切除的肝癌,尤其是多结节者。可明显提高患者的3 年生存率。TACE 存在的问题主要是残癌,且 TACE 可促进残癌与血管内皮增殖,激活HBV 病毒复制,合并常规化疗还可能损肝。

(2)经皮瘤内无水乙醇注射(PEI):是通过无水乙醇使肿瘤凝固性坏死的治疗方法,适用于不能切除的较小肝癌。

(3)频射(RF):为经超声导引的一种局部热疗,适用于不能切除的较小肝癌。

(4)放射疗法:近年来放疗由于精确定位,尤其是三维适形放疗,可达到更集中对肿瘤的杀伤,对肝癌的治疗已由姑息走向治愈。但放疗同样存在诱导血管内皮生长因子(VEGF)、增强残癌侵袭性的问题。

不同局部治疗方法合并应用的效果优于单一应用,如 RF+PEI,TACE+放疗等。

3.全身化疗

常用的全身化疗剂为 5-氟尿嘧啶(5-FU)及其衍生物(氟苷、喃氟啶、氟铁龙、希罗达)、顺铂(DDP)、丝裂霉素、阿霉素类等药物。适用于有远处转移的肝癌且患者一般情况好、使部分不能切除肝癌转变为可切除肝癌。一般采用这些药物组成联合化疗方案。

4.生物及免疫治疗

生物分子靶向治疗是针对表皮生长因子受体(EGFR)等靶点,对不能切除肝癌的治疗方式,如针对血管内皮生长因子受体以及 Raf 激酶的多靶点药物索拉菲尼。免疫治疗一般在肝癌切除术后应用,可降低术后的复发率,一般多与其他有效的抗肿瘤方法合用,如用干扰素、肿瘤坏死因子(TNF)、白细胞介素 2(IL-2)进行治疗。

七、护理

本部分重点阐述肝切除术患者护理、肝移植术护理、介入治疗的护理。

(一)肝切除术患者护理

1.手术前护理

(1)心理护理:肝癌患者临床表现有疼痛、发热、黄疸、营养不良等,加上患者长期合并肝炎、肝硬化等,对治疗和手术的效果缺乏信心,常表现出焦虑、恐惧,甚至绝望的心理。应对患者关心体贴.介绍治疗方法的意义和重要性。对某些患者,应根据其具体情况,适当采取保护性医疗措施,以使患者树立良好的治疗心理,配合治疗和护理。

(2)病情观察:有些患者在手术前常出现严重的并发症如肝癌破裂出血、黄疸等,故要密切观察病情,发现问题及时报告医生。

(3)饮食护理:肝癌患者应摄取足够的营养,宜采用高蛋白质、高热量、高维生素饮食,若有食欲缺乏、恶心、呕吐现象,可在及时清理呕吐物和口腔护理或使用止吐剂后,采用少量多餐,并尽可能布置舒适、安静的环境以促进食欲。对无法经口进食或进食量少者,可考虑使用全胃肠道外的静脉营养法(TPN)。

(4)疼痛护理:肝癌患者中80%以上有中度至重度的疼痛,是造成患者焦虑及恐惧的主要因素之一,持续性疼痛不仅影响患者的正常生活,而且会引起严重的心理变化,甚至丧失生存的希望。应帮助患者从癌痛中解脱出来,协助患者转移注意力,遵医嘱给予止痛药或采用镇痛泵镇痛,提高患者的生活质量。

(5)改善肝功能:如有出血倾向和低蛋白血症,患者术前要注意休息,并给患者加强全身支持,以改善营养不良、贫血、低蛋白血症和纠正凝血功能障碍。实行有效的保肝治疗措施,以提高患者对手术的耐受性。

(6)术前准备:①严密观察患者的体温变化:如为肿瘤热,可用相应药物治疗,以使体温恢复正常。②嘱患者禁烟,掌握正确的咳嗽及排痰方法,练习床上大小便。③根据手术切除范围大小给予备血。④肠道准备:口服抗生素3日,减少肠道细菌的数量。手术前1日晚进行清洁灌肠,以减少腹胀和血氨的来源,减少术后发生肝昏迷的机会。⑤放置胃管(按需):主要目的是预防术后肠胀气及呕吐、防止肠麻痹的发生。插入胃管时动作要轻柔,特别对食管静脉曲张者,应更注意。⑥预防应用抗生素(按需):肝脏疾病患者的免疫力较低,应提前2日使用抗生素。⑦改善凝血功能(按需):为防止术中、术后渗血,术前至少应用维生素K_1 3日。

2.手术后护理

(1)病情观察:密切观察患者生命体征、神志、全身皮肤黏膜有无出血点、有无发绀及黄疸等情况。观察切口渗血、渗液情况。注意尿量、尿糖、尿比重以及各种引流液的情况。

(2)体位:术后第2日可予以半卧位,但要避免过早活动,尤其是肝叶切除术后,以免肝断面术后出血。可做一些必要的床上活动,以避免肺部感染及下肢深静脉血栓形成。

(3)吸氧:对肝叶切除体积大、术中做肝门阻断、肝动脉结扎或栓塞、肝硬化严重者,术后均应给予氧气吸入以提高血氧浓度,增加肝细胞的供氧量,促进肝细胞的代偿,以利于肝细胞的再生和修复。吸氧的浓度、时间和方式,根据患者的具体情况及病情变化予以适当的调整。定时观察患者的动脉血氧饱和度情况,使其维持在95%以上。

(4)饮食护理:术后禁食、胃肠减压,静脉输入高渗葡萄糖、适量胰岛素以及维生素B、C、K等,待肠蠕动恢复后逐步给予流质、半流质及普食。术后2周内应补充适量的白蛋白和血浆,以提高机体的免疫力。广泛肝切除后,可使用要素饮食或静脉营养支持。

(5)引流管护理:保持引流管的通畅,密切观察和记录引流量及性状。如引流量逐日增加且为血性,应怀疑术后出血,需及时通知医生,必要时再次手术。

(6)肝功能监测:术后要定期复查,注意术后有无黄疸和肝昏迷前期的表现。

3.并发症的观察和护理

(1)出血:多发生于术后 24 小时内。应严密观察生命体征的变化。观察腹腔内出血情况、伤口渗血情况、尿量、腹胀等情况。观察引流液的色、质、量。如每小时引流量超过 200mL 或 8 小时超过 400mL 以上,应怀疑有活动性出血存在的可能。一旦有出血迹象时,应加快输液或输血速度并及时报告医生,妥善处理,为患者赢得抢救时间。

(2)肝功能衰竭:是肝叶切除术后常见且最严重的并发症,是导致患者死亡的主要原因。一般发生在术后数日至 2 周之内。应密切观察患者的神经症状、尿量、黄疸情况及肝功能的变化。清洁肠道,避免便秘。对术后 3 日仍未排便者,应给予灌肠,避免肠道内氨的吸收而致血氨升高。

(3)胆汁瘘:是肝切除术后常见的并发症。应观察腹腔引流液的性质,术后早期可有少量胆汁自肝断面渗出,随着创面愈合逐渐减少。保持引流管通畅,使漏出胆汁充分引流到体外,记录引流液量及性质。观察有无剧烈腹痛、发热等胆汁漏、胆汁性腹膜炎症状。

(4)膈下脓肿:是肝叶切除术后的一种严重并发症。术后 1 周,患者持续高热不退,上腹部或季肋部疼痛,同时出现全身中毒症状,或伴有呃逆、黄疸、右上腹及右下胸部压痛等应考虑有膈下脓肿的存在。应密切观察体温及脉搏的变化,注意腹部状况,保持引流管的通畅,防止扭曲、受压。加强支持治疗和抗菌药的应用护理。

(二)肝移植术护理

1.手术前护理

(1)心理护理:肝移植患者术前普遍存在一些心理问题,如①希望心理:患者迫切希望通过肝移植手术得到彻底治愈。②焦虑心理:患者既希望通过手术解除痛苦,又担心手术风险大,一旦失败可能危及生命,故大多会出现术前焦虑。③忧虑心理:由于昂贵的手术费及术后长期服用免疫抑制剂等医疗费用数额较大,不少患者也会因经济问题而产生忧虑情绪。④抑郁心理:患者长期接受药物治疗,效果不明显,且逐渐加重,会对医生及治疗失去信心,情绪变得消极、低沉、抑郁。⑤另外患者在等待肝移植阶段,由于多方面的原因,会出现或加重一系列心身症状,如恐惧、敏感、注意力增强,情感脆弱以及自主神经功能紊乱的症状等。因此医护人员要及时发现患者的心理变化,采取有效的心理干预措施,以缓解患者的负性心理状态,防止不良事件发生。同时要注意调整患者对移植的期望值,使其对移植有一个正确的认识,另外,良好的护患关系是使心理护理取得成功的关键。构建良好的护患关系,患者才能积极配合医护人员的治疗,遵守医院的各项规章制度,愉快地接受、深刻地理解医护人员的健康教育的内容,进而有助于患者做好术前心理准备,提高其心理承受能力。护理人员还应详细了解患者的病情,制订周密的治疗计划,这既是保证肝移植成功的必备条件,也是使患者及家属与医护人员建立信任感的基础。

(2)饮食:术前 1 周进高蛋白质、高糖类、高维生素饮食。

(3)检查:配合医生做好各项检查,如抽血、咽拭子、痰及尿培养等。

(4)纠正凝血机制异常:于术前 3 日开始肌内注射维生素 K_1 4mg,每日 2 次。

(5)肠道准备:术前 1 日进软食,术前晚饭进流质,晚上 10 点以后禁食,口服灌肠或清洁灌肠。

(6)药物使用:注意患者有无全身或局部炎性病灶。必要时给予抗生素预防用药。术前根据麻醉师要求用药。

(7)其他:备皮、备血、物品准备等,同一般手术。

2.手术后护理

(1)一般护理:①体位:患者麻醉清醒后改半卧位,卧床期间尽量采取半卧位,上身抬高30°左右。②观察病情:术后24小时是防治休克的关键时期,要由专人护理。严密观察患者生命体征及神志、意识、瞳孔、中心静脉压变化。保持2个以上有效静脉输液通路,及时给予液体和药物。如遇患者有面色苍白、烦躁不安、呼吸急促、脉搏增快、四肢潮凉、尿量明显减少、血压下降等休克征象应及时通知医生。③记录出入量并每日或隔日进行相关指标的实验室检查:肝功能、肾功能、肝酶谱、电解质、血气分析、凝血机制全套、血糖、血氨等。④引流管护理:保持胸腔引流管、胃管、胆汁引流管、腹腔引流管、导尿管等的通畅,观察引流液的色、质、量。⑤给药护理:剂量准确、应用准时、现用现配、严格核对、观察不良反应。严格掌握输液量、速度,防止肺水肿。⑥预防感染:常规吸氧,超声雾化吸入,协助排痰,注意呼吸次数、呼吸音、有无发绀等。定期做咽部、痰、胆汁、大小便和切口分泌物培养,观察胆汁、大小便、痰液的外观。⑦饮食护理:给予高热量、高蛋白质、高维生素、高糖、低钠、易于消化的饮食,有利于肝脏恢复。术后患者总热量需维持在10~14kJ,蛋白质80~120g。术后早期进流质,逐渐改为半流质、少渣饮食。黄疸深者进少脂、少渣饮食;使用激素后,患者食欲增加,但消化功能差,应给予少量多餐;由于肝功能不良而出现肝昏迷前期症状的患者,要限制蛋白质的摄入。

(2)保护性隔离:保持病房空气新鲜,每日用紫外线照射3次,每次30分钟,病房内物品及地面用含氯消毒液(如2000ppm爱尔施溶液)擦拭,每日2次。医护人员进入病室前,必须穿戴经过高压消毒的衣、裤、帽子、口罩及鞋子。在移植监护室或隔离室期间严禁陪护、访视。

(3)心理护理:肝移植术后患者需进入隔离病室。隔离病室是一个相对封闭的环境,患者情感交流受阻,因此会产生孤独、失落情绪;应用免疫抑制剂后,患者可能出现精神神经症状,表现为失眠、焦虑、妄想等;患者在隔离病室远离亲人,加之手术疼痛,体内留置各种导管,持续心电监护,医护人员频繁的检查与治疗,会使患者感到不适及恐惧。故医护人员必须让患者及家属了解隔离的重要意义,及早与患者沟通。隔离期间,在病情允许的情况下可让患者通过电话与家属交谈,使患者感受到家属与医护人员的关心、支持,从而理解并配合治疗,减轻恐惧感。病情稳定后,及时转出隔离病室。对患者宜采用通俗易懂,并配合录像或多媒体等多种形式进行健康宣教。对负性心理较重的患者可采用情绪干预,教会患者如何发泄怨气,敢于面对现实调整自己的情绪和心态,并通过沉思冥想,放松心身,改善焦虑、抑郁等不良情绪。另外,护理人员应积极地与患者及其家属进行有效的沟通,制订康复目标,鼓励患者主动接受亲戚、朋友及社区服务的帮助,从而维持良好的心理状态。

(4)观察移植肝是否存活:观察T形胆汁引流管并记录胆汁量和性质。胆汁分泌的正常标志着肝脏功能的正常。观察体温热型,15~30分钟测1次,48小时后根据病情改变改为1~2小时测1次,如体温不升,应肢体保暖。结合其他指标,如有转氨酶明显增高、高血钾、意识障碍等则可能提示肝失活。

（5）早期排异反应的观察：常出现在手术后 7～14 日，患者表现为突然出现黄疸，肝区疼痛，食欲减退，烦躁不安，体温上升，腹部胀气，精神萎靡，胆汁分泌减少，颜色变淡，黏稠度降低，血清胆红素、黄疸指数升高，谷丙转氨酶增高，超声波可见肝肿大，厚度增加。一旦发现上述情况，应及时通知医生做必要的处理。

（6）并发症的观察和护理：①感染：体温可高达 42℃，呼吸急促，脉快，心率在 140 次/min，面颊潮红，精神不振，全身无力。腹腔感染可有腹痛、腹胀；肺部感染可表现为呼吸困难。②出血：早期出血可能为小血管出血，渗血明显，中期和后期出血可能为肝功能不良，破坏了机体的凝血机制所致，或因胆管梗阻致脂溶性维生素吸收发生障碍。③胆管并发症：胆汁颜色变浅、变稀且量明显减少，腹胀、黄疸明显，血清胆红素明显升高，持续高热，精神委靡不振，四肢无力，应疑为管道感染或胆管梗阻，及时通知医生。④肝昏迷：患者疲乏无力，神志恍惚，烦躁不安，谵语，嗜睡，口腔散发出一种烂苹果味，皮肤、巩膜黄疸，粪便呈灰白色，血清胆红素升高，谷丙转氨酶（GPT）升高，总蛋白减少，白蛋白与球蛋白比例倒置，血氨明显升高。

（三）介入治疗

肝动脉化疗栓塞治疗（TACE）的护理。

1.治疗前的准备

（1）术前检查：肝肾功能、凝血功能、血常规及 B 超、胸片、心电图等。

（2）皮肤准备：根据不同穿刺部位做好皮肤准备。如做股动脉穿刺：术前双侧腹股沟区备皮，同时触摸股动脉及足背动脉搏动强度，标记足背动脉搏动点，以便术后进行双侧观察比较。

（3）碘过敏试验：术前做碘过敏试验，阳性者可选用非离子型造影剂。

（4）术前 4 小时不进固体或难消化食物。

（5）术前宣教：患者往往对 TACE 缺乏了解，不安甚至恐惧心理明显，应做好充分的术前宣教，让患者了解 TACE 的目的、意义、过程、配合要求等。

（6）其他准备同一般手术患者：如术中带药及用物准备等。

2.术后护理

（1）病情观察：术后 24～48 小时密切观察生命体征变化。观察足背动脉搏动情况。观察造影剂不良反应的发生，并及时处理。

（2）穿刺部位护理：穿刺处伤口局部绷带加压包扎 8 小时（或沙袋加压包扎），卧床 24 小时，观察穿刺处有无出血、渗液等情况。穿刺侧肢体避免过度屈曲，6～8 小时适当制动，指导患者在床上正确活动。

（3）如有微量注射泵，可将导管连接于该泵上，便于持续注射抗癌药。防止导管堵塞，注药后以 2～3mL 肝素溶液（50U/mL）冲洗导管，保持导管内血液不凝固。

（4）预防感染：严格执行无菌操作技术，每次注药前管端消毒，注后须更换消毒纱布，覆盖并扎紧管端，防止细菌沿导管向肝内逆行感染。术后适当应用抗生素。

（5）术后"水化作用"：术后鼓励患者多饮水，积极配合补液以利水化作用。每日输液量在 1500mL 以上，以加速造影剂的排泄，防止肾功能受损，亦可用维生素 E、C 等抗氧化剂对抗化疗药引起的肾毒性。

（6）术后不适的护理：①发热：术后第 2 日体温可达 38～39℃，甚至高达 40～41℃，一般持续 7～10 日。体温变化与肿瘤大小和坏死程度有关。可给予物理降温或解热镇痛药。②恶心、呕吐:肝动脉栓塞化疗术后呕吐发生率高,其主要原因是抗癌药物对胃肠道的直接毒性损害,严重者可导致消化道出血。因此,术前和术后给止吐药物。另外需注意维持水、电解质及酸碱平衡。③腹痛、腹胀:肝动脉栓塞后由于肝包膜张力增加,肝脏水肿等原因可引起轻度腹痛不适,一般在术后 48 小时症状会自然减轻或消失。如疼痛剧烈 3～4 日,仍持续存在,应考虑有无栓塞其他器官引起坏死的可能。必要时给予胃肠减压,改善血液循环,在病情未明确诊断前勿轻易应用止痛剂。

(7)并发症的防治与护理:①局部血肿:血肿较小可继续加压包扎。如血肿较大,需检查凝血因子,用止血药,必要时可行血肿清除术。②假性动脉瘤:表现为搏动性肿物,可压迫静脉引起血栓性静脉炎,甚至破裂或导致动脉阻塞,应及早发现,向医师报告。③动脉内异物栓子和血栓:表现为动脉搏动减弱或消失,栓塞远端皮温降低,应尽早进行 B 超引导下介入法或手术取出。④急性血栓性静脉炎:表现为患肢疼痛、肿胀、压痛等,应密切观察,及早发现,尽早采用入溶栓药物治疗,无效时可手术取出。

八、健康教育

(1)向患者讲解肝癌的可能病因、症状和体征,尤其是乙型肝炎肝硬化和高发区的人群应定期体格检查,做 AFP 和 B 超检查,以期早发现、早诊断。

(2)指导患者适宜的饮食摄取,多吃含蛋白质的食物和新鲜蔬菜、水果。食物以清淡、易消化为宜。有腹水、水肿者,宜选择低盐饮食。

(3)保持大便通畅,为预防血氨升高,可服用适量缓泻剂。

(4)指导患者适当活动,注意休息。

(5)嘱患者及家属注意观察病情变化,如有无水肿、体重减轻、出血倾向、黄疸、疲倦等症状,如有及时就诊。

(6)嘱咐患者定期复诊。

第七节　溃疡性结肠炎

溃疡性结肠炎(UC)是一种病因不明的直肠和结肠慢性非特异性炎症性疾病。病变主要限于大肠黏膜与黏膜下层,临床表现为腹泻、黏液脓血便、腹痛和里急后重。病情轻重不等,多反复发作或长期迁延呈慢性经过。本病可发生于任何年龄,以 20～40 岁为多见。男女发病率无明显差别。

一、病因与发病机制

本病的发生可能为免疫、遗传等因素与外源性刺激相互作用的结果。

1.免疫因素

在部分患者血清中可检测到抗结肠上皮细胞抗体,故认为本病发生和自身免疫反应可能有关。本病还可能存在对正常肠道菌丛的免疫耐受缺失。

2.环境因素

环境因素中饮食、吸烟或尚不明确的因素可能起一定作用。

3.遗传因素

目前认为本病为多基因病,且不同人由于不同基因引起。

4.感染因素

目前一般认为感染是继发或为本病的诱发因素。

5.神经精神因素

精神紧张、过劳可诱发本病发作,而焦虑、抑郁等也可能是本病反复发作的继发表现。但近年来临床资料说明本病有精神异常或精神创伤史者,并不比一般人群多见。

病变部位以直肠和乙状结肠为主,也可延伸到降结肠,甚至整个结肠,极少数累及小肠。

二、临床表现

(一)症状

1.消化系统症状

(1)腹泻:是本病均有的症状,因炎症刺激使肠蠕动增加及肠腔内水、钠吸收障碍所致。因病变的部位和轻重不同可表现为稀便、黏液便、水样便、血便、黏液血便等,特别是黏液血便被视为本病活动时必有的症状,也常常是轻型患者的唯一表现。便次的多少有时可反映病情的轻重,轻者每日 3~4 次,或腹泻与便秘交替出现;重者每日排便次数可多至 30 余次,粪质多呈糊状及稀水状,混有黏液、脓血,病变累及直肠则有里急后重。

(2)腹痛:轻型及病变缓解期可无腹痛,或呈轻度至中度隐痛,少数绞痛,多局限左下腹及下腹部,亦可全腹痛。疼痛的性质常为痉挛性,有疼痛-便意-便后缓解的规律,常伴有腹胀。若并发中毒性结肠扩张或炎症波及腹膜,可有持续性剧烈腹痛。

(3)其他症状:可有腹胀,严重病例可有食欲缺乏、恶心及呕吐。

2.全身表现

急性期或急性发作期常有低度或中度发热,重者可有高热及心动过速,病程发展中可出现消瘦、衰弱、贫血、水与电解质平衡失调及营养不良等表现。

3.肠外表现

部分患者可出现皮肤结节性红斑、外周关节炎、口腔复发性溃疡、巩膜外层炎等肠外症状,这些症状在结肠炎控制或结肠切除后可缓解或恢复。

(二)体征

轻、中型患者有左下腹轻压痛,有时可触及痉挛的降结肠或乙状结肠。重型及暴发型患者常有明显压痛和鼓肠。若有腹肌紧张、反跳痛、肠鸣音减弱应注意肠穿孔、中毒性结肠扩张等并发症。

（三）并发症

1.中毒性巨结肠

溃疡性结肠炎病变广泛严重,累及肌层及肠肌神经丛时,可发生中毒性巨结肠。多见于暴发型或重型患者,常见诱因为大量应用抗胆碱能药物、麻醉药及低血钾等。临床表现为病情急剧恶化。

2.结肠癌变

国外报道本病5％～10％发生癌变,国内发生率较低。癌变主要发生在重型病例,其病变累及全结肠和病程漫长的患者。

3.结肠大出血

发生率约3％,多见于严重型及暴发型。

4.其他

结肠假性息肉,结肠狭窄,肛门周围瘘管和脓肿等。

三、实验室检查

1.血液检查

可有轻、中度贫血,重症患者白细胞计数增高及红细胞沉降率加速。严重者血清白蛋白及钠、钾、氯降低。

2.粪便检查

常有黏液脓血便,镜下可见红、白细胞。

3.结肠镜检查

结肠镜检查能直接观察肠黏膜的表现,并可取活组织进行病理学检查,是本病最有价值的诊断方法。

4.X线钡剂灌肠检查

钡剂灌肠造影是诊断本病的重要手段之一,可表现为黏膜皱襞紊乱,有溃疡形成时可见肠壁边缘呈锯齿状,结肠袋消失,管壁变硬,肠腔变窄,肠管缩短呈水管状。气钡双重造影可显示微小溃疡与糜烂。

四、治疗要点

治疗目的在于尽快控制急性发作,维持缓解,减少复发,防治并发症。

（一）一般治疗

急性发作期,特别是重型和暴发型者应住院治疗,卧床休息,及时纠正水与电解质平衡紊乱,若有显著营养不良低蛋白血症者可输全血或血清白蛋白。

（二）药物治疗

1.柳氮磺胺吡啶(简称SASP)

一般作为首选药物,适用于轻型或重型经肾上腺糖皮质激素治疗已有缓解者,疗效较好。不良反应有恶心、呕吐、皮疹、粒细胞减少等。

2.肾上腺糖皮质激素

适用对于氨基水杨酸类药物疗效不佳的轻、中型患者,尤其适用于暴发型或重型患者。

3.免疫抑制药

对糖皮质激素疗效不佳或依赖性强者,可试用硫唑嘌呤或巯嘌呤。

4.微生态制剂

近年来有人根据溃疡性结肠炎肠道菌群失调学说,提出用微生态制剂来治疗溃疡性结肠炎,部分病例有效。

5.灌肠治疗

适用于轻型而病变局限于直肠、左半结肠的患者。常用琥珀酸钠氢化可的松 100mg,地塞米松 5mg,加生理盐水 100mL 保留灌肠。

(三)手术治疗

对内科药物治疗无效,有严重合并症者,应及时采用手术治疗。一般采用全结肠切除加回肠造瘘术。为避免回肠造瘘缺点,近年采用回肠肛门小袋吻合术。

五、护理要点

1.一般护理

轻者应鼓励适量运动,劳逸结合,重者应卧床休息,以减少胃肠蠕动及体力消耗。急性活动期患者应进食无渣流质饮食,病情严重者暂禁食,遵医嘱静脉补充营养、水电解质。病情缓解后给予少渣、柔软、易消化、富营养的食物,如蛋羹、鱼丸、菜泥等。注意饮食卫生,饮食有节制,少食多餐。禁生冷、粗硬、辛辣刺激性食物,忌纤维素多的蔬菜,慎用牛奶和乳制品。在饮食调理过程中,注意哪些食物患者食用后有不适或过敏反应,应详细记录,逐渐摸索出适合患者的食谱。

2.病情观察

(1)观察排便次数、粪便的量、性状,并做记录。腹泻严重者观察生命体征变化、准确记录出入量,注意皮肤黏膜有无脱水表现。

(2)观察腹痛的部位、性质变化,了解病情变化及进展情况,如腹痛性质突然发生变化,要警惕肠穿孔、大出血等并发症的发生。

(3)使用抗胆碱能药物的患者应注意观察腹泻、腹部压痛及肠鸣音的变化,如出现鼓肠、肠鸣音消失、腹痛加剧等,要考虑中毒性巨结肠的发生,应及时通知医生处理。

3.腹泻护理

准确记录大便次数与性质,血便量多时应估计出血量并及时留取化验标本,并通知医师,必要时遵医嘱给予止泻药物。中医应用腹部热敷或艾条灸脐部可缓解泄泻。久泻腹痛者用小茴香,或食盐炒热后布包热敷腹部,或用肉桂、小茴香等量研粉,盐炒布包敷脐部,有温肾止泻之效。针灸脾腧穴、章门、中脘、天枢、足三里等穴,可健脾止泻。

4.用药护理

(1)向患者及家属说明药物的作用、用法、不良反应等,指导正确用药。

（2）柳氮磺吡啶（SASP）不良反应观察及护理：其不良反应分为两类，一类是剂量相关的不良反应如恶心、呕吐、食欲减退、头痛、可逆性男性不育等，可嘱患者餐后服药，减轻消化道反应。另一类不良反应属于过敏，有皮疹、粒细胞减少、自身免疫性溶血、再生障碍性贫血等，因此服药期间必须定期复查血象，一旦出现此类不良反应，应改用其他药物。柳氮磺吡啶属于磺胺类药，用药期间嘱患者多饮水，以减少药物在肾小管内形成结晶。

（3）药物保留灌肠：宜在晚睡前执行，先嘱患者排净大便，行低压保留灌肠，灌肠毕嘱患者适当抬高臀部，以延长药物在肠道停留时间，便于药物充分吸收。

5.心理护理

本病病程长，病情易反复，患者易产生焦虑或抑郁情绪，丧失治疗的信心。护士应鼓励、宽慰患者，避免不良情绪影响病情，使患者保持平静、乐观心态，积极应对疾病。

第五章　神经外科疾病护理

第一节　颅内压增高

颅内压增高指各种疾病如颅脑损伤、脑出血、脑肿瘤、脑积水等使颅腔内容物体积增加或颅腔容积减少超过颅腔可代偿的容量,导致颅内压持续在 1.96kPa(200mmH$_2$O)以上,并出现头痛、呕吐和视盘水肿等临床表现的综合征。持续颅内压增高可导致部分脑组织被挤嵌入颅腔裂隙或孔道,形成脑疝,是颅脑疾病致死的重要原因。

一、病因和分类

1.病因

(1)颅腔内容物体积或量增加

①脑体积增加:脑组织损伤、炎症、缺血缺氧、中毒导致脑水肿。

②脑脊液增多:脑脊液分泌增加、吸收障碍或脑脊液循环受阻导致脑积水。

③脑血流量增加:如恶性高血压、颅内动静脉畸形、体内二氧化碳潴留、高碳酸血症,脑血管扩张导致脑血流量增加。

(2)颅内空间或颅腔容积缩小

①先天因素:如狭颅症、颅底凹陷症等先天性畸形使颅腔容积变小。

②后天因素:颅内占位性病变如颅内血肿、脑肿瘤、脑脓肿等,或大片凹陷性骨折,导致颅内空间相对变小。

2.分类

(1)根据病因分类

①弥散性颅内压增高:如颅腔狭窄或脑实质体积增大,颅腔内各部分及分腔内压力增高,无压力差,脑组织无明显移位。如弥散性脑水肿、弥漫脑膜炎等。

②局灶性颅内压增高:局部病变导致病变部位压力首先增高,周围脑组织受压移位,颅内各个腔隙出现压力差,导致脑组织移位,局部受压。局部受压过久导致该处血管的张力消失,血管壁肌群失去正常的舒缩力,当颅内压下降脑血管扩张,血管壁的通透性增加出现渗出,脑实质出现出血性水肿。

(2)根据病情进展速度分类

①急性颅内压增高:病情进展快,生命体征变化明显,颅内压增高引起的症状和体征严重。

如高血压性脑出血、急性硬膜下血肿等。

②亚急性颅内压增高:病情进展较快,颅内压增高反应较轻或不明显。如颅内恶性肿瘤、颅内炎症等。

③慢性颅内压增高:病情进展缓慢,时好时坏。如慢性硬膜下血肿、颅内良性肿瘤等。

二、病理生理

1.颅内压的形成

颅内压(ICP)是指颅腔内容物对颅腔壁所产生的压力,颅腔是由颅骨组成的半封闭,成年后总体积固定不变的体腔。颅腔内容物包括脑组织、脑脊液及供应脑的血液,它们的总体积和颅腔容积是相适应的,通过生理调节来维持动态的平衡。通常以脑脊液的静水压代表颅内压力。成人正常值为 $0.69\sim1.96$ kPa($70\sim200$ mmH$_2$O),儿童为 $0.49\sim0.98$ kPa($50\sim100$ mmH$_2$O)。

2.颅内压的调节

正常颅内压有一定的波动范围,随心脏搏动、血压、呼吸有细微波动,咳嗽、喷嚏、憋气、用力等均可引起 ICP 明显的波动。颅内压调节主要依靠脑脊液量的增减来实现。当颅内压增高时,脑脊液被挤入蛛网膜下隙并被吸收,同时脑脊液的分泌减少,吸收增加;当颅内压降低时,脑脊液分泌增加,吸收减少,以维持颅内压。

3.颅内压增高的后果

引发一系列中枢神经系统功能紊乱和病理生理改变。主要导致脑血流量减少,脑组织缺血、缺氧加剧颅内压的增高,导致脑灌注压下降,当脑灌注压低于 40mmHg,脑血流调节作用消失,当颅内压接近平均动脉压脑灌注几乎停止。组织缺血、缺氧,加重脑水肿和颅内压增高,脑疝形成,导致脑组织移位,压迫脑干、抑制循环和呼吸中枢。

三、临床表现

头痛、呕吐、视盘水肿是 ICP 的"三主征",但出现的时间有所不同。

1.头痛

常见症状,是脑膜、血管或神经受牵扯或挤压所致。初始较轻,呈持续性疼痛,进行性加重。头痛的部位及特性与颅内原发病变的部位和性质有一定关系,多在前额及双颞,后颅窝占位性病变的后枕部疼痛。常呈搏动性,改变体位时、咳嗽、喷嚏、用力、弯腰、低头、清晨或傍晚时分头痛程度加重。

2.呕吐

常在头痛剧烈时出现,多呈喷射性呕吐,与进食无关,但常在饭后发生,因迷走神经受激惹所致,呕吐后头痛可有所缓解。

3.视盘水肿

为颅内压增高的客观征象。因神经受压、眼底静脉回流受阻导致。出现视盘充血、边缘模糊、中央凹陷变浅或消失,视网膜静脉怒张、迂曲、搏动消失。严重可致视盘周围火焰状出血。早期无明显视力障碍,仅有视野缩小。持续视盘水肿,可致视神经萎缩,甚至失明。

4.意识障碍及生命体征变化

慢性颅内压增高的患者会出现神志淡漠、反应迟钝;急性颅内压增高者常有进行性意识障碍甚至昏迷。患者可伴有典型的生命体征改变,出现 Cushing 综合征,即血压升高、心跳和脉搏缓慢、呼吸减慢(两慢一高)。后期失代偿出现血压下降,脉搏细速,呼吸浅而不规则,甚至呼吸停止。

5.脑疝

脑疝是颅内压增高的严重后果,当颅腔内某一分腔存在占位性病变,该分腔压力就高于邻近分腔,脑组织从高压区向低压区移位,其中部分脑组织被挤入颅内生理空间或裂隙,出现相应的受压症状和体征,称为脑疝。常见的有小脑幕切迹疝、枕骨大孔疝及大脑镰下疝。

(1)小脑幕切迹疝:又称颞叶沟回疝,经小脑幕切迹缘颞叶的海马回和沟回疝入小脑幕裂孔下方。

①颅内压增高:进行性加剧的头疼,伴频繁呕吐;②进行性意识障碍:脑干内网的上行激活系统被阻断,随着脑疝的加重患者出现进行性意识障碍;③瞳孔变化:初期患侧动眼神经受刺激出现患侧瞳孔缩小,随着脑疝加重受压动眼神经麻痹,患侧瞳孔开始散大,直接及间接对光反射消失;晚期,对侧动眼神经受压,出现类似改变;④运动障碍:沟回压迫大脑脚,导致锥体束受累。出现病变对侧肢体肌力下降或麻痹,病理征阳性;⑤生命体征改变:如不及时解除脑疝,患者出现深昏迷,双侧瞳孔散大固定,去皮质强直,血压下降,脉搏细速,呼吸浅弱且不规则,相继出现呼吸、心跳停止而亡。

(2)枕骨大孔疝:又称小脑扁桃体疝,小脑扁桃体及延髓经枕骨大孔被挤入椎管内。脑脊液循环通路被堵塞,后颅窝体积较小,颅内压迅速增高,患者表现为后枕部剧烈头痛、频繁呕吐、颈项强直或强迫头位、肌张力减退、四肢呈弛缓性瘫痪。因脑干缺氧,瞳孔可忽大忽小。早期出现生命体征紊乱,意识障碍出现较晚。位于延髓的呼吸中枢严重受损,患者可早期突发呼吸骤停而亡。

(3)大脑镰下疝:又称扣带回疝,为一侧大脑半球扣带回经镰下孔被挤入对侧。出现对侧肢体轻瘫及排尿困难等。

6.其他症状

如头晕、复视、耳鸣、猝倒。婴儿头皮静脉怒张、囟门饱满及骨缝分离。

四、辅助检查

1.头颅 X 线

可发现骨缝分离、颅骨局部破坏或增生、颅骨内板变薄,蝶鞍扩大等。

2.CT 和 MRI

颅内占位性病变首选方法是 CT,能显示病变的部位和范围。当 CT 不能确诊时采用MRI,有助确诊。

3.脑血管造影

主要用于动脉瘤和脑血管畸形的诊断。

4.腰椎穿刺

可测量颅内压和治疗,同时取脑脊液检查。但颅内压增高症状体征明显者应禁做腰穿,以免发生脑疝。

五、治疗要点

原则是首先处理原发病,抢救生命。若发生急性脑疝应该立即手术。

1.非手术治疗

(1)脱水治疗:适用于暂不明原因的或明确病因但目前不能手术的患者。临床常用高渗性和利尿性脱水剂,通过渗透作用使脑组织水分进入血液循环经肾脏排出体外。首选的高渗性脱水剂为20%甘露醇,15～30分钟快速静脉滴注,2～4次/天。利尿剂有速尿(呋塞米)20～40mg,口服、肌内注射或静脉注射。2～4次/天。目前临床对降颅压、减轻脑水肿还使用20%白蛋白20～40mL静脉注射。

(2)糖皮质激素治疗:糖皮质激素可改善毛细血管通透性缓解脑水肿。地塞米松5～10mg静脉或肌内注射;氢化可的松100mg静脉注射;泼尼松5～10mg口服。注意观察有无消化性溃疡出血。

(3)抗感染:根据药敏试验选用合适的抗生素,伴颅内感染患者应早期使用抗生素控制感染。

(4)冬眠低温治疗:通过药物和物理降温来降低机体的温度,从而降低脑组织的代谢率、耗氧量和血流量,增加脑组织对缺氧的耐受力,防治脑水肿,降低颅内压。

(5)对症治疗:疼痛者可遵医嘱给予镇痛剂,但忌用吗啡和哌替啶等,防止呼吸中枢受抑制,导致患者死亡;抽搐患者,可给予抗癫痫药物;躁动患者可给予镇静剂。

2.手术治疗

对于颅内占位性病变应尽早手术切除;对暂时不能确诊的患者可采用脑脊液分流术、脑室穿刺外引流、颞肌下减压术等手术方式降颅压争取时间,暂缓病情。

六、护理评估

1.术前评估

(1)健康史:通过收集资料,评估以下内容。

①基本资料。

②颅内压增高的相关因素,如评估患者有无脑外伤、高血压、动脉硬化等。

③诱发颅内压骤升的因素,评估患者有无便秘、咳嗽等。

(2)身体状况

①局部:评估患者头痛的性质、程度、持续时间。

②全身表现:评估患者是否因头痛出现喷射状呕吐,患者进食情况和水、电解质情况,有无视力减退和意识障碍等。

(3)辅助检查:CT、MRI可证实颅内占位性病变;血生化可反映是否存在电解质紊乱等。

(4)心理-社会支持状况

①头痛、呕吐等不适会引发患者焦虑、烦躁的心情。

②亲属对患者的疾病的认知程度,对患者的关心程度、支持力度,家庭对手术的经济承受能力。

2.术后评估

(1)术中情况:了解手术、麻醉方式与效果、术中出血、补液、输血情况和术后诊断。

(2)全身情况:着重了解患者的生命体征是否平稳、意识状况以及瞳孔变化。

(3)术后恢复情况:了解患者术后颅内压的变化,恢复是否顺利,有无并发症发生。

(4)预后判断:根据患者的临床症状、手术情况、辅助检查及术后恢复情况,评估预后情况。

七、常见护理问题

1.头疼

与颅内压增高引起的脑膜、血管或神经受牵扯,挤压有关。

2.脑组织灌注异常

与颅内高压有关。

3.有体液不足的危险

与频繁呕吐有关。

4.有受伤的危险

与意识障碍有关。

5.潜在并发症

脑疝、误吸、感染等。

八、护理措施

(一)一般护理

1.体位

抬高床头 15°～30°,利于颅内静脉回流,减轻脑水肿。

2.给氧

持续或间断吸氧,改善脑缺氧,使脑血管收缩,降低脑血流量。

3.适当限制入液量

不能进食者,成人每日补液量不超过 2000mL,每日尿量不少于 600mL。神志清醒者,可予普通饮食,适当限盐,注意水、电解质平衡。

4.维持正常体温和防治感染

高热可使机体代谢率增高,加重脑缺氧,故应及时给予高热患者有效的降温措施。遵医嘱应用抗生素预防和控制感染。

(二)病情观察

密切观察病情变化,预防及处理并发症,注意观察患者的意识状态、生命体征及瞳孔变化及肢体功能,警惕颅内压增高危象的发生。有条件者可做颅内压监测。

1.意识状态

目前临床对意识障碍的分级方法不一。传统方法分为清醒、模糊、浅昏迷、昏迷和深昏迷五级(表5-1-1)。

表 5-1-1　意识状态的分级

意识状态	语言刺激反应	痛刺激反应	生理反应	大小便自理	配合检查
清醒	灵敏	灵敏	正常	能	能
模糊	迟钝	不灵敏	正常	有时不能	尚能
浅昏迷	无	迟钝	正常	不能	不能
昏迷	无	无防御	减弱	不能	不能
深昏迷	无	无	无	不能	不能

Glasgow 昏迷评分法:评定睁眼、语言及运动反应,三者得分相加表示意识障碍程度,最高15分,表示意识清醒,8分以下为昏迷,最低3分,分数越低表明意识障碍越严重。

2.生命体征

注意呼吸节律和深度、脉搏快慢和强弱以及血压和脉压的变化。若血压上升、脉搏缓慢有力、呼吸深慢,提示颅内压增高。

3.瞳孔变化

正常瞳孔等大、圆形,在自然光线下直径 3~4mm,直接、间接对光反应灵敏。颅内压增高时注意观察双侧瞳孔是否等大、等圆,有否扩大或缩小,有无对光反射。

4.肢体功能

观察病变对侧肢体肌力是否减退和麻痹,双侧肢体自主活动是否消失,有无阳性病理征。

5.颅内压监护

将导管或微型压力感受器探头安置于颅腔内,另一端与 ICP 监护仪连接,将 ICP 压力变化动态转变为电信号,显示于示波屏或数字仪上,并用记录器连续描记压力曲线,以便随时了解 ICP 情况。监护前调整记录仪与传感器的零点,一般位于外耳道水平。患者保持平卧或头抬高 10°~15°,保持呼吸道通畅,躁动患者适当使用镇静药,避免外来因素干扰监护。防止管道阻塞、扭曲、打折及传感器脱出。监护过程严格无菌操作,预防感染。监护时间不宜过长,通常不超过 1 周。

(三)治疗配合

1.高渗性利尿、脱水疗法的护理

利用高渗性脱水剂和利尿剂减少脑组织的水分,达到降低颅内压的目的。常用高渗性脱水剂有 20% 甘露醇,作用快、强、作用时间长,是严重颅内压增高患者的首选降低颅内压的药物,250mL 静脉滴注,每日 2~4 次,每次在 15~30 分钟内快速滴完,用药后 10~20 分钟颅内压开始下降,可维持 4~6 小时,同时使用速尿,20~40mg 肌内注射或静脉滴注,每日 1~2 次。在输液过程中注意输液的速度,观察脱水治疗的效果。使用高渗性液体后,血容量突然增加,可加重循环系统负担,导致心力衰竭或肺水肿,儿童、老人及心功能不良者尤应注意。

2.糖皮质激素疗法护理

糖皮质激素可以改善毛细血管的通透性,防治脑水肿,降低颅内压。常用药物为地塞米松 5～10mg,每日 1～2 次。注意观察有无因应用激素诱发应激性溃疡出血、感染等不良反应。

3.冬眠疗法的护理

可降低脑代谢率,稳定细胞膜,减轻脑肿胀和降低颅内压,提高局部脑灌注压,在其他降颅内压的方法失败后才应用,必须在监护室,结合应用颅内压监护仪。

(1)环境和物品准备:将患者安置于单人病房,室内光线宜暗,室温 18～20℃,室内备氧气、吸引器、血压计、听诊器、水温计、冰袋或冰毯、导尿包、集尿袋、吸痰盘、冬眠药物、急救药物及器械和护理记录单等,专人护理。

(2)降温方法:根据医嘱给予足量冬眠药物,如冬眠 I 号合剂(包括氯丙嗪、异丙嗪及哌替啶)或冬眠 II 号合剂(哌替啶、异丙嗪、氢化麦角碱),待患者御寒反应消失、进入昏睡状态后,方可加用物理降温措施,降温速度以每小时下降 1℃为宜,体温以降至肛温 32～34℃较为理想。

(3)严密观察病情:密切观察患者生命体征、意识状态、瞳孔和神经系统症状。冬眠低温期间,若脉搏超过 100 次/分,收缩压低于 13.3kPa(100mmHg),呼吸次数减少或不规则时,应时通知医生,停止冬眠疗法或更换冬眠药物。

(4)缓慢复温:冬眠低温治疗时间一般为 2～3 天,可重复治疗。停用冬眠低温治疗时,应先停物理降温,再逐步减少药物剂量;为患者加盖被毯,让体温自然回升,必要时加用电热毯或热水袋复温,温度应适宜,严防烫伤;复温不可过快,以免出现颅内压"反跳"、体温过高或酸中毒等。

4.防止颅内压骤然增高的护理

①休息:劝慰患者安心休养、避免情绪激动。②保持呼吸道通畅:及时清除呼吸道分泌物和呕吐物;舌根后坠者,可托起下颌或放置口咽通气道;防止颈部过曲、过伸或扭曲;对意识不清的患者及咳痰困难者,应配合医生尽早行气管切开术;重视基础护理,定时为患者翻身拍背,以防肺部并发症。③避免剧烈咳嗽,及时治疗感冒、咳嗽;避免便秘,颅内压增高患者因限制水分摄入及脱水治疗,常出现大便干结,应鼓励患者多吃蔬菜和水果,并给缓泻剂以防止便秘。对已有便秘者,予以开塞露或低压小剂量灌肠,必要时,戴手套掏出粪块;禁忌高压灌肠。④及时控制癫痫发作:癫痫发作可加重脑缺氧及脑水肿。⑤遵医嘱定时定量给予患者抗癫痫药物。⑥躁动的处理:应寻找并解除引起躁动的原因,不盲目使用镇静剂或强制性约束,以免患者挣扎而使颅内压进一步增高。适当加以保护以防外伤及意外。若躁动患者变安静或由原来安静变躁动,常提示病情发生变化。

5.脑疝急救和护理

①脱水治疗和护理:快速静脉输入甘露醇、山梨醇、呋塞米等强力脱水剂,并观察脱水效果。②维持呼吸功能:保持呼吸道通畅,吸氧,以维持适当的血氧浓度。对呼吸动能障碍或呼吸骤停者,立刻行气管插管和人工辅助呼吸。③密切观察病情变化,尤其注意呼吸、心跳、瞳孔及意识变化。④紧急做好术前特殊检查及术前准备。

九、护理评价

(1)患者颅内压增高症状是否得到缓解,头痛是否减轻,意识状态是否改善。

(2)患者体液是否平衡,生命体征是否平稳,尿比重是否在正常范围,有无脱水症状和体征。

(3)患者是否出现脑疝或出现脑疝征象是否被及时发现和处理。

十、健康教育

若患者存在可能导致颅内压增高的因素,如脑外伤、颅内炎症、脑肿瘤及高血压、脑动脉硬化,经常头痛、恶心应及时就医,除去相关因素。

第二节　颅脑损伤

颅脑损伤多见于交通、工矿作业等事故,以及自然灾害、爆炸、火器伤、坠落、跌倒、锐器、钝器对头部的伤害等。占全身损伤的15%～20%,仅次于四肢损伤,复合伤多见,其致残率及致死率均高于其他部位损伤。颅脑损伤可分为头皮损伤、颅骨骨折和脑损伤,三者可单独也可合并存在,其核心问题是脑损伤。

一、头皮损伤

(一)头皮血肿

1.分类
按血肿出现在头皮中的位置可分为以下三类、皮下血肿、帽状腱膜下血肿和骨膜下血肿。

2.病因
皮下血肿多见于撞击或产伤。帽状腱膜下血肿多因头部受斜向暴力,头皮产生剧烈滑动,导致血管撕裂所致。骨膜下血肿常由颅骨骨折导致。

3.临床表现
(1)皮下血肿:血肿在皮肤表层与帽状腱膜之间。位于损伤部位中央,中心硬,周围软,无波动感。因皮下组织连接紧密,血肿体积小,张力高,有明显压痛。

(2)帽状腱膜下血肿:该处组织疏松,血肿易扩展,严重者血肿边界可蔓延整个帽状腱膜下,覆盖整个穹窿部,仿佛戴一顶有波动的帽子。儿童或年老体弱者,可导致休克或贫血。

(3)骨膜下血肿:血肿位于骨膜和颅骨外板间。血肿局限于颅缝,张力高,可有波动感。

4.辅助检查
X线检查,了解有无颅骨骨折。

5.治疗要点
为减轻疼痛,24小时内进行冷敷,之后热敷。较小的头皮血肿伤后1～2周内可自行吸收,无须特殊处理;若血肿较大,应严格备皮和消毒,分次穿刺抽吸后加压包扎。骨膜下血肿,要注意是否并发颅内血肿。若血肿发生感染均需切开引流。

(二)头皮裂伤

1.病因

多由锐器或钝器伤所致。锐器伤伤口边缘整齐,钝器伤伤口边缘不规则,形态、大小、深浅不一。

2.临床表现

头皮血管丰富,头皮裂伤出血较多.不易止血,易导致休克。

3.辅助检查

X线检查是否合并颅骨骨折和脑损伤。

4.治疗要点

现场立即压迫止血,按开放性损伤原则处理,争取 24 小时内清创缝合,在合理使用抗生素前提下,延迟至 48～72 小时也可达到一期愈合。给予抗菌药药及破伤风抗毒素。头皮缺损者可进行减张缝合、皮下松解或植皮。

(三)头皮撕脱伤

1.病因

多因发辫卷入转动的机械中,使头皮部分或整块撕脱,往往自帽状腱膜下间隙全层撕脱,有时连同部分骨膜一并撕脱。

2.临床表现

受牵扯的发根面积大头皮撕脱的范围就大,有时可造成耳廓撕脱。患者剧烈疼痛及大量出血,可导致失血性或疼痛性休克。但较少合并颅骨骨折及脑损伤。

3.治疗原则

急救时加压包扎止血,抗休克。争取在伤后 6～8 小时内清创做头皮皮瓣复位再植或自体皮移植。对于骨膜已撕脱不可再植者,需清洁创面,在颅骨外板钻孔达板障,待骨孔内肉芽生长后再二期植皮。

条件允许,可在显微外科技术下行小血管吻合术,头皮原位缝合,有望头发重生。

二、颅骨骨折

(一)病因和病理

颅骨骨折指受暴力因素所致颅骨结构的改变。颅盖骨外板厚,内板较薄,内、外板表面均有骨膜覆盖,在颅骨的穹窿部,内骨膜与颅骨板结合不紧密,颅顶部骨折容易形成硬脑膜外血肿。颅底部的硬脑膜与颅骨贴附紧密,当颅底骨折时易导致硬脑膜撕裂,产生脑脊液漏,形成开放性骨折。

颅骨骨折临床意义不在于骨折本身,而在于因骨折所引起的脑膜、脑、血管和神经损伤,可合并脑脊液漏、颅内血肿及颅内感染等。

(二)分类

1.按骨折的部位

分颅盖骨折和颅底骨折,发生比例为 4∶1。

2.按骨折线形态

分线性骨折和凹陷性骨折。

3.按骨折是否和外界相通

分闭合性骨折和开放性骨折。

（三）临床表现

1.颅盖骨折

(1)线性骨折：发生率最高。骨折线多为单发，若多条骨折线交错则可形成粉碎性骨折。局部有压痛、肿胀，患者多伴发局部骨膜下血肿。当骨折线跨越脑膜中动脉或静脉窦，应警惕形成硬膜外血肿。

(2)凹陷性骨折：多见于额、顶部。多为颅骨全层凹陷，局部可扪及局限性下陷区。少数患者出现仅内板凹陷。成人凹陷性骨折多为粉碎性骨折，婴幼儿多为"乒乓球"样凹陷。可能出现脑组织受压的症状，如失语、偏瘫、癫痫等神经系统定位病征。

2.颅底骨折

多因暴力直接作用于颅底所致，线性骨折多见。颅底骨折可因出现脑脊液漏而确诊。根据骨折的部位不同分颅前窝、颅中窝和颅后窝骨折。

（四）辅助检查

1.X 线检查

颅盖骨骨折的诊断主要依靠的是 X 线检查确诊。凹陷性骨折 X 线可显示骨折碎片凹陷的深度。

2.CT 检查

有助于了解骨折情况及是否合并脑损伤。

（五）治疗原则

1.颅盖骨折

(1)单纯线性骨折：无须特殊处理，患者卧床休息，对症止痛、镇静。关键在于积极处理因骨折引起的脑损伤或颅内出血，特别是硬膜外血肿。

(2)凹陷性骨折：出现下列情况立即手术取出骨折碎片。①合并脑损伤或骨折面积直径＞5cm，骨折片陷入颅腔，导致颅内压升高；②骨折片压迫脑重要部位引起神经功能障碍；③非功能区部位的小面积凹陷骨折，无颅内压增高，但深度超过 1cm 可考虑择期手术；④开放性粉碎性凹陷骨折。

2.颅底骨折

本身无须特殊治疗，重点处理合并的脑损伤、脑脊液漏。出现脑脊液漏时即属开放性损伤，应使用 TAT 及抗菌药物预防感染，患者取头高位休息，避免填塞或冲洗耳道及鼻腔，避免用力咳嗽、打喷嚏或擤鼻涕。大部分脑脊液漏在伤后 1～2 周可自愈。若超过 4 周仍有脑脊液漏，可行手术修补硬脑膜。若骨折片压迫视神经，应尽早手术减压。

三、脑损伤

脑损伤是指脑膜、脑组织、脑血管以及脑神经受到外力作用后发生的损伤。

1.脑损伤根据脑损伤病理改变的先后分类

分为原发性和继发性脑损伤。

(1)原发性脑损伤:指暴力作用于头部后立刻出现的脑损伤,如脑震荡、脑挫裂伤等。

(2)继发性脑损伤:指头部受伤后一段时间出现的脑受损病变、脑水肿和颅内血肿。

2.脑损伤根据伤后脑组织是否和外界相通分类

分为闭合性脑损伤和开放性脑损伤。

(1)闭合性损伤:颅脑与外界不相通。

(2)开放性损伤:头皮裂伤、颅骨骨折、硬脑膜破裂并存。

3.脑损伤根据脑损伤机制分类

分直接损失、间接损失和旋转损伤。

(1)直接损伤:①加速性损伤:运动的物体敲击静止的头部,导致头部加速运动出现损伤,损伤多出现在受损部位。②减速性损伤:运动的头部撞击到静止的物体,使头部突然停止产生损伤,损伤多出现在受损的对侧。③挤压伤:两个相反方向的力同时作用在头部,导致颅骨变形颅内压骤升。

(2)间接损伤:①传递性损伤:足部或臀部着地,外力通过下肢或脊柱传至颅底发生的脑损伤。②挥鞭样损伤:外力导致躯干极速运动,头部运动落后于躯干,导致头部发生过屈过伸似挥鞭样运动,造成脑干和脊髓损伤。③创伤性窒息:胸腹部受猛烈撞击或挤压胸腹腔压力骤升,上腔静脉血逆流导致脑、头面部毛细血管破裂。

(3)旋转损伤:外力导致头颅沿着其某条轴线旋转运动出现的损伤。

(一)脑震荡

1.临床表现

脑震荡是最轻微、最常见的原发性脑损伤。患者在伤后立即出现短暂的意识障碍,持续数秒或数分钟,一般不超过 30 分钟。同时可出现头痛、头晕、恶心、呕吐、皮肤苍白、出汗、血压下降、心动过缓、呼吸微弱、肌张力减低、各生理反射迟钝或消失等症状。清醒后大多不能回忆受伤前及当时的情况,称为逆行性遗忘。

2.辅助检查

神经系统检查无阳性征,CT 检查无异常,脑脊液无红细胞。

3.治疗要点

无须特殊治疗,卧床休息 1～2 周,期间可给予镇静对症处理,患者一般 2 周后痊愈,不留后遗症。

(二)脑挫裂伤

常见的原发性脑损伤,分为脑挫伤和脑裂伤。脑挫伤脑组织受损轻,软脑膜完整;脑裂伤时软脑膜、脑血管、脑组织同时裂开并伴外伤性蛛网膜下隙出血。由于两者常同时存在,合称为脑挫裂伤。

1.临床表现

(1)意识障碍:脑挫裂伤最突出的症状,伤后立即出现,多数患者超过半小时,严重者可出现长期昏迷。

（2）局灶症状和体征：伤及脑皮质功能区可出现相应的神经功能障碍或体征。如语言中枢受损出现失语，运动区损伤出现锥体束征，肢体抽搐、偏瘫等。

（3）蛛网膜下隙出血：出现脑膜刺激征，脑脊液检查有红细胞。

（4）颅内压增高：因继发脑水肿，患者恶心、呕吐，严重者可出现脑疝。

2.辅助检查

CT 是首选，MRI 检查也有助于确诊。

3.治疗要点

非手术治疗为主，防治脑水肿，促进脑复苏，预防并发症。

（1）非手术治疗：①一般处理：卧床休息，头部抬高 15°～30°。保持呼吸道通畅，必要时可做气管切开。营养支持，维持水、电解质、酸碱平衡。应用抗菌药物。对症处理，如镇静、止痛、抗癫痫等。②防治脑水肿：是关键措施。可给予脱水治疗、糖皮质激素治疗、冬眠低温疗法等降颅压。③促进脑功能恢复：可用神经营养药改善细胞代谢和促进脑细胞功能恢复。如辅酶 A、细胞色素 C、三磷酸腺苷等。

（2）手术治疗：非手术治疗无效，出现脑疝迹象时，应做脑减压或局部病灶清除术。

（三）颅内血肿

颅内血肿是脑损伤中最危险、最多见却又是可逆的继发性病变。由于血肿直接压迫脑组织，常引起局部脑功能障碍的占位性病变症状和体征以及颅内压增高的病理生理改变，若未及时处理，可导致脑疝危及生命，早期发现和及时处理可在很大程度上改善预后。

1.分类

（1）根据血肿来源和部位：分为硬膜外血肿、硬膜下血肿、脑内血肿。

（2）根据血肿引起颅内压增高及早期脑疝所需时间：分为急性（3 天内）、亚急性（3 天至 3 周）、慢性（3 周以上）血肿。

2.临床表现

（1）硬膜外血肿：发生在颅骨与硬脑膜之间，发生率占外伤性颅内血肿的 30%。

①意识障碍：伤后当时有短暂的意识障碍，随即清醒或好转，继之因颅内出血导致颅内压增高，再度出现意识障碍，并进行性加重。两次昏迷之间称为中间清醒期。若原发性脑损伤较严重或血肿形成较迅速，可能不出现中间清醒期。

②颅内压增高及脑疝：头痛、恶心、呕吐剧烈。一般成人幕上血肿超过 20mL、幕下血肿超过 10mL，可引发颅内压增高症状。幕上血肿者大多先经历小脑幕切迹疝，后合并枕骨大孔疝，故先有意识障碍和瞳孔改变继而出现严重的呼吸循环障碍。幕下血肿者可直接发生枕骨大孔疝，早期发生呼吸骤停。

（2）硬膜下血肿：最常见，占颅内血肿的 50%，血肿位于硬脑膜下腔。表现为意识障碍进行性加重，多不存在中间清醒期。较早出现颅内压增高和脑疝的症状。急性亚急性硬膜下血肿常继发于对冲性脑挫裂伤。慢性硬膜下血肿多见于老年人，大多有轻微头部外伤史，与脑萎缩及桥静脉撕裂有关。

（3）脑内血肿：发生率较低，占颅内血肿的 5%。血肿位于脑实质内。以进行性意识障碍为主，若血肿累及重要脑功能区，可出现偏瘫、失语、癫痫等症状。

3.辅助检查

CT、MRI可协助诊断。

4.治疗要点

一经确诊,尽早通过手术清除血肿。如钻孔引流术、开颅血肿清除术、血肿碎吸或脑室外引流术等。

四、颅脑损伤患者的护理

(一)护理评估

1.健康史

了解患者的受伤过程,包括受伤的部位、时间、因素、伤后的处理情况。了解患者一般资料和既往病史。

2.身体状况

①呼吸系统:呼吸道是否出现梗阻,有无血液、呕吐物、分泌物或异物阻塞呼吸道或出现舌后坠。②生命体征:监测患者的体温、脉搏、呼吸、血压,注意病情变化。③意识状况:评估患者意识障碍程度和持续时间。有无逆行性遗忘或中间清醒期。④神经系统:检查双侧瞳孔的大小及对光反射,双侧肢体的肌力和肌张力以及自主运动、感觉、生理反射和病理反射。⑤头皮及五官:检查患者是否存在头皮损伤,伤口的大小、位置、波动感,有无口鼻腔漏出脑脊液或血液。⑥其他:检查是否合并其他部位损伤。如四肢或脊柱骨折、胸腹部损伤等。

3.辅助检查

评估CT、X线、MRI检查的结果。

4.心理-社会支持状况

了解意识清醒的患者是否存在焦虑、恐惧;评估患者家属对疾病的认知及治疗的信心。

(二)常见护理诊断/问题

1.意识障碍

与颅脑损伤、颅内压增高有关。

2.感知觉的改变

与脑神经损伤有关。

3.清理呼吸道无效

与意识障碍有关。

4.恐惧/焦虑

与颅脑损伤及担心预后有关。

5.营养失调:低于机体需要量

与颅脑损伤机体处于高代谢状态、中枢性高热、呕吐有关。

6.有感染的危险

与头皮损伤、开放性颅骨骨折、误吸有关。

7.有受伤的危险

与意识障碍、感知觉障碍、癫痫发作等有关。

8.潜在并发症

应激性溃疡、颅内出血、脑疝、癫痫等。

（三）护理措施

1.院前急救

院前急救是指伤者在入院前的处置,包括受伤现场和转院过程的处置。

(1)院前急救的基本原则:先救命、后治病。当救护人员到达现场后,首先应简洁了解伤情,迅速而果断地处理直接威胁伤者生命的病症,简要系统地检查患者全身情况,迅速脱离现场,转运医院。

(2)院前急救的意义和目的:在急危重症患者的发病初期就给予及时有效的现场抢救,维持患者的生命,防止患者的再损伤,减轻患者的痛苦,并快速安全地将患者护送到医院进行进一步的救治,为院内急救赢得时间和条件。院前急救的主要目的是挽救患者的生命,减少伤残率和死亡率。

院前急救对于突发疾病或者遭遇意外创伤的患者来说,至关重要,甚至关系到患者的生命能否延续。重型颅脑损伤患者伤后 1 小时呈现第 1 个死亡高峰,此刻死亡的数量占创伤死亡的 50%,有组织的创伤救治体系比无组织的创伤救治体系死亡率下降 20%～50%,这个阶段抢救患者必须分秒必争,因此该时段又被称为"黄金 1 小时"。

(3)现场处理

①缩短反应时间:反应时间是指从接到呼叫电话至救护车抵达事故现场所需要的时间。在该时间段内,可利用电话指导现场目击者或呼救者进行自救,正确使患者脱离危险场地,迅速就近救治。

②保证在最短的时间内到达现场:为使患者能在最短的时间内得到及时、有效的救治就必须设法缩短急救半径和院前急救时间。到达现场后,急救人员首先了解患者的受伤时间和部位,对伤情做出综合判定,按轻重缓急进行重点救治。

(4)院前急救的工作特点

①随机和突发性:任何事故或灾害的发生均具有随机性和突发性。

②紧急:一有呼救必须立即出动,一到现场立即抢救,抢救后根据病情立即运送或就地监护治疗。

③流动性大:院前急救系统平时在急救医疗服务区域内活动,求救地点可以散在于所管辖的任何街道、工厂、学校及居民点。当遇有重大突发性灾害事故时,还可能按需要跨区去增援。

④急救环境条件差:现场急救的环境大多较差,有时在马路街头,人群拥挤、声音嘈杂、光线暗淡;有时甚至险情未排除可能会造成人员再伤亡。运送途中,车辆颠簸、震动和噪声可能给一些必要的医疗护理操作如听诊、测量血压、吸痰、注射等带来困难。

⑤伤情多样且复杂:伤情有轻重,复合伤或合并伤和原有病变使诊治更加困难。

⑥对症治疗为主:院前急救因无充足时间和良好的条件做鉴别诊断,要做出明确的医疗诊断非常困难,只能以对症治疗为主。

⑦费心劳力:随车救护人员到现场前要使用运载工具,或徒步奔走或攀爬,随身携带急救设备,到现场后必须立即抢救伤者,抢救后又要帮助搬运伤者,运送途中还要密切观察病情。

因此,精神压力和体力劳动强度很大。

(5)实施急救措施:注意伤者体位的安置,疑有颈椎骨折者取平卧头正位,一律予以颈托固定保护。对休克的患者,就地抢救,以免搬动引起血压波动,导致休克加重,危及生命。

①开放气道,保持呼吸道通畅:迅速清理伤者呼吸道内的血块、分泌物、污物及义齿。开放气道可采用仰头抬颏法,即左手小鱼际置于患者前额,手掌用力向后压使其头部后仰,右手中指、食指剪刀式分开上提下颌,使下颌角与耳垂连线垂直地面。疑似颈椎损伤者,用托举下颌法,即将肘部支撑在患者所处的平面上,双手放置在患者头部两侧并握紧下颌角,同时用力托起下颌。舌后坠或昏迷者安置口咽管或气管插管或简易环甲膜切开气管插管。无自主呼吸者,应行人工呼吸。

②纠正低血压,保持血液循环稳定:正常血压是保证有效脑循环的基本条件。如伤者面色苍白、神志淡漠、四肢冰冷、脉搏细弱、收缩压<90mmHg,提示休克状态,即应建立静脉通道,必要时静脉切开,不可因穿刺失败贻误抢救时机。低血压患者一般应用等渗补液。

③止血:头皮血运极丰富,单纯头皮裂伤有时即可引起致死性外出血。开放性颅脑损伤可累及头皮的大小动脉,颅骨骨折可伤及颅内静脉窦,同时颅脑损伤往往合并有其他部位的复合伤均可造成大出血引起失血性休克,而导致循环功能衰竭。因此制止活动性外出血,维持循环功能极为重要。包扎是外伤急救最常用的方法,具有保护伤口、减少污染、固定敷料、压迫止血、防止继续再出血、防止休克、防止病情进一步发展、有利于伤口早期愈合的作用。同时,也便于患者的搬运,减轻痛苦。开放性伤口进行局部包扎,以减少污染和出血;有严重出血和活动性出血可对伤口进行加压包扎止血。

④合并伤的处理

a.心包积血的处理:心包积血常是心脏创伤、心包内大血管损伤或心包损伤引起的并发症,多为心前区部位的锐器或火器伤所致,部分可由胸部严重闭合性损伤引起。患者可表现为胸闷、烦躁不安、面色苍白、皮肤湿冷、呼吸困难,甚至意识丧失。体征表现为呼吸急促、发绀、颈静脉怒张、脉快弱、血压下降、脉压变小、中心静脉压增高、心前区有伤口(随呼吸或心跳有血液外溢)、心尖搏动减弱或消失、心音远弱,可有奇脉(吸停脉)。在急性心包积血时,心包短时间内积血150~200mL便足以引起压迫,造成致命的心包压塞。心包穿刺术可即刻缓解心包压塞症状,改善血流动力学。心包穿刺治疗后在严密监护下可暂时观察。若再出现压塞症状,应考虑手术探查。

b.骨折的处理:可用木板附在患肢一侧,在木板和肢体之间垫上棉花或毛巾等松软物品,再用带子绑好。松紧要适度。木板要长出骨折部位上下两个关节,做超过关节固定,这样才能彻底固定患肢。现场可用树枝、擀面杖、雨伞、报纸卷等物品代替。皮肤有破口的开放性骨折,由于出血严重,可用干净消毒纱布压迫,在纱布外面再用夹板。压迫止血无效时,可用止血带,并在止血带上标明止血的时间。大腿骨折时,内出血可达1000mL。包扎固定过紧也能引起神经麻痹,造成不可挽回的后果。

c.合并离体肢(指)体的处理

抗休克:因离断伤出血多,血容量不足而引起的低血容量休克时,应找出失血原因及部位,并迅速采取止血措施。及时准确快速补血、补液,并注意配伍禁忌和观察各种再灌注的反应。

止血：断肢（指）近端有活动性出血，应加压包扎。局部加压包扎仍不能止血时，应用充气止血带并调节合适的止血带压力（成人：上肢压力 250～300mmHg，下肢压力 400～500mmHg；儿童：上肢压力 150～200mmHg，下肢压力 200～250mmHg）。无压力表时以刚止住血为宜。用止血带时应下垫纱布以保护皮肤，注意松紧度及缚扎时间。

断肢保存：合并断肢（指）者，若断肢（指）完全离断，应用已消毒的纱布对离断肢体进行包裹，避免或减少离断肢体的污染；若断肢（指）为不完全离断，则可用木棍、木板等硬物进行支撑，以使未完全离断肢（指）体与近端的良好固定，避免使连接组织发生牵拉、撕扯而导致二次损伤，从而保证再植成活。

（6）安全转运：颅脑损伤是一种急危重症疾病，其救治要求专科性很强，救护措施要求全面、及时、得力，安全转运是一个监护、抢救、治疗、护理的过程。及时有效的现场急救后，需要快速送到医院，配合专科进一步诊治。在转运患者的途中应做到快速、平稳，避免紧急刹车可能造成的损伤。在注意观察病情变化的同时，及时与医院相关科室取得联系，制订好抢救和检查流程。

①体位：正确的搬运可减少伤者痛苦，并获得及时治疗。注意急救搬运时的体位：一般清醒患者多为平卧、侧卧或半卧位，部分患者因严重呼吸困难呈端坐位。对于合并脊柱损伤的患者，禁止抱背，身体应保持自然正中位，颈椎骨折者可在头部两边放沙袋或给予颈托并由专人固定。对于合并创伤性血气胸患者，应双手托患者的躯干部，保护患者的受伤部位，搬运的动作要轻柔，避免再损伤。严重休克未纠正前禁止搬动患者，一般待休克纠正、病情基本稳定后方可运送患者。

②保持呼吸道通畅：运送中注意观察伤者面色、呼吸情况，注意清除口腔分泌物及呕吐物，保持呼吸道通畅，并给予持续有效地吸氧。如患者发生高而尖的喉鸣音时，应考虑是否存在气道的不完全阻塞，检查并清除咽部分泌物、血凝块、泥土等，必要时气管插管或气管切开以保证呼吸道通畅。

③静脉通道：维持静脉通道，保证有效的血液循环。

④创口处理：妥善处理创口，伤肢固定、止痛、包扎。抢救时应争分夺秒，以避免因大出血造成血容量锐减而发生的休克，甚至死亡。

⑤其他

a.大多数患者遭受意外伤害时因缺乏思想准备，往往处于恍惚害怕之中，应及时有效地与患者沟通，并从容镇静、急而有序地观察抢救患者。对躁动不安者，为避免加重出血可根据病情给予镇静措施。

b.颅脑损伤常常引起癫痫发作，轻者表现为局限性抽搐，重者可发生全身性抽搐，甚至窒息死亡。因此，除严密观察外，对癫痫发作者应保持气道通畅，防止误吸和咬伤。

c.颅脑损伤患者常发生颅内压增高，严重者出现剧烈头痛、频繁呕吐或意识障碍。对此类患者应在转运前以脱水药物降低颅内压，待病情平稳后再运送。若途中出现躁动、脉搏洪大有力、心率减慢、呼吸变慢和血压升高，提示发生颅内压增高，可及时使用脱水剂。

d.在转运的过程中，需携带氧气袋、呼吸囊、手提式呼吸机等抢救器材及药物，给予护栏保护，必要时使用约束带，注意控制车速。

2.术前护理

(1)热情接待患者:对意识清醒的患者介绍病区的环境及主管的医生、护士。

(2)心理护理:了解患者及其家属对疾病的认识和治疗方案的想法,告知手术的方式、术后的康复过程及预后情况,缓解其恐惧、焦虑的情绪。

(3)病情观察:病情观察是伤后3天左右的护理的重点。

①意识:意识障碍是颅脑损伤患者最重要的观察内容。意识障碍出现的早晚、是否存在进行性加重是区别原发性和继发性脑损伤的重要依据。意识障碍的程度可以判断脑损伤的轻重。如采用Glasgow评分法或传统的方法观察。

②瞳孔:瞳孔变化是颅脑损伤患者的重要体征之一,应15～30分钟观察一次,观察瞳孔的大小、形态、对光反射。

a.伤后一侧瞳孔进行性散大,对侧肢体瘫痪、意识障碍,提示脑受压或脑疝。b.双侧瞳孔缩小,光反应迟钝伴有中枢性高热、深昏迷多为脑桥损伤。c.双侧瞳孔散大、对光反应消失、眼球固定伴深昏迷或去皮质强直,多为原发性脑干损伤或临终表现。d.双侧瞳孔大小形状多变、对光反应消失,多为中脑损伤。e.眼球不能外展,提示展神经损伤。f.有无间接对光反射可以鉴别视神经损伤与动眼神经损伤。g.眼球震颤常见于小脑或脑干损伤。

③生命体征:为避免患者烦躁引起测量不准,应先测呼吸和脉搏后测血压。出现"两慢一高"提示颅内压增高,应警惕脑疝发生。枕骨大孔疝的患者早期出现呼吸骤停。若损伤累及脑干或间脑,可出现体温调节紊乱,体温不升或中枢性高热。

④肢体活动:观察肢体是否存在自主运动,是否对称。有无瘫痪及瘫痪的程度。

⑤颅内压增高:观察患者有无剧烈头痛、喷射性呕吐、烦躁不安等。头痛可加重患者的烦躁,但禁用吗啡类药物。及时发现脑疝及时处理。

(4)对症护理高热、躁动、昏迷患者的护理,保持呼吸道通畅、预防尿路感染及皮肤压疮。

(5)术前准备对颅骨凹陷性骨折范围大于5cm、深度大于1cm、颅内血肿或出现脑疝迹象的应立即做好急诊术前准备。如备皮、配血、药物过敏试验等。

3.术后护理

(1)体位:麻醉未清醒或伴休克症状取平卧位,麻醉清醒后应抬高床头15°～30°,有利于颅内静脉回流,减轻脑水肿。对于深昏迷患者可采取侧卧位,注意定时翻身,防止压疮。

(2)加强营养:创伤后应激状态下人体的分解代谢增强,合成减少,导致血糖增高、乳酸堆积,加重脑水肿。因此补充能量和蛋白质十分必要。急性期72小时内应给予肠外营养。肠蠕动恢复后,无消化道出血的患者,可尽早逐步过渡到肠内营养。但当患者癫痫发作或肌张力高时,应预防肠内营养液反流导致呕吐、误吸诱发肺部感染。

(3)病情观察:观察意思状况、瞳孔、生命体征、肢体活动、尿量等,及时发现病情变化,及时通知医生做出处理。

(4)治疗护理

①降颅压减轻脑水肿:20%甘露醇或25%山梨醇250mL静脉滴注,15～30分钟内滴完,观察尿量。血压过低、心力衰竭、肾功能障碍者禁用脱水疗法。

②保护脑组织促进脑苏醒:遵医嘱应用营养神经的药物,如神经节苷脂、胞磷胆碱等,有助

于促进脑苏醒。

（5）并发症的预防和护理

①肺部感染：加强呼吸道管理，保持呼吸道通畅，定期翻身拍背，防止呕吐物误吸引起窒息和呼吸道感染。

②尿路感染：昏迷患者常有排尿功能紊乱，长期留置导尿管是引起尿路感染的主要原因。必须导尿时，应严格无菌操作。留置尿管过程中，加强会阴部护理，拔尿管前夹闭导尿管并定时开放训练膀胱储尿功能。

③蛛网膜下隙出血：因脑裂伤所致。患者可有头痛、发热、颈强直表现。可遵医嘱给予解热镇痛药物对症处理。病情稳定、排除颅内血肿以及颅内压增高、脑疝后，为解除头痛可以协助医生行腰椎穿刺，放出血性脑脊液。

④消化道出血：可因创伤应激或大量使用激素类药物引起。遵医嘱补充血容量、停用激素类药物，并使用止血药和减少胃酸分泌的药物。避免消化道出血患者发生误吸，及时清理呕吐物。

⑤外伤性癫痫：任何部位的脑损伤均可能导致癫痫，患者发作时注意保护，避免受伤。遵医嘱用药预防发作及控制抽搐。

⑥废用综合征：脑损伤患者因意识不清或肢体功能障碍，可导致关节挛缩和肌萎缩。应保持患者肢体功能位，预防足下垂。做四肢关节被动活动及按摩肢体2～3次/天，防止肢体挛缩和畸形。

⑦压疮：保持皮肤清洁、干燥，定时翻身，注意保护骨隆突部位。

（6）恢复期护理等病情稳定后，应尽早进行语言训练和肢体功能锻炼。

4.健康指导

（1）功能锻炼：对存在失语、肢体功能障碍或生活不能自理的患者，病情好转后，要耐心指导患者进行功能锻炼，鼓励患者生活自理，树立信心，告知家属给予适当协助和心理支持。

（2）安全指导：对感知觉障碍的患者要防烫伤；对存在外伤性癫痫者外出应有人陪同，并按时服药，告知禁止从事危险工作或活动，如游泳、驾驶、攀高、带电作业等，防止发作时意外。

（3）心理指导：多与患者沟通，给予精神上的鼓励，鼓励其表达自己内心的感受，对于失语、感知觉障碍的患者可采用非语言方式沟通。并指导患者家属参与到患者的康复训练中，帮助其建立战胜疾病的信心。

（四）护理评价

通过治疗与护理，患者是否：①意识障碍减轻；感知觉障碍获得改善；②呼吸道分泌物能有效排出，呼吸道是否保持通畅；③恐惧、焦虑的情绪得到缓解，能否积极配合治疗；④营养充足，消除引起营养不良的因素；⑤发生并发症或发生并发症被及时发现并得到治疗。

第三节　脑脓肿

脑脓肿是细菌入侵脑组织引起化脓性炎症，并形成局限性脓肿。可直接破坏脑组织，因而是一种严重的颅内感染性疾病。

一、病因及分类

1.耳源性脑脓肿

最多见,约占脑脓肿的 2/3。继发于慢性化脓性中耳炎、乳突炎。炎症多数位于同侧颞叶,少数发生在顶叶或枕叶。

2.鼻源性脑脓肿

炎症经乳突小房顶部,岩骨后侧壁,穿过硬脑膜或侧窦血管侵入小脑。

3.血源性脑脓肿

约占脑脓肿的 1/4。多由于身体其他部位感染,细菌栓子经动脉血行播散到脑内而形成脑脓肿。原发感染灶常见于肺、胸膜、支气管化脓性感染、先天性心脏病、细菌性心内膜炎、皮肤疖痈、骨髓炎、腹腔及盆腔脏器感染等。

4.外伤性脑脓肿

多继发于开放性脑损伤,致病菌经创口直接侵入或异物、碎骨片进入颅内而形成脑脓肿。

5.隐源性脑脓肿

原发感染灶不明显或隐蔽,机体免疫力弱时,脑实质内隐伏的细菌逐渐发展为脑脓肿。隐源性脑脓肿实质上是血源性脑脓肿的隐蔽型。

二、病理

(1)急性脑膜炎、脑炎期化脓菌侵入脑实质后,患者表现出叻显全身感染反应和急性局限性脑膜炎、脑炎的病理变化。脑炎中心部逐渐软化、坏死,出现很多小液化区,周围脑组织水肿。病灶部位浅表时可有脑膜炎症反应。

(2)化脓期脑炎软化灶坏死、液化、融合形成脓肿,并逐渐增大。如融合的小脓腔有间隔,则成为多房性脑脓肿,周围脑组织水肿。患者全身感染征象有所好转和稳定。

(3)包膜形成期一般经 1～2 周,脓肿外围的肉芽组织由纤维组织及神经胶质细胞的增生而初步形成脓肿包膜,3～4 周或更久脓肿包膜完全形成。包膜形成的快慢与致病菌种类和毒性及机体免疫力与对抗生素治疗的反应有关。

三、临床表现

1.脓肿早期

出现急性化脓性感染的局部和全身症状,如畏寒、发热、头痛、呕吐及颈项强直等。

2.脓肿形成期

脓肿作为颅内占位性病变,可出现颅内压增高及局部受压症状,可导致脑疝。脓肿靠近脑室或脑表面时,因脓肿壁薄弱,可突然破溃,造成急性化脓型脑膜炎或脑室炎,患者可突发高热、昏迷、全身抽搐、角弓反张,甚至导致患者死亡。

四、辅助检查

1.CT

可以确定脓肿位置、大小、数量及形态,是诊断脑脓肿的首选方法。

2.实验室检查

血常规提示白细胞计数及中性粒细胞比例增高;疾病早期,脑脊液查白细胞增多,糖及氯化物含量可在正常范围降低;脓肿形成后,脑脊液压力增高,白细胞计数可正常或略增高,糖及氯化物含量正常,蛋白含量增高;若脓肿破溃,脑脊液白细胞计数增多,甚至呈脓肿。

五、治疗要点

1.非手术治疗

急性脑炎期感染尚未局限化、脓肿包膜尚未形成的患者,应以非手术治疗为主。全身应用抗生素,因此时尚无法进行细菌学检查,无法确定病原菌及治疗敏感药物,因而应选用广谱抗生素并联合用药,剂量应用足;同时采取降颅压治疗。

2.手术治疗

脓肿局限化,已有包膜形成时应采用外科治疗。脓肿包膜形成约需3周,因而3周以前者宜采用内科治疗,但也并不绝对,如患者颅压很高,已有脑疝迹象者,应及时采用适当的外科治疗。对与脑深部或功能区的脓肿并已出现脑疝或全身衰竭者,应紧急行颅骨穿刺抽脓,待病情稳定后再行脓肿切除术。

六、护理评估

1.术前评估

(1)健康史:通过收集资料,评估以下内容。

①基本资料。

②既往史:如有无中耳炎、颅脑外伤,身体其他部位有无感染灶。

(2)身体状况

①早期:畏寒、发热、头痛、呕吐及颈项强直。

②晚期:评估患者有无意识障碍、是否发生脑疝、全身抽搐、角弓反张等。

(3)辅助检查:评估实验室检查和CT检查结果。

(4)心理-社会支持状况

①患者会因头痛、呕吐等不适及可能面临手术产生焦虑、恐惧。

②亲属对患者的关心程度、支持力度,家庭对手术的经济承受能力。

2.术后评估

(1)术中情况:了解手术、麻醉方式与效果、病变组织切除情况、术中出血、补液、输血情况和术后诊断。

(2)术后情况:着重了解患者的生命体征是否平稳、瞳孔大小、意识是否恢复;颅内压是否恢复到逐渐恢复到正常水平;评估脑室引流管是否通畅,引流液的情况。

七、常见护理诊断/问题

1.体温过高

它与感染有关。

2.清理呼吸道无效

它与意识障碍有关。

3.营养失调:低于机体需要量

它与摄入不足及大量消耗有关。

4.语言沟通障碍

它与颅内压增高有关。

5.潜在并发症

颅内压增高、脑疝等。

八、护理措施

1.术前护理

(1)维持正常体温:高热者按高热护理常规。

(2)饮食护理:给予高热量、高蛋白质、高维生素、易消化饮食,吞咽困难者予鼻饲饮食,以改善患者全身营养状况,增强机体免疫力。

(3)病情观察:严密观察神志、瞳孔、生命体征变化,尤其是意识、体温的变化。

(4)按神经外科术前一般护理常规。

2.术后护理

(1)常规护理:按神经外科术后一般护理常规。

(2)降颅压:遵医嘱采取降低颅内压的措施。

(3)病情观察:严密观察意识、瞳孔、生命体征的变化,尤其是体温的变化,异常时及时通知医生。

(4)引流管护理

①妥善固定:保持头部引流管通畅,观察并记录引流液的颜色、性质、量。引流袋低于创腔平面30cm。在无菌操作下更换引流袋,防止脓液外流。

②冲洗:为避免感染扩散,术后24小时创口周围初步形成粘连,此后可经行囊内冲洗,先用生理盐水缓缓冲洗;接着注入抗菌药物夹闭管道2～4小时。

③拔管:待脓腔闭合时拔管。

3.健康教育

(1)心理指导:给予适当心理支持,使患者及家属能面对现实,接受疾病的挑战,减轻挫折感。根据患者及家属的具体情况提供正确的、通俗易懂的指导,告知疾病类型、可能采用的治疗计划及如何配合,帮助家属学会对患者的特殊照料方法和技巧。

(2)健康指导:加强个人清洁卫生,防止口腔疾病。积极彻底治疗邻近部位慢性感染病灶,如耳、鼻部慢性炎症。加强营养,饮食宜清淡,注意劳逸结合逐步提高活动耐受力。

(3)出院指导:遵医嘱按时服用抗生素及抗癫痫药物,出院后一个月门诊随访。

(4)健康促进:肢体活动障碍者坚持功能锻炼。

九、护理评价

通过治疗与护理,患者是否:①体温恢复到正常范围;②呼吸道保持通畅;③颅内压保持稳定,恢复到正常范围;④发生并发症或发生并发症被及时发现并得到治疗。

参考文献

1.姜梅.妇产科疾病护理常规.北京:科学出版社,2019.

2.王丽芹,王东梅.中医护理思路与方法.北京:科学出版社,2018.

3.兰华,陈炼红,刘玲贞.护理学基础.北京:科学出版社,2017.

4.吕艳.中医护理.北京:中国中医药出版社,2018.

5.刘军,汪京萍.妇产科护理工作指南.北京:人民卫生出版社,2016.

6.王琼莲,龙海碧.妇产科护理学.镇江:江苏大学出版社,2015.

7.安力彬,陆虹.妇产科护理学(第6版).北京:人民卫生出版社,2017.

8.陶红,张玲娟,张静.妇产科护理查房(第2版).上海:上海科学技术出版社,2016.

9.张雅丽.实用中医护理.上海:上海科学技术出版社,2015.

10.王欣,徐蕊凤,郑群怡.骨科护士规范操作指南.北京:中国医药科技出版社,2016.

11.王萌,张继新.外科护理.北京:科学出版社,2016.

12.唐少兰,杨建芬.外科护理(第3版).北京:科学出版社,2016.

13.李卡,许瑞华,龚姝.普外科护理手册(第2版).北京:科学出版社,2015.

14.黄浩,张青,李卡.医院消毒供应中心操作常规.北京:科学出版社,2014.

15.杨玉南,杨建芬.外科护理学笔记(第3版).北京:科学出版社,2016.

16.皮红英,王建荣,郭俊艳.临床护理管理手册.北京:科学出版社,2015.

17.张爱霞,王瑞春.消化内科临床护理.北京:军医科学出版社,2014.

18.叶政君,雷光锋.临床护理常规.北京:科学技术文献出版社,2014.

19.王莉,杨娟,潘亚兰.临床常用护理操作规程.湖北:华中科大出版社,2014.

20.田桂荣.临床常见疾病护理常规及护理规范.北京:中国科学技术出版社,2013.

21.温贤秀,肖静蓉.常见疾病临床护理路径指引.成都:西南交通大学出版社.2013.

22.张素巧,赵志红.心内科临床护理工作手册.石家庄:河北科学技术出版社,2011.

23.张瑞琴.实用骨科护理手册.北京:科学技术文献出版社,2013.

24.黄叶莉.神经疾病临床护理.北京:人民军医出版社,2014.

25.范吾凤,闫淑珍.内科常见病护理.天津:天津科学技术出版社,2012.

26.赵爱芳.实用临床全科护理学.天津:天津科学技术出版社,2013.

27.汪晖.临床护理常规.北京:人民军医出版社,2012.

28.张元云.新编临床护理实践.乌鲁木齐:新疆人民卫生出版社,2013.

29.张金英.内科疾病诊疗与护理.北京:科学技术文献出版社,2013.

30.赵晓辉,陈海花,赵毅.神经外科常见疾病护理流程.北京:军事医学科学出版社,2013.

31.梁富义.临床常见疾病诊断治疗与护理.天津:天津科学技术出版社,2013.

32.蔡丽敏.外科护理学实用手册.济南:山东大学出版社,2013.

33.杨群英.实用护理技术新进展.北京:科学技术文献出版社,2013.

34.庄见绘.临床外科护理学.北京:科学技术文献出版社,2013.

35.孙雪巍,程群,苏亮.现代临床常见疾病诊断与治疗.吉林:吉林科学技术出版社,2011.

36.罗健.消化内科临床护理思维与实践.北京:人民卫生出版社,2013.